올바른 식생활

장명숙 · 김미정 · 김나영 공저

도서출판 효 일
www.hyoilbooks.com

머리말

식생활은 우리의 건강을 지켜주는 가장 중요한 요소의 하나로 과학의 발달과 사회의 변화에 따라 더욱 다양화되고 복잡하게 되어가고 있다. 현대에는 여러 매체의 영향으로 식생활이나 건강에 관심이 많아지고 또한 많은 지식을 얻게 되나, 잘못된 정보나 단편적인 지식에 접할 수 있어 오히려 건강을 해칠 수도 있다. 우리의 건강 유지는 우리가 섭취하는 식품의 선택에 따라 좌우되고 그릇된 식생활은 모든 만성질환의 원인이 될 수 있다. 그러므로 우리 몸의 건강을 위해서는 식생활에 관한 기초지식을 잘 알아 올바른 식생활을 영위하여야 한다.

이 책은 저자들이 오랫동안 대학에서 강의한 것을 기초로 하였으며 식품의 성분, 영양소, 질병과 식사지침, 식사계획, 식품관리와 조리, 식생활 문화 등 식생활과 건강에 관련된 내용을 골고루 다루어 올바른 식생활을 위한 지침서가 되도록 노력하였다.

식품과 영양에 관심이 많은 대학생들의 식생활과 관련된 교양과목의 교재로, 식품 영양학 또는 인접 전공학생의 저학년 전공기초 교재로, 또한 일반인들의 교양서적으로도 활용되도록 전문지식을 이해하기 쉽게 집필하였다.

내용 중 영어로 표기되는 전공용어는 이해를 쉽게 하기 위하여 대부분 한글로 표기하였으며 표기방법은 식품과학 용어집을 참고로 하였다.

막상 집필을 마치고 나니 많은 부분이 부족하게 생각되어 앞으로도 더 좋은 내용이 되도록 보완하고자 한다. 출판을 위해 수고하여 주신 도서출판 효일 여러분께 감사 드린다.

저자 일동

차 례

제 1 부   건강과 식생활의 기초

제 1 장 건강의 개념 15
1. 건강의 정의 ·· 15
2. 건강과 생활습관 ·· 16

제 2 장   식생활의 중요성 21
1. 식품성분과 식이 ·· 21
2. 영양소의 중요성 ·· 23
3. 식품의 색과 건강 ·· 26
4. 식이와 질병과의 관계 ······································ 29

제 2 부   영양소

제 1 장 탄수화물 37
1. 탄수화물의 분류와 급원식품 ·························· 38
2. 탄수화물의 소화와 흡수 ·································· 39
3. 탄수화물의 기능 ·· 40
4. 탄수화물의 섭취기준 ·· 41
5. 식이섬유(Dietary Fiber) ································· 41

제 2 장 지 방 45
1. 지방의 분류와 급원식품 ·································· 45

2. 지방의 소화와 흡수 ································ 48

3. 지방의 기능 ································ 48

4. 지방의 섭취기준 ································ 49

제 3장 단백질 51

1. 단백질의 분류와 급원식품 ································ 51

2. 단백질의 소화와 흡수 ································ 52

3. 단백질의 기능 ································ 53

4. 질소평형 ································ 54

5. 단백질의 섭취기준 ································ 54

제 4장 비타민 55

1. 비타민의 분류 ································ 55

2. 비타민의 특징 ································ 56

3. 비타민의 기능과 결핍증 ································ 58

제 5장 무기질 59

1. 무기질의 분류 ································ 59

2. 무기질의 특징 ································ 60

3. 무기질의 기능과 결핍증 ································ 60

제 6장 물 63

1. 수분의 분포 ································ 64

2. 체내 수분의 조절 ································ 64

3. 수분의 기능 ································ 66

4. 수분의 필요량에 영향을 주는 조건 ································ 68

제 7장 한국인 영양섭취기준 67

1. 한국인 영양섭취기준과 제정의 배경 ································ 67

2. 영양섭취기준의 구성 ································ 67

3. 한국인 영양섭취기준의 활용 ································ 68

4. 한국인 영양섭취기준 ································ 69

제 3 부   질병과 식사지침

제1장 당뇨병 77

1. 당뇨의 원인 ·· 77
2. 당뇨의 진단 ·· 78
3. 당뇨의 분류 ·· 79
4. 당뇨의 증상 ·· 80
5. 당뇨병 합병증 ·· 82
6. 당뇨병과 식사지침 ·· 82
7. 당뇨병 환자의 식사지침과 주의사항 ·· 86

제2장 동맥경화증 89

1. 관상동맥 심장병과의 관계 ·· 90
2. 동맥경화증의 위험인자 ·· 90
3. 동맥경화증과 식사지침 ·· 91
4. 동맥경화증 예방을 위한 식사지침 ·· 95

제3장 고혈압 97

1. 고혈압의 분류 ·· 98
2. 고혈압의 위험인자 ·· 99
3. 고염식이와 혈압의 관계 ·· 100
4. 고혈압의 증상 ·· 101
5. 고혈압과 식사지침 ·· 101
6. 고혈압의 예방을 위한 권장사항 ·· 103

제4장 에너지 대사와 비만 105

1. 에너지 대사 ·· 105
2. 에너지 섭취기준 ·· 109
3. 비만 ·· 109
4. 비만의 치료와 예방 ·· 117
5. 체중부족 ·· 123

제 5 장 위장병 125

1. 위의 구조 ……………………………………………………… 125
2. 위의 조화 ……………………………………………………… 126
3. 위장질환 ……………………………………………………… 127

제 6 장 암 135

1. 암의 발생원인 ………………………………………………… 136
2. 암과 식생활의 관계 ………………………………………… 136
3. 암예방을 위한 식생활 ……………………………………… 138
4. 암의 진행과 관련된 영양문제 …………………………… 139
5. 암예방을 위한 12 준칙 …………………………………… 140

제 7 장 골다공증 143

1. 골다공증 분류 ………………………………………………… 144
2. 골다공증의 원인 ……………………………………………… 144
3. 골다공증의 예방과 식이 …………………………………… 146
4. 골다공증과 운동 ……………………………………………… 148
5. 골다공증의 증상 ……………………………………………… 151
6. 갱년기의 영양 ………………………………………………… 151
7 노년기의 식생활 지침 ……………………………………… 152

제 8 장 알코올 155

1. 알코올의 대사 ………………………………………………… 155
2. 알코올의 영양 ………………………………………………… 156
3. 알코올의 흡수속도와 관련된 문제 ……………………… 157
4. 알코올의 도수와 적당한 주량 …………………………… 157
5. 알코올 섭취와 대사 장애 ………………………………… 159
6. 알코올과 질환 ………………………………………………… 160
7. 알코올 환자의 치료와 식이 ……………………………… 163
8. 숙취를 해소할 수 있는 음식 ……………………………… 163
9. 알코올 중독의 예방 ………………………………………… 164
10. 술에 대해 잘못 알고 있는 상식 ………………………… 165

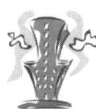

제9장 흡 연 167

1. 흡연이 건강에 미치는 영향 ······················ 167
2. 흡연과 영양 ······································· 169
3. 여성과 흡연 ······································· 170
4. 간접흡연 ·· 171
5. 니코틴 의존증 ····································· 171

제10장 운동과 질병 173

1. 운동의 종류 ······································· 173
2. 운동과 영양 ······································· 174
3. 운동과 식사관리 ··································· 177
4. 운동과 질환 ······································· 178

제4부 올바른 식사계획

제1장 올바른 식생활 183

1. 한국인을 위한 바람직한 식생활 지침 ············· 184
2. 한국인을 위한연령층별 식생활 지침 ·············· 186

제2장 바람직한 식사구성 193

1. 다섯 가지 기초식품군 ····························· 193
2. 식품구성탑과 식사구성안 ························· 195
3. 식품교환표와 식사구성안 ························· 197
4. 1인 1회 분량 ······································ 200
5. 식품의 눈대중량 ·································· 204

제 5 부   식품재료와 관리

제 1 장   식품의 영양   209
1. 식물성 식품 ·· 209
2. 동물성 식품 ·· 213
3. 기타 ·· 217

제 2 장   식품의 올바른 구입   219
1. 식품감별법 ·· 219
2. 조리용도별 식품의 선택 ··· 227
3. 국산과 수입산의 감별법 ··· 233
4. 가공식품과 포장 ··· 234
5. 식품표시제도와 유통기한 ··· 236
6. 건강기능식품 ··· 248
7. 친환경농산물 ··· 249

제 3 장   식품의 보관방법   253
1. 식품의 보관 시 일반원칙 ··· 253
2. 재료별 식품의 보관방법 ··· 253
3. 냉장고 사용법 ··· 256

제 4 장   식품위생   259
1. 식품으로 인해 일어날 수 있는 질병들 ···················· 259
2. 위생적인 조리방법 ··· 262
3. 식중독지수 ·· 264
4. HACCP ·· 265

제6부 건강을 위한 조리방법

제1장 과학적인 조리 269

1. 조리원리의 중요성 ·································· 269
2. 조리의 목적 ·································· 270
3. 조리와 영양 ·································· 270
4. 조리방법의 종류 ·································· 272

제2장 기호도를 높이는 조리방법 275

1. 양 념 ·································· 275
2. 온 도 ·································· 281
3. 맛의 혼합 ·································· 282
4. 색 ·································· 282
5. 조리요령 ·································· 284

제7부 식생활 문화

제1장 우리나라 음식의 특징과 문화사 291

1. 우리나라 음식의 특징 ·································· 291
2. 우리나라 음식의 문화사 ·································· 292

제2장 우리나라의 통과의례와 절기음식 295

1. 통과의례 ·································· 295
2. 절기음식 ·································· 305

제3장 식사예절 307

1. 기본적인 테이블 매너 ·································· 308
2. 우리나라의 테이블 매너 ·································· 312
3. 서양의 테이블 매너 ·································· 314

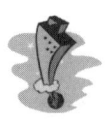
4. 일본의 테이블 매너 ·· 319

5. 중국의 테이블 매너 ·· 321

• 참고문헌 / 323

• 찾아보기 / 325

제1부 건강과 식생활의 기초

제 1 장

올바른 식생활

건강의 개념

1. 건강의 정의

건강은 생명유지를 위한 기본 요건인 동시에 행복한 삶을 위한 필수조건이다. 건강이란 "신체적, 정신적 그리고 사회적으로 완전하게 양호한 상태이며, 단지 질병이 없거나 허약하지 않다는 것만은 아니다(health has been defined as a state of complete physical, mental and social well-being, and not merely the absence of disease or infirmity)"라고 명시되어 있다. 즉, 건강을 유지하기 위한 조건으로 신체적 건강뿐만 아니라 정신적인 상태와 사회적인 적응상태 또한 중요하다. 사회적 건강은 가족, 친구, 동료들과의 만족스런 인간관계를 형성하는 것을 말하며, 육체적, 정신적, 사회적 건강으로 인해 체내의 호르몬 분비 등에 변화를 일으켜 결국 음식을 섭취하여 소화·흡수하고 대사하는 전체적인 과정에 영향을 미치게 된다. 그러므로 건강을 유지하기 위해서는 신체적, 정신적, 사회적인 상태를 모두 고려하지 않으면 안 된다.

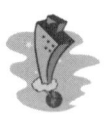
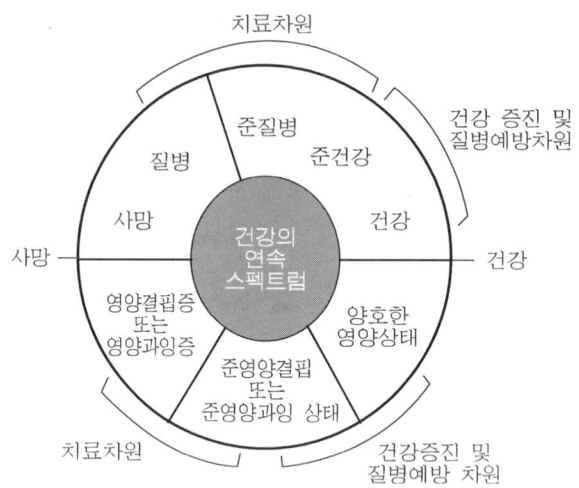

그림 1-1 건강과 영양상태의 연속스펙트럼

2. 건강과 생활습관

인간은 건강유지를 위한 영양소를 식품을 통하여 섭취하므로, 건강의 가장 기본요소는 식품이라 할 수 있다. "Man is what he eats"라는 표현이 있듯이 우리가 매일 먹는 식품이 건강과 생명유지를 위해 매우 중요한 역할을 한다는 뜻이다. 건강을 유지하기 위해서는 규칙적이고 균형잡힌 식사, 충분한 수면, 규칙적이고 적당한 운동, 스트레스 조절, 원만한 인간관계, 정기적인 건강검진 등의 생활습관이 중요한 반면에 지나친 음주, 흡연, 운동부족, 불균형된 영양, 지나친 염분섭취, 지나친 스트레스 등은 건강에 해롭다.

최근 여러 연구에 따르면 건강이나 수명에 영향을 주는 주요 요인은 유전적인 요소보다는 생활습관이라고 한다. 1960년대 중반 미국 캘리포니아 알라메다 지방에서 7,000명을 대상으로 6년 동안 건강 행위와 수명과의 관계를 연구한 결과, 하루에 7~8시간 자고, 아침은 매일 먹으며, 간식은 먹지 않고, 적절한 체중 유지 및 규칙적인 운동을 하며, 술은 마시지 않거나 적당히 마시고, 담배는 피우지 않는 건강습관을 가진 사람과 그렇지 못한 사람의 수명 차이가 무려 11년이라는 것을 밝혀냈다고 한다.

사람의 실제 나이와 그 사람의 건강 나이는 다르다. 즉 나이가 20대라고 하더라도 건강 지침을 잘 실천하면 건강 나이는 10대와 같고, 반대로 건강 지침을 실천하지 못하면 건강 나이는 10년이나 더 먹은 30대와 같다. 〈표 1-1〉의 체크리스트는 자신의 건강 나이를 계산해 보는 방법이다.

체크리스트에서 나온 점수를 본인의 실제 나이에 더한 것이 바로 건강 나이이다. 만약 표에서 결과의 합계가 '-5'가 나왔다면 건강 나이는 실제 나이보다 5년 젊은 것이다. 만약 '+5'가 나왔다면 건강 나이는 5년 더 나이가 든 것이고 또 그만큼 건강의 위험요인이 많다는 뜻이다.

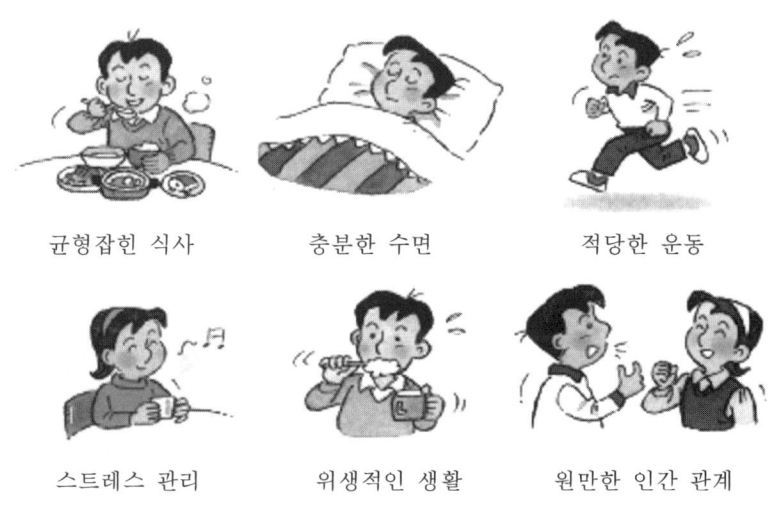

균형잡힌 식사	충분한 수면	적당한 운동
스트레스 관리	위생적인 생활	원만한 인간 관계

그림 1-2 건강을 유지하기 위한 조건

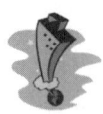

표 1-1 건강 나이 체크리스트

1. 식생활 【 】점
다음 다섯 가지 중 넷 이상 : -4, 셋 : -2, 둘 : 0, 하나만 : +2, 해당 없음 : +4
1) 항상 싱겁게 먹는다(보통 사람은 소금을 더 쳐서 먹는 정도를 말함).
2) 신선한 과일이나 채소를 매 끼니 먹는다.
3) 검게 태운 음식을 먹지 않는다.
4) 식사를 규칙적으로 한다.
5) 간식을 먹지 않는다.

2. 운동 【 】점
1) 평균 일주일에 3회 이상 30분 이상 (-2점)
2) 1)과 3) 중간 (0점)
3) 운동을 전혀 하지 않거나 월 3회 미만 한다. (+2점)

3. 흡연 【 】점
1) 전혀 피운 적이 없거나 10년 전에 끊었다. (0점)
2) 5년 전에 끊었다 (0.5점)
3) 1개월~5년 사이 끊었다. (1점)
4) 하루 1갑 미만 (3점)
5) 하루 1갑 이상 (5점)

4. 음주 【 】점
1) 전혀 마시지 않는다. (-1점)
2) 횟수와 관계없이 주량은 소주 2홉 반병 이하 (0점)
3) 평균 일주일에 1~3회이고 한 번에 소주 2홉 1병 이상 (+2점)
4) 평균 일주일에 4회 이상이고 한 번에 소주 2홉 1병 이상 (+4점)
5) 2)와 3) 사이 (+1점)

5. 스트레스 (지난 한 달 동안의 스트레스) 【 】점
다음 중 1개 이하 : -1, 2개 : 0, 3개 : +1, 4개 이상 : +2
1) 정신적으로나 육체적으로 감당하기 힘든 어려움이 여러 번 있었다.
2) 내 자신의 삶의 방식대로 살려다 여러 번 좌절을 느낀 적이 있다.

3) 인간으로서의 기본적인 요구도 충족되지 않는다고 느낀 적이 여러 번 있었다.

4) 미래에 대해 불확실하다고 느낀 적이 여러 번 있었다.

5) 할 일이 너무 많아 때로는 중요한 일을 잊기도 하고, 할 수 없을 때도 있다.

6. 연간 여행거리 혹은 위험한 직업 【 】점

1) 서울-부산 거리의 10배 이하/일이 위험하지 않다. (-1점)

2) 서울-부산 거리의 10배~19배 정도/일이 약간 위험하다. (+1점)

3) 서울-부산 거리의 20배 이상/일이 위험하고 사고가능성이 항상 있다. (+2점)

7. 운전과 안전습관 【 】점

1) 안전벨트를 항상 착용하고, 무슨 일을 할 때마다 안전에 주의한다. (-1점)

2) 1) 중 한 가지만 해당 (0점)

3) 1) 중 두 가지 모두 해당되지 않는다. (+1점)

8. 건강검진 【 】점

1) 나는 2년에 1회 이상 건강검진을 받는다. (-2점)

2) 나는 전혀 건강검진을 받지 않는다. (+2점)

3) 1)과 2)의 중간 (0점)

9. 나는 B형 간염 혹은 바이러스 보유자 【 】점

1) 그렇다 (+3점)

2) 아니다 (0점)

3) 모른다 (+1점)

10. 비만도 【 】점

1) 표준체중 : 이상 체중의 90~110% (-1점)

2) 과체중 혹은 저체중 : 이상 체중의 110~119%/80~90% (+1점)

3) 경도 비만 혹은 경도 저체중 : 이상 체중의 120~129%/75~80% 미만 (+2점)

4) 고도 비만 혹은 고도 저체중 : 이상 체중의 130% 이상/74% 이하 (+3점)

* 이상 체중 = (키cm - 100) × 0.9 단, 155cm 이하의 여성은 (키cm-100)

자료 : http://paik.ac.kr

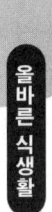

제 2 장

올바른 식생활

식생활의 중요성

1. 식품성분과 식이

식생활과 건강은 떼어놓을 수 없는 불가분의 관계이다. 사람이 식품을 섭취하는 것, 즉 균형있는 영양소를 섭취하는 것은 최대의 궁극적인 삶의 목적이며, 식품을 어떠한 방법으로 어떻게 섭취하느냐에 따라 건강이 좌우된다. 따라서 올바른 식생활에 따른 식습관이 형성되면 질병으로부터 안전해지며, 건강을 유지할 수 있다.

식품은 먹을 수 있는 것으로 사람에게 필요한 영양소를 한 가지 이상 함유하고 있으면서 인체에 유해하지 않은 천연품이나 가공품의 총칭이다. 우리나라 식품위생법에서는 "식품이란 모든 음식물을 말한다"고 정의하고 있으며, FAO/WHO에서는 "인간이 섭취할 수 있도록 완전가공 또는 일부 가공한 것 또는 는 가공하지 않아도 먹을 수 있는 것"으로 규정하고 있다.

식품은 사람에게 필요한 영양을 공급하는 동시에 안전하고 기호성이 있어야 하며, 다음과 같은 몇 가지 조건이 구비되어야 하는데, 이는 식품선택의 결정요인이 되기도 한다. 즉, 1차 기능인 영양기능은 식품이 갖는 가장 기본적인 생명유지기능으로 균형있는 영양섭취는 신체의 정상적인 발달을 돕는다. 2차 기능인 기호성은 식품의 관능적인 특성에 영향을 주어 식품을 먹는 동기가 된다. 아무리 영양적으로 우수한 식품이라 할지라도 맛, 냄새, 색 등 기호를 만족시키지 못해 먹지 않으면 1차 기능도 상실한다. 식품의 3차 기능인 생체조절기능은 신체에 생리적 활성을 부여하여 질병에 대한 예방과 치료, 면역증강, 노화방지 등 건강을 유지하게 해 주는 기능이다. 그 밖에도 위생성, 경제성, 실용성, 사회적 · 종교적인 이유, 개인적 경험으로 인한 식품의 선택이 있을 수 있다.

식품은 여러 가지 성분으로 이루어져 있으며, 식품에 따라 구성성분의 종류와 함량에 차이가 있다. 식품의 성분은 크게 일반성분과 특수성분으로 나눌 수 있는데, 일반성분이란 물, 당질, 지방, 단백질, 비타민, 무기질 등이며, 그 외에 특수성분으로 기호성분인 맛, 냄새, 색, 효소, 독성물질 등이 포함되어 있다.

식품성분표는 식품에 함유되어 있는 성분과 함량을 나타낸 것으로 식품성분표를 이용하면 우리가 매일 먹고 있는 식품 속에 들어있는 각 영양소의 함량과 섭취량을 알 수 있다. 식품성분표는 신선한 식품을 먹을 수 있도록 손질한 가식부 100g을 기준으로 한 것으로, 달걀의 경우 껍질을 제외한 먹을 수 있는 부분 100g을 기준으로 한 것이다.

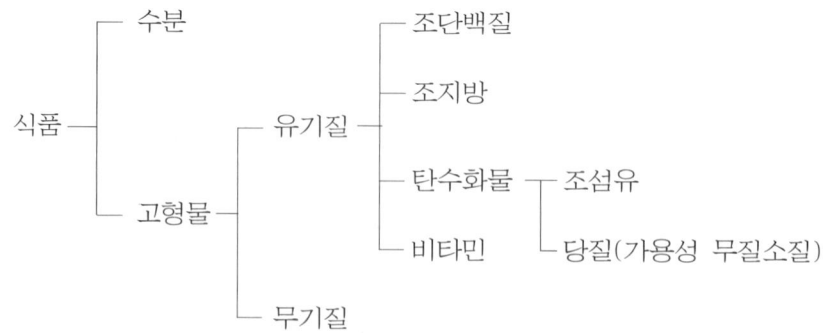

그림 2-1 식품의 성분

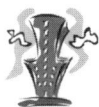

2. 영양소의 중요성

영양(nutrition)이란 신체가 음식물을 섭취한 후 식품성분이 우리 몸의 일부가 되는 과정이다. 즉, 체성분을 만들거나 보수하며, 에너지를 발생시키고, 여러가지 생리작용으로 생명을 유지하는 과정을 말한다. 또한 영양소(nutrients)는 식품을 구성하고 있는 물질 중 우리 몸에 에너지를 공급하고 성장과 다양한 생리기능을 도모하는 등 건강을 유지하는 데 필요한 성분을 말한다. 따라서 우리가 무엇을 얼마만큼 어떻게 먹느냐에 따라 건강과 질병에 대한 저항력이 달라지게 되므로 신체는 우리가 먹는 음식물로 만들어진다고 해도 과언이 아니다.

영양관리는 올바른 식생활을 통해 활동과 성장에 필요한 영양소를 골고루 섭취하고, 보다 나은 건강상태를 유지하기 위해 영양 개선을 도모하는 것이다.

영양소는 크게 물, 당질, 지질, 단백질, 비타민 그리고 무기질의 6대 영양소로 분류한다. 영양소는 체내에서 우리 몸을 만들고, 에너지를 제공하며, 몸의 생리적 기능을 조절하는 기능을 한다. 영양소의 주요 기능은 다음과 같다.

1) 영양소는 신체를 구성한다.

우리 몸은 영양소에 의해 만들어지며, 영양소는 우리가 매일 먹는 음식물을 통해 섭취할 수 있다. 인체를 구성하는 영양소는 수분함량이 전체의 65%로 가장 많고, 단백질이 16%, 지질 15%로 체중의 96%를 차지하며, 나머지 4%만이 다양한 종류의 무기질로 이루어져 있다. 당질과 비타민은 인체를 구성하는 비율로 보면 매우 소량이다.

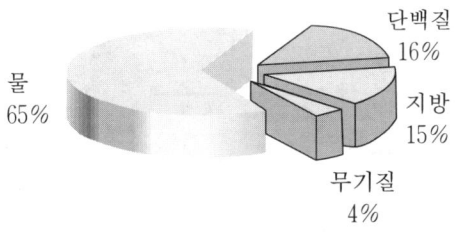

그림 2-2 인체를 구성하는 영양소

2) 영양소는 신체에 에너지를 공급한다.

영양소 중에서 유기물질은 우리 몸 속에서 연소하여 에너지를 발생한다. 당질, 단백질, 지질은 섭취하면 우리 몸 속에서 서서히 연소하여 열을 발생하므로 이들 3대 영양소를 "열량소"라고도 한다. 체내에서 당질과 단백질은 1g당 4kcal, 지질은 9kcal의 에너지를 발생한다. 이 에너지는 인체의 생명유지와 활동을 위한 활동에너지와 체온유지를 위한 열 에너지로 사용된다. 그러나 이 연소과정은 피를 통해 공급되는 산소를 이용하여 세포 내에서 아주 느린 속도로 진행되기 때문에 불꽃이 발생하거나 뜨겁게 느껴지지는 않는다.

3) 영양소는 신체 내에서 생리적 기능을 조절한다.

우리 몸은 3대 영양소가 아무리 충분히 공급된다 하여도 신체의 생리적 기능을 조절하는 비타민과 무기질이 부족하면 불완전연소하여 열량을 충분히 발생시키지 못하거나 건강에 지장을 주는 여러 가지 결핍증이 나타난다. 따라서, 비타민과 무기질은 체내의 에너지 대사와 생리기능을 조절하는 필수적인 보조요소로 쓰이며, 우리가 건강을 유지하기 위해서는 6가지 영양소가 모두 필요하다.

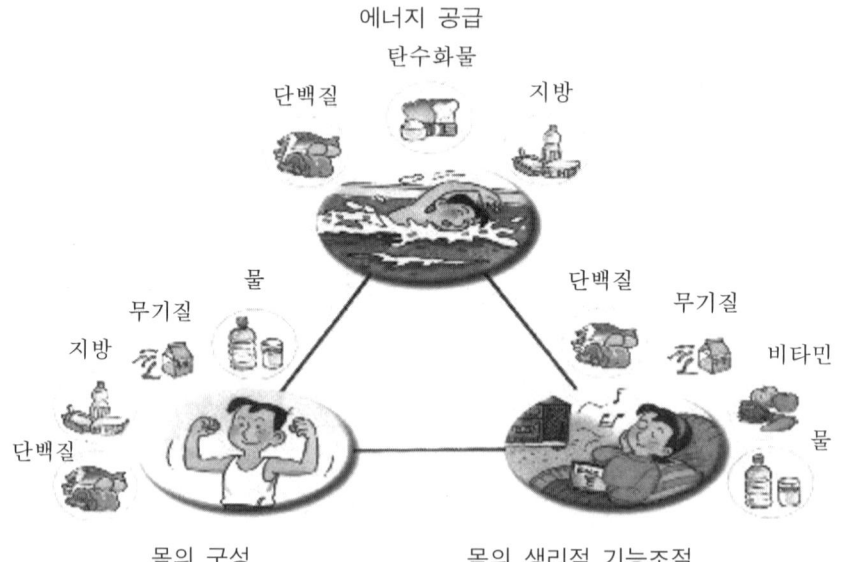

그림 2-3 영양소의 기능

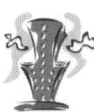

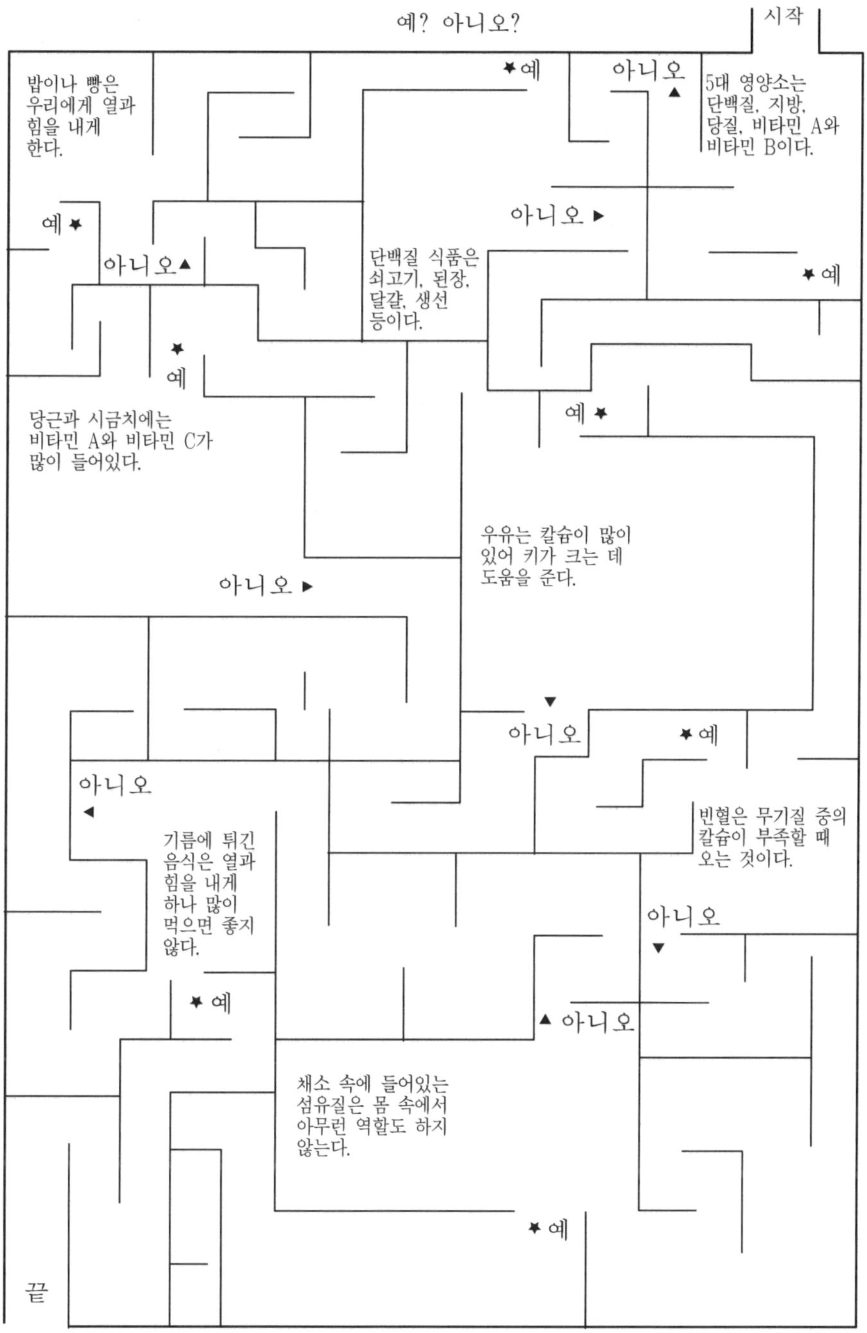

예? 아니오?
시작

밥이나 빵은 우리에게 열과 힘을 내게 한다.

★ 예

아니오 ▲

5대 영양소는 단백질, 지방, 당질, 비타민 A와 비타민 B이다.

예 ★

아니오 ▲

단백질 식품은 쇠고기, 된장, 달걀, 생선 등이다.

아니오 ▶

★ 예

예 ★

당근과 시금치에는 비타민 A와 비타민 C가 많이 들어있다.

예 ★

우유는 칼슘이 많이 있어 키가 크는 데 도움을 준다.

아니오 ▶

아니오 ▼

★ 예

아니오 ▲

기름에 튀긴 음식은 열과 힘을 내게 하나 많이 먹으면 좋지 않다.

빈혈은 무기질 중의 칼슘이 부족할 때 오는 것이다.

아니오 ▼

★ 예

▲ 아니오

채소 속에 들어있는 섬유질은 몸 속에서 아무런 역할도 하지 않는다.

끝

★ 예

그림 2-4 영양상식 미로게임

자료 : 대한영양사회 국민영양지

> • 영양에 대해 얼마나 알고 있습니까?
>
> 다음 글을 읽고 맞으면 ○, 틀리면 ×, 모르면 △표를 하세요.
> (   ) 1. 흰밥은 보리밥이나 콩밥보다 영양가가 높다.
> (   ) 2. 쇠고기는 고등어처럼 값이 싼 생선보다 영양가가 높다.
> (   ) 3. 콜레스테롤은 성장하는 아이에게 특히 필요하다.
> (   ) 4. 섬유소는 영양가치가 없으므로 먹지 않아도 된다.
> (   ) 5. 비타민제는 몸에 좋으므로 많이 먹을수록 좋다.
> (   ) 6. 아침식사는 걸러도 점심이나 저녁을 많이 먹으면 괜찮다.
> (   ) 7. 채소는 색깔에 관계없이 비슷한 영양소를 가진다.
> (   ) 8. 살이 찌는 것은 건강해지는 증거이다.
> (   ) 9. 기름은 열량만을 내므로 전혀 안 먹어도 건강할 수 있다.
> (   )10. 술은 기호음료로 열량을 내지 않는다.

3. 식품의 색과 건강

최근 미국에서는 색이 다양한 채소와 과일의 섭취를 통해 암, 심장병, 당뇨병 등 성인병의 발생률을 최소 20% 낮출 수 있다는 연구결과가 나왔다. '타임지'도 토마토와 시금치 등 건강에 좋은 10가지 음식을 선정하고, 무지개처럼 다양한 색깔의 음식을 섭취하면 건강하게 살 수 있다고 하였다. 세계 최대의 과일회사 돌(dole)의 'five a day' 캠페인도 하루에 다섯 가지 색깔의 채소와 과일을 먹자는 'eat 5 colors a day'의 준말이다. 이 식생활 개선운동은 1991년부터 미국 국립암연구소(ACR)와 dole사가 함께 시작한 것으로, 우리나라에서도 최근 '블랙푸드', '레드푸드' 등 식재료의 색깔 효능에 대한 '색 건강법'이 각광을 받으면서 식품의 색과 건강에 대한 관심이 커지고 있다.

음식의 색깔이 주목받는 것은 과일과 채소의 색소 성분에 많이 들어있는 피토케미컬(phytochemical) 때문인데, 이는 몸의 정상기능을 유지하고, 세포의 노화를 방지하며, 각종 성인병 예방효과와 함께 항암효소를 자극하여 발암물질의 생성과 암 세포의 전이를 막아주는 항산화제 기능이 있어 항암효과를 가지는 것으

로 알려져 있다. 이 물질은 자외선 등으로부터 식물이 자신을 보호하기 위해 자연스러운 기작으로 만든 물질로 채소, 과일 등에 남아 이를 섭취한 인체에도 우리 몸에 유해한 활성산소를 막아주고 신선한 세포를 만들어 주는 역할을 하기 때문에 항암, 노화방지, 시력 향상, 면역력 증강, 콜레스테롤 저하 등의 방어 효과를 발휘하는 것이다.

현재까지 효능이 알려져 있는 피토케미컬 다량 함유 식품은 대개 빨간색, 주황색, 노란색, 보라색, 녹색 등을 띠는 채소와 과일류에 많으며, 흰색을 띠는 버섯류, 마늘류 그리고 검정색을 띠는 콩류, 곡류 등에 많다. 따라서 번거롭더라도 채소, 과일, 곡류를 중심으로 식단을 짜고, 될 수 있으면 하루에 다섯 가지 색깔을 골고루 섭취하는 것이 피토케미컬의 효과를 더욱 극대화시켜 건강에 도움이 된다고 한다. 흰밥 대신 검은콩과 흑미를 섞어 먹고, 다양한 색깔의 채소를 골고루 곁들여 먹으며, 과일, 견과류, 주스 등의 간식을 자주 섭취하면 그 섭취를 늘릴 수 있다. 특히 피토케미컬 성분은 인위적으로 숙성시킨 것보다는 햇빛 아래에서 완전히 숙성시킨 것일수록, 색이 선명하고 짙은 채소와 과일일수록 더 많이 들어 있으므로, 채소와 과일을 선택할 때에는 가급적 색이 짙고 화려한 것을 선택하는 것이 바람직하고, 껍질째 먹는 것이 좋다.

1) 흰 색

흰색은 버섯, 도라지, 무, 생강, 마늘, 양파, 배, 콜리플라워 등에 많다. 동맥경화와 고혈압을 방지하며, 균과 바이러스에 대한 저항력을 길러준다.

2) 검정색

검정색은 흑임자, 콩, 흑미, 김, 미역, 다시마, 목이버섯 등에 많으며, 노화를 방지하고, 골다공증, 니코틴 해독에 도움을 준다. 흑임자는 레시틴이 많아 기억력과 집중력을 높이고, 신진대사와 혈액순환을 도와 탈모를 예방한다. 검은콩에는 발암물질의 세포분열을 억제하는 제니스틴(genistein)이 함유되어 있고, 여성호르몬인 에스트로겐과 유사한 작용을 하는 이소플라본이 들어있어 골다공증 예방, 갱년기장애 완화, 월경전 증후군 예방과 치료효과, 항암효과, 심장병, 고혈압, 동맥경화 예방효과, 기억력 감퇴와 집중력 저하를 막아주는 뇌 노화방지 효과 등이 있는 것으로 알려져 있다.

3) 녹 색

녹색은 오이, 상추, 시금치, 셀러리, 키위, 청포도, 브로콜리, 완두콩, 양배추, 매실, 녹차, 올리브 등에 많다. 색소인 클로로필은 신진대사를 활발하게 하고 피로를 풀어주며, 간, 폐, 신장 기능을 도와준다. 특히, 브로콜리는 위암과 유방암 예방에도 효과적이고, 키위는 비타민과 무기질이 풍부해 감기예방, 피로회복, 피부미용에 도움이 된다.

4) 빨간색

빨간색은 토마토, 홍피망, 홍고추, 수박, 석류, 대추, 딸기, 사과, 체리, 자두, 팥, 오미자 등에 많은데, 심장병과 암을 예방하고, 피를 맑게 하며, 활력증강에 도움이 된다. 토마토는 암 유발물질이 형성되기 전에 위험인자를 배출하는 효과가 있는 것으로 알려진 리코펜 함량이 풍부하여 몸에 쌓인 유해산소를 제거하고, 암 예방, 노화방지 효과가 있다. 딸기와 자두에 들어있는 안토시아닌은 아스피린보다 10배나 강한 소염작용을 하고, 노화를 막아주는 토코페롤의 5~7배에 달하는 효능을 낸다.

5) 노란색

노락색은 귤, 오렌지, 레몬, 콩, 감자, 당근, 고구마, 호박, 파인애플, 감, 망고, 바나나, 옥수수, 카레 등에 많으며, 노인성 치매, 심장질환을 예방하는 것으로 알려져 있다. 귤, 오렌지, 레몬 등에는 헤스페리딘이라는 영양소가 풍부하여 콜레스테롤 함량을 낮추며, 노란색 색소인 베타카로틴이 많이 들어있어 체내에서 비타민 A로 전환되어 식욕 촉진, 신체발육을 돕고 면역력을 강하게 한다.

6) 보라색

보라색은 포도, 블루베리, 가지, 건포도 등에 많으며, 색소인 안토시아닌은 세포의 노화를 막고 암세포 증식을 억제하며, 혈중 콜레스테롤치를 낮춰 심장병과 동맥경화를 예방하는 효과가 있다.

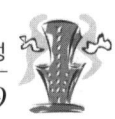

베타카로틴 : 암
심장질환 예방
(파인애플, 감귤,
오렌지, 감, 망고)

신장, 간장 기능
도우며 강한
해독작용과
노화 예방
(청포도, 키위,
배추, 브로콜리,
시금치)

시력, 원기회복
성기능향상
(포도, 블루베리)

리코펜 : 항암작용
안토시아닌 : 소염작용
(토마토, 딸기, 수박)

콜레스테롤 낮추고
심장병 예방
유해물질 체외 방출,
바이러스에 대한
저항력 강화
(바나나, 배, 도라지,
양파, 무, 마늘,
생강, 버섯)

초록색

파랑
보라색

노란색

5색 과일, 채소에
함유된 영양소

빨간색

하얀색

그림 2-5 오색 과일, 채소에 함유된 성분과 효능

 오장육부에 좋은 5가지 색깔음식은 무엇일까요?

> 1. 간 : 목(木)에 해당되며 녹색이 좋다. 시금치, 녹즙, 브로콜리,
>   쑥갓, 케일, 시래기 등이 있다.
> 2. 심장 : 화(火)에 해당되며 붉은색이 좋다. 토마토, 포도, 고추,
>   오미자, 딸기, 대추, 구기자 등이 있다.
> 3. 위 : 토(土)에 해당되며 노란색이 좋다. 단호박, 당근, 카레, 망
>   고, 감, 오렌지, 파인애플, 양배추 등이 있다.
> 4. 폐 : 금(金)에 해당되며 흰색이 좋다. 양배추, 양파, 도라지,
>   무, 마늘, 배, 연근, 고구마 등이 있다.
> 5. 신장 : 수(水)에 해당되며 검정색이 좋다. 검은 콩, 흑임자, 흑
>   미, 오골계, 목이버섯, 블루베리 등이 있다.

4. 식이와 질병과의 관계

우리가 먹는 음식물에 따라 영양소의 과잉 또는 결핍증세가 나타나며, 이에
따라 여러 가지 질병이 발생할 수 있다. 당뇨병, 심장병 등과 같은 현대인의 질
병을 과거에는 성인이 되면서 증가한다고 하여 '성인병'이라고 불렀지만, 지금은
잘못된 식생활에 근거를 두고 있다하여 '식원병'이라 부른다.

　　과거 우리나라에서는 곡류위주, 짠음식, 급한 식사 등으로 단백질 부족, 빈혈, 위장질환계통의 발병이 많았으나, 최근에는 비만, 당뇨병, 고지혈증, 심장질환 등의 발병률이 높아지고 있다. 통계청 자료에 따르면 2003년 한 해 동안 우리나라 전체 사망자(24만 6천명)의 25.9%인 6만 4천명(10만명당 사망률 131.8명)이 암으로 사망하여 사망원인 순위 1위였으며, 10대 사망원인 중 성인병에 해당하는 것이 암, 뇌혈관질환, 심장질환, 당뇨병, 간질환, 만성하기도질환, 고혈압성 질환으로 7가지가 포함되어 있어 이러한 질병 예방과 치료를 위한 식이요법이 무엇보다 중요하다고 하겠다. 이러한 현상은 우리나라의 영양문제가 영양부족에서 영양과잉으로 변하고 있음을 시사하므로, 비만 예방을 위한 교육과 함께 성인병에 대한 대책이 시급히 이루어져야 한다. 즉, 균형잡힌 식생활을 영위함으로써 질병의 발생과 사망률을 감소시킬 수 있으며, 올바른 식생활은 건강하게 오래 살기 위한 필수조건이 되고 있다. 최근 10년 동안 가장 많이 증가한 것은 암 사망률이었고, 고혈압성 질환 사망률이 가장 많이 감소한 것으로 나타났다. 사인순위에서 크게 증가한 성인병은 당뇨병으로 나타나 현대인의 식생활의 변화에 따른 순위 변동으로 보인다. 2003년 전체 남녀 사망률의 비를 볼 때 남자가 1.2배 정도 높았는데, 남자사망률이 더 높은 것은 간질환(4.2배), 여자사망률이 더 높은 것은 고혈압성 질환(2배), 뇌혈관 질환(1.1배) 등이었다.

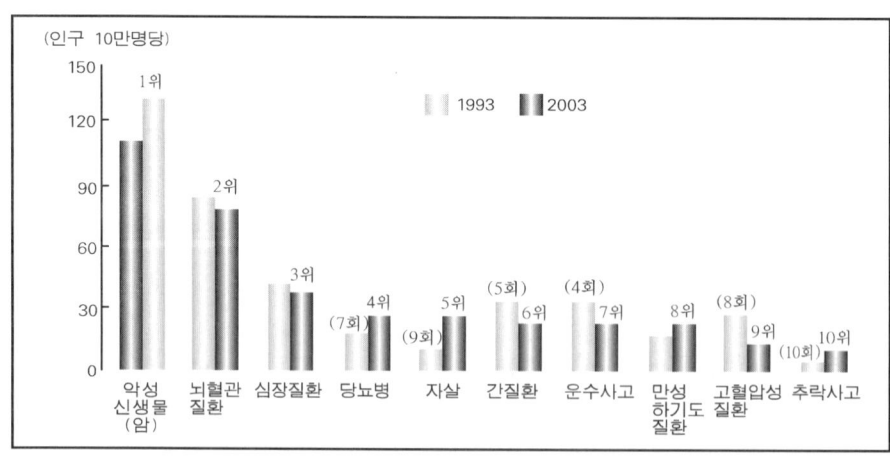

그림 2-6 최근 10년간 사망순위의 변화

　　자료 : 통계청

이처럼 최근 들어 우리나라에서 암과 순환기계 질환이 주요 사망원인으로 대두되게 된 것은 식생활패턴의 변화와 밀접한 관계가 있다. 식품의 소비와 식생활의 패턴이 다양화되고 서구화경향을 나타내고 있으며 식품산업의 발달과 편의를 추구하는 소비자의 요구에 따라 인스턴트, 가공식품을 비롯한 패스트푸드 등이 인기를 얻고 있다. 따라서 선진국의 성인병 발생 패턴을 그대로 답습하지 않기 위해서는 우리에게 바람직한 식생활의 방향을 제시하는 것이 중요하다. 질병에 대한 저항력은 식생활과 깊은 관계가 있으며, 균형잡힌 식생활을 함으로써 이상적인 체중을 유지하고 면역력을 기르는 것이 중요하다.

표 2-1 2003년 성별 사인 순위

순위	전 체	남 자	여 자
1위	암(악성신생물)	암(악성신생물)	암(악성신생물)
2위	뇌혈관질환	뇌혈관질환	뇌혈관질환
3위	심장질환	심장질환	심장질환
4위	당뇨병	간질환	당뇨병
5위	자살	자살	만성하기도질환
6위	간질환	교통사고	자살
7위	교통사고	당뇨병	고혈압성질환
8위	만성하기도질환	만성하기도질환	교통사고
9위	고혈압성질환	호흡기결핵	간질환
10위	추락사고	추락사고	추락사고

자료 : 통계청

당질의 과잉섭취는 당뇨병과 충치를, 포화지방과 콜레스테롤의 과잉섭취는 심혈관계질환을, 칼슘의 부족은 골다공증과 갱년기 장애를, 염분의 과잉섭취는 고혈압을, 식이섬유의 부족은 변비와 대장질환을 유발할 수 있으며, 단백질 섭취 부족은 빈혈 또는 면역기능의 저하를 가져올 수 있다는 연구 발표가 잇따르고 있다. 또한 비타민과 무기질은 식품 중 소량 함유되어 있으나 부족 시 결핍증을 유발하게 된다. 비타민 A는 야맹증, 비타민 D는 구루병, 비타민 B_1은 각기병, 비타민 B_2는 구순구각염과 성장지연, 비타민 C는 괴혈병을 각각 일으킨다. 그리고 무기질 가운데 칼슘은 골밀도 저하와 골다공증, 철분은 빈혈, 요오드는 갑상선 비대증을 일으킨다. 옛말에 '약보보다 식보가 낫다'는 말이 있다.

표 2-2 최근 10년간 사망률과 사인순위

(단위 : 인구 10만명당)

1993년		사망원인명	2003년		증 감	
사망률	순위		순위	사망률	순위	사망률
537.8	-	계	-	508.8	-	-29.0
110.6	1	암(악성신생물)	1	131.8	-	21.2
82.5	2	뇌혈관질환	2	75.5	-	-7.0
42.3	3	심장질환	3	35.6	-	-6.7
16.3	7	당뇨병	4	25.0	3	8.7
10.6	9	자살	5	24.0	4	13.4
31.4	5	간질환	6	20.6	-1	-10.8
33.0	4	교통사고	7	19.1	-3	-13.9
15.5	8	만성하기도질환	8	19.1	-	3.6
26.9	6	고혈압성질환	9	10.7	-3	-16.2
4.1	13	추락사고	10	7.3	3	3.2

자료 : 통계청

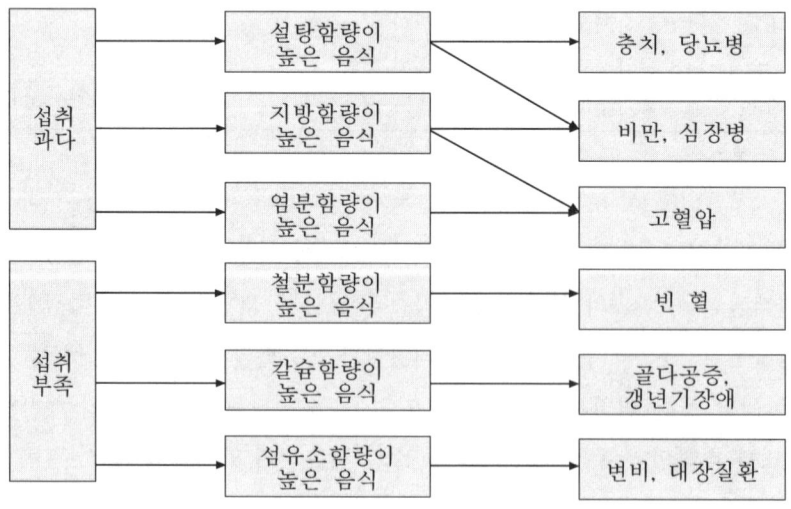

그림 2-7 식품의 섭취와 건강

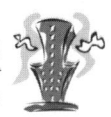

비타민 C가 풍부한 과일과 채소를 많이 먹으면 감기와 피로를 예방하고, 흡연으로 인한 피해를 줄여줄 수 있으며, 비타민 E가 풍부한 식물성 기름을 섭취하면 면역기능을 강화하고 노화를 방지할 수 있다. 식이섬유소를 충분히 섭취하면 비만과 급격한 혈당상승을 막아주는 효과가 있어 당뇨병을 예방할 수 있으며, 고혈압인 사람이 소금섭취를 줄이면 혈압을 낮출 수 있다.

그렇다면 '건강한 식사'란 과연 어떤 식사인가? 이는 곧 '균형잡힌 식사(balanced diet)'를 뜻한다.

매일 섭취하는 식사에서 신체가 필요로 하는 다양한 영양소의 균형이 양적인 면과 질적인 면에서 모두 갖추어진 식사를 하려면 여러 가지 식품을 골고루 섭취해야 하겠다. 이와 같이 건강한 식생활이 건강한 몸을 만들 수 있으므로, 어떤 음식을 어떻게 선택하여 어떻게 먹느냐 하는 올바른 식생활에 대한 지식의 습득이 중요하다.

제 2 부 영양소

제 1 장

올바른
식생활

탄수화물

탄수화물은 C, H, O로 구성되어 있고, 식물 잎의 엽록소에서 광합성에 의해 생기는 것으로, 공기 중의 이산화탄소가 태양에너지로 인해 수분과 수화되어 합성되며 그 과정은 다음과 같다.

$$6CO_2 + 6H_2O \rightarrow C_6H_{12}O_6 + 6O_2$$

이렇게 합성된 탄수화물은 식물체 내에서 두 가지 형태로 저장된다.

　당 분 - 바나나, 사탕수수, 단맛이 있는 과일류

　전 분 - 곡류, 서류

저장되어진 탄수화물을 인간이 섭취하면 체내에서 여러 효소를 통해 소화를 거쳐 곧바로 흡수된 후 여러 반응을 거쳐 완전 대사되어 1g당 4kcal의 에너지를 내게 된다.

1. 탄수화물의 분류와 급원식품

1) 단당류

탄수화물 중 가장 기본이 되는 구성단위는 단당류(monosaccharides)로서 포도당, 과당, 갈락토오스가 있다. 이 중 포도당은 사람의 혈액 중에 0.1% 정도 함유되어 있어 혈당이라고도 하며, 인체의 기초적인 에너지원이 되는 것으로 포도, 과일에 많이 함유되어 있다. 과당은 당류 중 가장 단맛을 가지고 있는 것으로 과일이나 꿀, 시럽에 많고, 갈락토오스는 젖당이라고도 하며 이당류인 유당의 구성성분이 된다.   ,

2) 이당류

이당류(disaccharides)는 단당류 2개가 결합되어 있는 것으로 물에 녹으면 단맛을 주며 맥아당, 서당(자당), 유당이 이에 속한다. 이당류의 대표적인 자당은 포도당과 과당이 결합되어 생성된 것으로 사탕무, 사탕수수, 과일, 채소에 많이 함유되어 있다. 맥아당은 포도당 2분자가 결합되어 생성된 것으로 발아되는 곡류에서 찾아볼 수 있다. 유당은 포도당과 갈락토오스가 결합되어 생성된 것으로 유즙, 우유, 유제품에 많이 들어 있다.

3) 소당류

소당류(oligosaccharides)는 단당류가 3개 이상인 5~6개의 단당류로 구성된 당류를 말하며, 식품에 존재하는 올리고당의 종류는 많지 않은데 이들의 특징은 소장에서 흡수되지 않으며 대장에서 박테리아에 의해 쉽게 대사되어 가스를 발생하는 것으로 그 구성당류는 일반적으로 포도당, 갈락토오스, 과당의 세 종류이다.

대표적인 올리고당의 종류로는 라피노스와 스타키오스가 있는데, 모두 콩과 식물 종자에 많이 함유되어 있는 것으로 알려져 있다. 특징으로는 감미가 낮으므로 저 감미효과가 있고, 맛의 개량효과를 기대할 수 있으며, 보수성과 노화 방지, 비피더스균의 증식인자, 충치예방, 비만 방지 등의 기능적 효과를 기대할 수 있다.

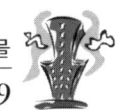

4) 다당류

다당류(polysaccharides)는 단당류가 많이 결합(수십, 수천 개)하고 있는 형태로서, 한 종류의 구성 당으로만 구성된 단일 다당류와 두 개 이상의 구성 당으로 구성된 복합 다당류로 분류된다. 식물성으로는 전분과 섬유소가 있고, 동물성으로는 글리코겐이 있다.

전분

전분(starch)은 포도당의 축합으로 이루어진 중합체로서 아밀로오스와 아밀로펙틴으로 구성되어 있는 중요한 에너지원으로 단맛이 없고 물에 녹지 않는다. 여러 곡물이나 감자류, 빵 등에 많이 함유되어 있는 대표적인 식물의 저장 탄수화물이다.

섬유소

섬유소(cellulose)는 불용성과 수용성 섬유소로 나눌 수 있는데, 불용성 섬유소의 대표격인 셀룰로오스는 식물세포의 세포막을 구성하는, 성분으로 포도당이 β결합으로 연결되어 있어 인체 내에서 분비되는 소화효소에 의해 소화되지 않으며, 대장에서 박테리아에 의해 소량 분해될 수 있다. 따라서 셀룰로오스는 반추동물을 제외한 단위동물에서는 에너지원으로 이용되지 못하지만, 장의 운동을 활발하게 하여 변비방지와 직장암예방 및 혈청 콜레스테롤의 양을 저하시키는데 효과가 있음이 알려짐으로써 그 중요성이 대두되고 있다. 급원으로는 우리나라의 대표적인 김치에 풍부히 들어 있으며, 수용성 섬유소는 과일에 풍부하다.

글리코겐

글리코겐(glycogen)은 동물 체내에 저장되어 있는 탄수화물의 형태로서 그 구조나 성질이 전분의 아밀로펙틴과 비슷하기 때문에 동물성 전분이라고도 불리며 동물의 간과 근육에서 볼 수 있다.

2. 탄수화물의 소화와 흡수

탄수화물의 소화는 입에서부터 시작되며, 소장에서 분비되는 소화효소인 말타아제, 락타아제, 슈크라아제 등에 의해 완전히 포도당, 과당, 갈락토오스 상태로 분해된다(그림 1-1).

즉 밥(다당류)을 먹으면 소화효소에 의해서 소당류로, 그 다음 이당류로 그리고 최종적인 단당류로 분해된 다음 이 상태로 흡수의 경로에 들어가 필요에 따라 쓰이게 된다.

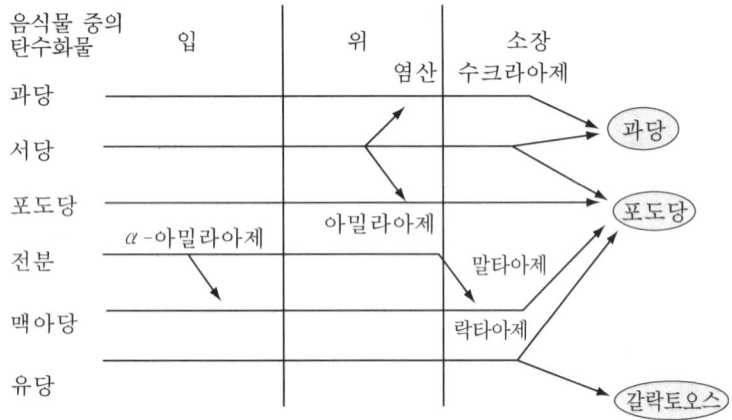

그림 1-1 탄수화물의 소화

3. 탄수화물의 기능

탄수화물의 가장 중요한 기능은 에너지 공급원으로서 1g당 4kcal의 에너지를 함유하고 있다. 인체는 생명활동을 수행하기 위해 끊임없이 열량을 필요로 하는데 이 열량을 가장 빠르고 쉽게 공급해 줄 수 있는 것이 탄수화물이기에 1일 섭취에너지의 65%를 권장한다. 특히 신경조직과 적혈구는 정상상태에서는 포도당만을 에너지원으로 이용한다. 포도당은 여러 신체적 작용에 쓰여지는데, 만일 여분이 남으면 간과 근육에 글리코겐으로 저장되고, 나머지 남는 여분의 탄수화물은 지방으로 전환되어 저장되어지므로 총 에너지 섭취가 과다하면 탄수화물이라 할지라도 체지방이 되어 체중이 증가한다. 그러나, 당질 섭취가 부족하게 되면 지방의 불완전연소로 케톤체가 되어 산독증을 일으키므로 산독증의 예방이

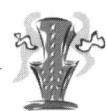
나 지방의 완전연소를 위해서는 적어도 1일 100g 이상의 당질 섭취가 필요하다. 또한 탄수화물의 기능은 단백질의 절약작용이다. 탄수화물은 우선적인 에너지원으로 쓰이므로 탄수화물의 공급이 충분할 경우 단백질은 에너지로 사용되는 대신 신체의 구성이나 조직 합성 등 단백질 본연의 작용을 할 수 있게 된다. 또한 혈당유지의 중요한 기능이 있으며 해독작용을 하는 역할이 있다. 기타 그 외에도 소량이나 단백질과 함께 핵산 등을 구성하는 신체 구성 성분이 되기도 한다.

4. 탄수화물 섭취기준

케토시스 예방을 위해 하루 최소 50~100g의 당질 섭취가 필요하며, 총 섭취열량 중 당질의 섭취는 55~70g 정도로 권장하고 있다.

총 섭취열량을 2,000kcal로 기준하여 계산하면 하루에 섭취해야 할 당질의 양은 325g 정도가 되며, 밥 한 공기에 65.5g의 당질을 함유하고 있으므로 하루 3끼 밥을 먹음으로써 약 200g의 당질 섭취가 가능하다.

5. 식이섬유

식이섬유(Dietary Fiber)란 인간의 소화효소에 의해 소화되지 않는 다당류를 기본으로 한 고분자 물질의 총체로서 비전분질 다당류(non starch polysaccharide)로 정의된다. 식이섬유는 물에 분산되는지의 여부에 따라 수용성 식이섬유(펙틴, 검, 해조다당류)와 불용성 식이섬유(셀룰로오스, 헤미셀룰로오스, 리그닌)로 구분되는데, 이들의 생리적 기능은 각기 달라 표 1-1과 같으며, 일반적으로 수용성 식이섬유는 불용성 식이섬유에 비해 만성질환의 예방과 치료에 더욱 효과적인 것으로 알려져 있다.

표 1-1 **식이섬유의 분류, 급원식품, 생리효과**

분 류	종 류	급 원 식 품	생 리 효 과
수용성 식이섬유	펙틴 검 해조다당류	과실류 두류, 귀리, 보리 해조	만복감 부여 포도당의 흡수지연 혈중 콜레스테롤 농도를 떨어트림
불용성 식이섬유	셀룰로오스 헤미 셀룰로오스	밀, 보리, 현미 곡류, 채소	소화관내 체류시간 단축 대변량 증대

1) 식이섬유소의 생리기능

수분보유능력과 변비예방

셀룰로오스가 많은 식이섬유는 수분을 흡수하고 보유하므로 변의 양을 증가시키고 부드럽게 하여 변의 흐름을 좋게 하며 증가된 변이 대장운동을 촉진시켜주기 때문에 변비증상을 완화시켜주는 효과가 있다.

항암효과

식이섬유는 대장암과 유방암의 예방에 효과적인 것으로 알려져 있다. 대장암의 경우 식이섬유 특히 불용성 식이섬유는 발암물질을 흡착하고 변의 양을 증가시켜 발암물질을 희석하며, 변의 장내 체류시간을 단축하여 발암물질과 대장점막의 접촉시간을 줄임으로써 암 예방 효과를 갖는 것으로 간주되었으나, 최근연구에 의하면 채소와 과일 및 전곡에 함유된 섬유소와 항산화 영양소의 복합적효과로 제안되고 있다.

당뇨병 개선

펙틴과 검 등의 수용성 식이섬유질은 수분 보유력과 점도를 갖기 때문에 위의공복시간을 늦추고 소장에서 겔을 형성하므로 포도당의 흡수를 지연시킴은 물론 혈중 포도당의 농도를 일정하게 유지하게 할 수 있다. 따라서 식후 혈당 상승및 인슐린 분비를 억제하는 작용으로 당뇨병에 효과가 있는 것으로 알려져 있다. 이 효과는 당질 급원식품의 섭취 자체가 감소하는 것 이외에도 음식물로 섭취된 당질의 소화와 흡수가 섬유소에 의해 지연되기 때문이다.

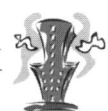

혈중 콜레스테롤의 저하

육식가에 비해 채식가의 혈중 콜레스테롤 농도가 낮고 심장 순환계 질환의 발생률이 낮다는 보고가 많은데, 이는 주로 수용성 섬유질이 혈청과 간의 콜레스테롤 함량을 낮추어 주는 것으로 알려져 있다. 즉 식이섬유는 소장에서 담즙산의 재흡수를 억제하므로 담즙산이 간으로 재흡수 되는 것을 감소하게 하고, 간에서는 이를 보충하기 위해 콜레스테롤로부터 부족분의 담즙을 합성하게 되므로 결국 혈중 콜레스테롤이 감소하게 된다.

비만 예방

식이섬유는 소화물이 장을 빠르게 통과하므로 영양소 흡수량을 적게 하고 또 다른 영양소의 흡수를 방해함은 물론 대장에서 난소화성 식이섬유 잔재물은 가스를 생성하는 등의 단점이 있다. 그러나 비만인 경우는 이것이 오히려 유리하게 작용하여 음식물의 장 통과 속도가 빠르므로 영양소가 제대로 흡수되지 못하여 체중조절에 영향을 줄 수가 있다.

 밥만 먹는데도 살이 찌나요?

> 일반적으로 우리는 고기나 기름기가 있는 지방을 섭취해야 살이 찌는 것으로 오해하는 경우가 많은데, 밥이나 누룽지, 빵, 국수, 떡 등의 탄수화물은 소화, 흡수 후 대사되고 남은 잉여의 에너지를 간이나 근육에 저장하고, 그래도 남을 경우 피하지방으로 저장하기 때문에 밥으로도 충분히 살이 찔 수가 있다.

제 2 장

올바른 식생활

지 방

지방은 일반적으로 식품성분 중 물에 녹지 않는 유기물질을 통칭하는 것으로, 탄소, 수소, 산소로 구성되어 있으며 글리세롤(glycerol)에 지방산(fatty acid)이 에스테르(ester) 형태로 결합되어 있다. 총 체중의 약 20%를 차지하는 생체의 주요성분이며, 에너지 발생량이 탄수화물이나 단백질의 2배 이상이 되는 매우 효과적인 열량원(지방 1g당 9kcal)이다.

1. 지방의 분류와 급원식품

지방은 지질을 구성하는 성분에 따라 단순지방(simple lipid), 복합지방(compound lipid), 유도지방(derived lipid)으로 나누며, 단순지질은 지방산과 글리세롤과의 에스테르이고, 대표적인 것이 중성지방과 wax이다. 복합지질은 지방산과 글리세롤 외에 다른 것이 결합한 것으로 인지질, 당지질, 지단백질이 여기에 속한다. 유도지질은 지질의 가수분해로 얻어지는 것으로 유리지방산과 검화되지 않는 불검화물인 스테롤이 이에 속한다.

1) 중성지방

우리가 먹는 지질의 95% 이상이 중성지방으로 1개의 중성지방은 1분자의 글리세롤과 3분자의 지방산으로 구성되어 있는데, 이때 지방산은 같은 종류일 수도 있고 다른 종류일 수도 있다.

2) 인지질

인지질은 중성지방에서 글리세롤과 결합되는 3개의 지방산 중 하나가 인산기로 치환되어 있는 복합지방으로서, 체내에서는 주로 세포막에 존재하여 기본구조를 이루는 중요한 일을 한다. 주요 인지질로는 레시틴, 세파린, 스핑고마이엘린이 있는데, 이 중 레시틴은 한 분자 속에 친수기와 소수기를 모두 갖는 물질이므로 천연유화제로서의 역할을 하며 식품 중에는 난황에 특히 많다.

3) 당지질

당지질은 글리세롤의 2가 알코올에 지방산이 부착되어 있고 나머지 1개의 알코올에 당이 결합 되어 있는 화합물로서 특별히 당지질은 모든 체조직, 특히 동물조직의 뇌와 신경섬유에 많다.

4) 지단백질

지단백질은 혈관을 통하여 지방을 한 조직에서 다른 조직으로 운반하는 수단으로 사용되는 것으로 지방 종류의 함유율에 따라 카일로마이크론 (chylomicrons), 최저밀도 지단백(very low density lipoprotein), 저밀도 지단백 (low density lipoprotein), 고밀도 지단백(high density lipoprotein)의 네 종류가 존재한다. 이들은 소장과 간에서 합성되는데 그 각각의 역할은 다음과 같다.

카일로마이크론은 섭취한 지방을 주로 운반하는 일을 하는데 섭취하는 지방이 대부분 중성지방이기 때문에 중성지방의 함량이 매우 높다. VLDL은 카일로마이크론과 같이 각 조직으로 중성지방을 주로 운반하기에 중성지방이 많으며, LDL은 콜레스테롤을 주로 운반하는데 콜레스테롤이 많을 경우 동맥경화증의 위험이 있다고 보고되고 있다. 반면에 HDL은 콜레스테롤을 조직에서 간으로 운반하여 이용토록 하는 기능을 하기 때문에 혈중의 콜레스테롤을 낮추는 항 동맥경화성 인자로 보고 있다.

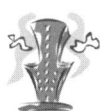
5) 지방산

지방산은 비극성탄화수소사슬의 끝부분에 카르복시기(-COOH)를 가지고 있는 유기산으로 탄소의 결합에 따라 2가지 형태가 있다. 즉 탄소와 탄소의 결합이 단일 결합일 때 포화지방산(saturated fatty acid)이라 하고 이중결합이 있을 때 불포화지방산(unsaturated fatty acid)이라 한다. 그리고 이중결합이 1개일 때에는 단일 불포화지방산(monounsaturated fatty acid), 이중결합이 2개 이상일 때에는 다가 불포화지방산(polyunsaturated fatty acid)이라 한다. 인체에서 합성할 수 없는 중요한 필수 지방산으로는 linoleic acid, linolenic acid, arachidonic acid을 들 수 있으며(총열량의 1~2%정도 섭취시 결핍증 예방), 식품으로는 참기름, 들기름, 어유 등에 많이 함유되어 있다.

포화지방산은 이중결합이 없는 지방산으로 자연계에 널리 분포되어 있는데, 대표적으로는 팔미트산과 스테아르산을 들 수 있으며 식품으로는 버터나 땅콩과 동물성기름에 많다.

어유 중에는 오메가-3 지방산(ω-3 fatty acid)이 함유되어 있는데, 그 중요한 것이 EPA(eicosapentaenoic acid, C20:5)와 DHA(docosahexaenoic acid, C22:6)이며, 식물성 기름의 linolenic acid도 오메가-3 지방산이다. 이들이 인체 내에서 하는 일을 보면 간에서 중성지방의 합성을 저하시키고, 혈소판의 응집으로 인해 생기는 혈전을 감소시키며, 심장마비나 뇌일혈의 주요원인인 혈압을 낮추는 효과도 있어 중요 식품으로 부상하고 있는데, 연구에 의하면 오메가-3의 공급원으로 어유보다는 식물성 기름이 더 좋다고 한다. 특히 호두유와 밀 배아유, 채종유, 대두, 콩, 해초류 등에 오메가-3 지방산이 많이 들어 있다.

6) 스테로이드

스테로이드는 불검화물로서 4개의 고리를 가지고 있는 지용성 화합물로, 4개의 고리 중 고리 맨 앞쪽에 수산기를 가지고 있는 화합물을 스테롤이라고 하며, 스테롤 중에서 대표적인 것은 동물 조직의 콜레스테롤(cholesterol), 식물 세포막의 스티그마스테롤(stigmasterol)이 있다.

콜레스테롤은 동맥경화증과 관련되어 있어 해로운 물질로 알려져 있으나 사실은 매일 간에서 합성(1g 정도)되어 필요한 곳으로 운반되며, 그곳에서 성호르몬, 담즙, 비타민 D 전구체 등을 합성하는 데 이용되는 매우 중요한 물질이기에 우리 몸에서 스스로 콜레스테롤을 합성하며, 필요에 대비하여 식품을 통해 얻기도 한다. 따라서 식이로 공급되는 콜레스테롤의 양은 가능한 적게 섭취하도록 권장하며, 콜레스테롤이 많이 함유되어 있는 식품으로는 동물성 지방과 난황에 특히 많다.

2. 지방의 소화와 흡수

사람은 하루에 평균 중성지질 50g~100g, 인지질 4~8g, 콜레스테롤 300mg정도를 섭취한다고 하는데, 지방의 소화에는 담즙과 리파아제 효소가 필요하다. 즉 먼저 담즙이 효소가 접근하기 쉽게 지질 입자를 잘게 쪼개어 주면 췌장에서 분비되는 효소 리파아제(lipase)에 의해서 트리아실 글리세롤을 지방산과 모노아실 글리세롤로 가수분해 시키게 된다. 이렇게 최종적으로 분해된 지방은 담즙산염과 함께 미셀(micelle)을 형성하여 소장점막을 통과한 다음 장 점막 내에서 다시 중성지방으로 재합성된 후 소량의 단백질과 함께 카일로마이크론(chylomicron)이라고 하는 지단백을 형성하여 소장 융모의 림프관을 통해 흉관을 거쳐 혈류로 합쳐진 다음 간으로 운반된다. 그러나 저급지방산이나 글리세롤 등은 소장점막으로 직접 흡수되어 수용성처럼 문맥을 통해 간으로 운반되며, 지질의 소화·흡수에 필수적인 담즙산은 회장까지 도달하여 95% 정도가 점막세포 내로 흡수되어 간 문맥을 통해 간으로 운반되는데 이 경로를 장간회로(enterohepatic circulation)라 한다.

3. 지방의 기능

지방은 다른 영양소에 비해 무게가 가볍고 다량의 열량(1g당 9kcal)을 내므로 농축된 주요한 에너지 공급원이며 가장 효율적으로 에너지를 저장하는 형태가 된다. 지방은 지용성 비타민의 용매로서 장으로부터의 흡수를 돕는 것은 물론 필수지방산의 공급원이 되며, 호르몬 합성의 전구물질이 되기도 한다. 지방은 또한 우수한 맛을 내므로 식욕을 증진시키며, 장기나 기관을 적당한 위치에 보호하고

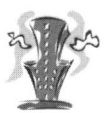
보전하는 역할을 한다. 그리고 비타민 B_1의 절약작용(thaimin sparing action)을 가지고 있고, 탄수화물과 같이 단백질 대사에 절약적으로 작용하며, 다중 불포화 지방산들은 체내에서 여러 가지 에이코사노이드들을 합성하여 체내 대사조절에 기여한다.

4. 지방 섭취기준

식이지질의 영양섭취기준은 총 열량의 15~25% 정도로 동·식물의 기름을 고루 섞어 먹을 것이 권장되며, 혈관순환계질환의 예방차원에서 ω-3 지방산과 ω-6 지방산의 비율도 0.5~1 : 4~8 정도의 수준을 유지하는 것이 바람직하다.

 마가린(트랜스지방산)은 왜 나쁜가요?

> 트랜스지방산은 포화지방산과 유사한 성질을 가지고 있으므로 중성지질 부분에 많이 존재하나, 세포막 조직의 인지질로 들어가면 시스형 지방산의 경우보다 세포막을 단단하게 하여 막에 존재하는 수용체나 효소의 작용을 방해한다. 즉 혈류로부터 콜레스테롤을 제거시킬 수 있는 막 수용체 기능을 감소시켜 혈청 콜레스테롤의 농도를 증가시키기도 하고 필수지방산의 필요량을 증가시키기도 한다.

제 3 장

단백질

올바른 식생활

아미노산의 중합체로서 탄소, 수소, 산소 이외에도 질소 및 황을 함유하고 있다. 그 기본 구성 단위는 20여 가지의 아미노산으로 이루어져 있는데 단백질을 이루는 아미노산의 사슬 중 아미노산의 총수, 비율, 결합서열에 따라서 그 단백질의 종류나 물리적·화학적 성질이 달라지게 된다. 또한 단백질은 아미노산이 펩티드 결합(peptide bond)으로 연결되어 있는 구조를 이루고 있다. 단백질의 성질은 그 구성 아미노산의 종류와 비율에 따라 물리적·화학적 성질이 달라지게 된다. 아미노산의 일반구조는 산성을 띠는 카르복시기(-COOH)와 알칼리성을 띠는 아미노기(-NH$_2$)로 구성되어 있고, 아미노산의 종류에 따라 R기는 달라진다.

1. 단백질의 분류와 급원식품

단백질을 영양학적으로 분류하면 생체 내에서 필요량이 충분히 합성될 수 있는 비필수아미노산과 생체 내에서 거의 합성이 되지 않거나 충분한 양이 합성되지 않는 아미노산을 필수아미노산으로 분류한다.

또한 식품 단백질의 질적인 면에 있어서 단백질을 분류하면 아래와 같다.

1) 완전단백질

완전단백질(complete protein)이란 필수아미노산이 충분히 함유되어 있어서 동물의 정상적인 성장과 체중을 증가시키고 생리적인 기능을 돕는 단백질로 생물가(biological value)가 높은 양질의 단백질을 지칭하며 젤라틴을 제외한 동물성 단백질과 우유의 카제인(casein)과 달걀의 알부민(albumin)이 여기에 속하는 식품이다.

2) 부분적 불완전단백질

부분적 불완전단백질(partial incomplete protein)은 동물의 성장을 돕지는 못하지만 체중이나 생명을 유지시키는 단백질이다. 필수아미노산을 가지고 있으나 몇 종류의 필수아미노산이 양적으로 부족하거나 균형이 맞지 않는 제한 아미노산(limiting amino acid)으로 아미노산의 보강이 필요한데, 이때 제한아미노산이 풍부한 다른 식품을 함께 섭취함으로써 아미노산을 보강할 수 있다. 밀의 글리아딘(gliadine)과 보리의 호르데인(hordein)이 여기에 속한다.

3) 불완전단백질

불완전단백질(incomplete protein)은 생물가가 낮은 식품으로 동물의 성장이 지연되고 체중이 감소되며 생명에 지장을 주게 된다.

젤라틴(gelatin)과 옥수수의 제인(zein) 같은 단백질이 여기에 속한다.

2. 단백질의 소화와 흡수

섭취한 단백질은 소화되어 반드시 아미노산으로 흡수된다. 단백질의 소화는 위에서부터 시작된다. 위에서는 펩신이 단백질의 펩티드 결합을 끊어 주어 폴리펩티드(polypeptide)로 되며, 위의 내용물이 십이지장에 도달하여 췌장액(pancreatic juice)과 혼합되어 알칼리 상태로 되면 펩신의 작용은 중단된다.

십이지장에서는 트립신(trypsin), 키모트립신(chymotrypsin)으로 분해된다. 또 췌장에서 분비된 카르복시펩티다제(carboxypeptidase)와 소장에서 분비되는 아미노펩티다아제(aminopeptidase), 펩티다아제(peptidase)에 의하여 단백질은 완전히 아미노산으로 분해된다(그림 3-1). 그 후로 이 아미노산은 즉시 소장의 융모 세포에 흡수되어 필요한 곳에서 사용된다.

가수분해	소화과정과 작용부위		
	음식물	효 소	소화작용부위
Peptide (단백질) H R O H R O | | ‖ | | ‖ H-N-C-C-N-C-C-OH | | H H 단백질 분해효소 ──→ H₂O 아미노산 H R O H R O | | ‖ | | ‖ H-N-C-C-OH + H-N-C-C-OH | | H H	단백질 ↓ polypeptides ↓ small polypeptide small peptide ↓ 아미노산 (some dipeptide and tripeptide)	펩신 췌장효소 : trypsin, chymorrypsin, carboxypeptidase 소장효소 : aminopeptidase, carboxypeptidase, and dipeptidase	위 소장 소장

그림 3-1 단백질의 소화·흡수

3. 단백질의 기능

　단백질의 가장 중요한 기능은 성장하며 조직을 구성하는 일이다. 즉 한번 생성된 세포가 일정한 수명이 지나면 분해되어 배설되므로 새로운 세포가 합성되어야 하는데 이때 단백질이 이용된다. 또 혈청단백질을 생성하는 일을 한다. 즉 혈청 내에는 여러 종류의 단백질이 상당량 함유되어 있으며, 혈청알부민은 새로운 조직을 형성할 때 제일 먼저 단백질을 공급해 주고 그 외 영양소를 각 조직으로 운반해주며, 혈청 글로불린은 구리와 철을 운반해 주고 병균의 침입에 대한 방어 작용을 가지고 있다. 또한 포도당의 생합성 및 열량을 공급하는 기능을 한다. 만일 열량의 섭취가 부족한 경우 근육에 있는 단백질을 분해시켜 이것으로부터 필요한 최소량의 포도당을 만들어 내어 뇌와 적혈구에 포도당을 공급해주는 일을 한다. 그 외에도 효소나 호르몬을 합성하며 체내 조절작용 등의 기타 작용이 있다.

4. 질소평형

단백질이 당질 및 지방과 크게 다른 점은 질소를 함유하고 있기 때문인데, 단백질은 일반적으로 16%의 질소를 함유하고 있으며, 질소는 실험실에서 쉽게 측정될 수 있다. 따라서 단백질의 양을 측정키 위한 수단으로 질소함량을 측정한 후 단백질 양으로 환산한다. 즉 질소의 섭취량은 섭취한 식품 중에 함유된 질소를 측정하고, 질소의 배설량은 체외로 손실되는 질소의 함량을 측정하는데, 그 두 값이 같은 상태를 질소평형(질소출납에 변화가 없는 건강한 상태), 질소 배설량이 섭취량보다 적은 상태를 양의 질소평형(체 단백질의 총량이 증가), 질소 배설량이 섭취량보다 적은 상태를 음의 질소평형이라고 하며 이는 체 단백질의 총량이 감소되었음을 나타낸다.

5. 단백질 섭취기준

섭취한 질소량(단백질의 양)과 대사되어 배설되는 질소량이 평형을 이루는 수준이 바로 개인의 단백질 필요량을 결정하는 수준이지만 우리가 개인적으로 추정하기는 불가능하므로 한국인 영양섭취기준(2005)에서 정한 성인 1일 단백질 섭취기준양을 보면 남녀 모두 체중 kg당 0.83g으로 책정하였으며 어린이는 그보다 2~3배 수준이다.

 성인이 매일 단백질을 필요 이상으로 섭취하면 이것이 체내에 저장되어 적게 섭취한 사람보다 건강할 수 있는지요?

고기는 많이 먹을수록 체내에 저장되어 건강할 수 있을 것으로 생각되는 경우가 많으나, 단백질은 성인의 경우 배설량을 그 사람이 먹는 섭취량에 맞추는 능력이 있기 때문에 많이 섭취하는 사람이라도 체내에 단백질을 저장하지 않고, 반대로 소량씩 섭취하는 사람이라도 체 단백질이 손실되는 일은 없다. 즉 많이 먹으면 많이 배설하고 적게 먹으면 적게 배설하는 능력이 있어 필요량 이상의 단백질 섭취가 더 건강하게 할 수는 없다.

제 **4** 장

비타민

생체의 대사 조절 및 생리적인 기능을 조절하는 식품에 들어있는 유기화합물이나 우리 몸에서 필요로 하는 양은 타 3대 영양소와는 달리 매우 적은 양으로서 체내 대사가 정상적으로 진행되도록 돕는 역할을 수행한다.

1. 비타민의 분류

비타민은 용해성을 기준으로 지용성 비타민과 수용성 비타민으로 분류한다. 지용성 비타민은 비타민 A, D, E, K가 이에 속하며, 수용성 비타민은 티아민(B_1), 리보플라빈(B_2), 피리독신(B_6), 시아노코발라민(B_{12}), 비오틴(biotin), 나이아신(niacin), 판토텐산(pantothenic acid), 엽산(folacin) 등과 비타민 C가 있다.

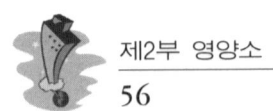
표 4-1 지용성 비타민과 수용성 비타민의 비교

특 성	지용성 비타민	수용성 비타민
용 매	지용성이라 기름이나 유기용매에 녹음	수용성이라 물에 녹음
흡 수	지질과 함께 림프관으로 흡수	수용성이라 문맥으로 흡수된다.
저 장	여분의 양은 간이나 지방조직에 저장된다.	여분의 양은 저장되지 않고 배설됨
결 핍 증	결핍증이 서서히 나타남	결핍증이 빨리 나타난다.
필 요 량	필요량을 매일 공급할 필요는 없음	필요량은 매일 공급하여야 함
독 성	과량 섭취 시 독성이 나타난다.	독성이 거의 나타나지 않는다.
구성성분	C, H, O	C, H, O, N, S, Co

비타민 전구체와 항 비타민

비타민 전구체(provitamin)란 생리적으로 활성이 없는 비타민과 화학적으로 구조가 유사하지만 체내에 흡수되어야 비로소 활성화 되는 물질을 말하며, 항 비타민(antivitamin)이란 비타민과 화학적 구조와 성질이 극히 유사하여 신체가 비타민과 구별하지 않고 받아들이나 비타민과 대치되어 정상적인 신체의 생리 작용을 저해하고 결국 비타민의 결핍을 초래하는 비타민을 말한다.

2. 비타민의 특징

1) 지용성 비타민

지용성 비타민은 지방이나 다른 유기용매에 용해되기 때문에 지방이 많이 함유된 식품에 많고, 흡수를 할 때에도 장에서 지방과 함께 흡수되므로 비타민이지만 지방의 흡수에 영향을 미치는 동일한 요인에 의해 영향을 받게 된다. 즉 지용성 비타민의 소화·흡수 시 담즙산염에 의해 유화되어 미셀을 형성한 후 지방과 같이 소화되어 카일로마이크론을 거쳐 림프를 통해 흡수되어 간과 피하지방에 축적된다. 그러므로 과잉되면 축적되어 중독증세를 일으킬 수 있으므로 날마다 필요량을 반드시 섭취해 주지 않아도 된다. 또한 흡수될 때에 지방이 필요하기 때문에 조리를 할 때에 식용유 같은 지방과 함께 조리를 하면 지용성 비타민의 흡수율을 높이게 된다.

2) 수용성 비타민

수용성 비타민은 체내의 당질, 지질, 단백질 대사에 관여하는 여러 보조효소 (coenzyme)의 구성 성분으로서 대사가 원활히 이루어질 수 있도록 조절하는 주요한 역할을 하며, 지용성 비타민과는 달리 수용성이기 때문에 다른 수용성 영양소와 함께 문맥을 통해 흡수되고, 체내에 저장할 수 없어 과량 섭취한다 하더라도 체내에 축적되지 않아 필요한 이외의 양은 소변으로 배출된다. 따라서 반드시 매일 매일의 식사에서 필요한 양을 충분히 섭취해야만 한다. 왜냐하면 수일간만 결핍되어도 결핍증이 쉽게 일어나기 때문이다. 조리 상의 주의점에 있어서는 물에 잘 녹기 때문에 씻는 과정에서 손실량을 감안하여 오랫동안 물에 담가 놓거나 씻는 것은 영양소의 손실(특히 비타민 C와 비타민 B_1)을 가져오게 되므로 주의하여야 한다. 현재까지 알려진 8가지의 비타민 B 복합체(비타민 B_1, B_2, B_6, B_{12}, 비오틴, 나이아신, 판토텐산, 콜린, 엽산)는 모두 수용성이며, 간에 비교적 다량 함유되어 있고 모두 질소를 함유하고 있다는 점, 대부분 체내에서 조효소를 구성하는 공통점 때문에 비타민 B 복합체로 묶어 부른다.

 ### 비타민 B 복합체란 무엇을 말하는지요?

비타민 B 복합체란 티아민, 리보플라빈, 나이아신, 피리독신, 판토텐산, 비오틴, 엽산, 코발라민 등의 8가지를 지칭하는데, 이들은 연구가 진행되면서 수용성의 항각기성 물질이 한 가지 성분이 아니고 여러 물질임이 밝혀짐에 따라 "비타민 B 복합체"로 부르게 되었다. 이들은 모두 체내에서 다양한 종류의 대사를 촉매하는 효소의 작용을 도와주는 보조효소의 역할을 담당함으로써 당질, 지질 및 단백질 대사에 간접적으로 관여하므로 다른 영양소가 아무리 충분하다 해도 비타민이 부족하게 되면 다른 주요 영양소의 대사가 원활히 진행될 수 없다. 특별히 탄수화물이 대사될 때에는 비타민의 역할이 대사에 주요 관건이 되기에 비타민의 부족을 가볍게 보아 넘겨서는 안 된다. 왜냐하면 우리나라 사람의 주식이 탄수화물이기 때문에 상대적으로 쉽게 비타민 부족증이 발견되기 때문이다. 따라서 그 부족량을 가능한 식품에서 보충하는 방법을 찾아야 하며, 그래도 부족할 경우 비타민 복합제를 필요한 양만큼 사용하되, 수용성이라는 이유로 약제를 남용해서도 안 된다.

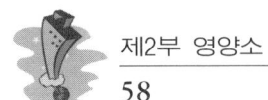

3. 비타민의 기능과 결핍증

지용성과 수용성 비타민 각각의 기능과 결핍증, 급원 등을 요약하면 아래와 같다.

표 4-2 비타민의 기능, 결핍증, 급원

종류		기능	결핍증	과잉증	급원
지용성 비타민	비타민 A	시력 증진과 성장을 촉진하고 피부와 눈의 건조방지 및 감염에 대한 저항력을 높여준다.	부족 시 야맹증과 성장부진, 안구건조증과 피부염 유발	두통, 구토, 식욕감소, 뼈의 통증	간, 치즈, 우유, 생선, 버터, 달걀
	비타민 D	칼슘과 인의 흡수촉진 및 뼈의 석회화를 돕는다.	구루병(유아와 어린이), 골연화증, 골다공증	구토, 설사, 체중감소	생선간유, 달걀, 정어리, 버섯류
	비타민 E	항산화제(세포손상과 다가 불포화지방산 산화방지)	적혈구 용혈과 파괴 및 빈혈	두통, 구토, 근육약화, 현기증, 피로	식용유, 견과류, 버섯
	비타민 K	혈액응고	출혈, 혈액응고시간 지연	용혈성빈혈(유아), 황달	알파파, 푸른 채소 (색이 진할수록 많다), 돼지 간
수용성 비타민	티아민	여러 대사에 조효소로 관여(특히 탄수화물 대사)	각기병(습성, 건성) 초기 일반증세(피로, 권태, 식욕부진), 부종, 가슴통증, 식욕부진, 근육약화		전곡, 통밀, 내장고기, 돼지고기
	리보플라빈	여러 대사에 조효소로 관여	구순구각염, 혀의 염증, 음부염증, 눈병(눈이 타는 듯 쓰리고 아픔, 광선에 눈이 부심)		동물의 근육, 우유, 달걀, 치즈, 성장하고 있는 잎, 말린 콩, 땅콩
	나이아신	에너지대사, 지방합성과 분해대사에서 조효소로 관여	펠라그라(4D증세 : 설사, 피부염, 치매, 죽음)		땅콩, 닭고기, 우유, 달걀, 곡류
	비타민 B6	단백질대사, 신경전달물질, 적혈구합성에서 조효소	피부염(눈, 코, 입의 가장자리 : 나이아산과 리보플라빈결핍증과 비슷), 설염, 빈혈		간, 살코기, 밀의 배아, 전곡
	엽산	DNA합성에서 조효소, 조혈작용	거대적아구성 빈혈, 설염, 설사, 성장지연		간, 이스트, 푸른 잎 채소, 견과류
	펜토텐산	에너지대사, 비장합성과 분해에서 조효소로 관여	피로, 두통, 수면장해, 메스꺼움, 소화기장애, 손과 발의 통증 및 무감각		이스트, 간, 달걀, 밀과 쌀의 배아, 땅콩
	비타민 B12	엽산대사, 신경기능 대사에서 조효소로 관여	악성빈혈		간, 내장기관, 살코기, 생선, 달걀 등 주로 육류
	비오틴	포도당합성, 지방합성에서 조효소로 관여	피부병, 메스꺼움, 우울증, 근육통, 탈모		여러 종류의 장내세균과 곰팡이에 의해 합성, 간, 닭고기, 달걀, 우유
	비타민 C	콜라겐합성, 호르몬합성, 신경전달물질 합성, 항산화작용	괴혈병, 상처치료 지연, 빈혈		풋고추, 감귤류, 딸기, 시금치, 토마토, 브로콜리, 쑥갓

제 5 장

올바른 식생활

무기질

무기질은 신체를 구성(체중의 약 4%)하고 있는 요소로써 식품을 완전히 연소시켰을 때에 재로 남는 것으로 흔히 회분(ash)이라고 한다.

1. 무기질의 분류

체내 필요한 무기질은 약 20개 정도가 있으며 체내 존재하는 양에 따라 다량 무기질과(1일 필요량이 100mg 이상) 미량 무기질(1일 필요량이 100mg 이하)로 나눌 수 있다. 다량원소에는 칼슘(Ca), 인(P), 칼륨(K), 황(S), 염소(Cl), 나트륨(Na), 마그네슘(Mg)이 있고, 미량원소에는 필수 무기질인 철분(Fe), 아연(Zn), 셀레늄(Se), 망간(Mn), 구리(Cu), 요오드(I), 몰리브덴(Mo), 코발트(Co), 크롬(Cr), 불소(F)가 있으며, 필수성이 불분명한 준 필수 무기질로는 니켈(Ni), 주석(Sn), 실리콘(Si), 바나듐(V), 카드뮴(Cd), 비소(As), 알루미늄(Al), 붕소(B)가 있다.

2. 무기질의 특징

다른 영양소는 영양소 간의 상호작용으로 합성이 가능하나, 무기질은 절대로 합성할 수 없는 필수적인 영양소라는 점과, 무기질 상호 간의 작용과 타 영양소와의 작용이 있기 때문에 한 가지 무기질만 많이 있다고 해서 결코 좋은 영향을 주지 못하는 특징이 있다. 또한 다른 영양소에 비해 조금만 과량 축적되어도 쉽게 독성이 나타나는 특징이 있다.

3. 무기질의 기능과 결핍증

무기질의 기능은 크게 3가지로 집약해서 설명할 수 있다. 첫째, 신체조직의 구성성분이 된다는 점이다. 즉 골격이나 뼈와 같은 경조직의 구성성분이 되기도 하고, 근육이나 신경 조직 등 연조직의 구성성분이 된다. 즉 철분은 적혈구의 헤모글로빈 속에서, 인은 유기화합물이나 핵단백질에, 황은 아미노산에, Na, K, Mg, Cl 등의 무기염류는 세포의 원형질에 주요 구성성분으로 작용한다. 둘째로, 생체기능의 조절작용을 한다는 점이다. 이에 관련된 작용으로는 체액의 pH 및 삼투압을 조절하는 작용을 한다. 즉 생체기능을 조절하는 작용으로 산·염기의 평형 유지, 체액의 삼투압 유지, 근육과 신경기능의 조절 등으로 신체가 늘 적정의 상태를 유지할 수 있게 하고 있다. 셋째, 촉매적 기능을 한다는 점이다. 많은 종류의 무기질은 대사를 진행함에 있어서 효소를 돕는 보조 효소계와 관련이 있어 생체 내 여러 반응의 촉매적 역할을 담당하고 있으므로 무기질이 부족할 때에는 대사가 원활하게 진행될 수가 없다.

이상의 무기질(다량무기질과 미량무기질) 각각의 기능과 결핍증, 급원을 표 5-1에 요약 정리하였다.

표 5-1 무기질의 기능, 결핍증, 급원

종류		기능	결핍증	급원
다량무기질	칼슘	골격과 치아형성, 혈액응고작용 및 근육의 수축이완작용, 신경의 전달	골다공증, 공연화증, 테타니(tetany)	우유, 유제품, 뼈째 먹는 생선, 녹색채소
	인	골격과 치아형성, 연조직구성, 대사물의 구성성분, 산염기 평형	뼈와 근육약화, 식욕부진, 허약	우유, 유제품, 육류
	칼륨	삼투압조절, 산·염기평형, 세포내액의 주요 이온	저칼륨혈증, 근육의 약화, 심장박동의 불규칙화, 구토	효모, 곡류, 콩류(말린 콩), 녹색채소, 코코아
	황	아미노산의 구성, 점성다당류의 구성성분, 페놀, 크레졸의 해독작용, 보효소의 성분	아직까지 발견되지 않음	육류, 우유, 달걀, 두류
	염소	산·염기 평형, 물의 균형과 삼투압조절, 위액의 형성	근육경련, 식욕감퇴, 구토	소금, 채소 및 절임류
	나트륨	산·염기 평형, 세포외액의 주요이온, 신경자극전달	근육경련, 식욕감퇴	소금, 육류, 생선, 유제품
	마그네슘	골격, 치아의 구성분, 보조효소 반응촉매, 신경안정과 근육이완	테타니현상, 혈중칼슘농도저항, 탈모, 피부병, 잇몸부음	견과류, 두류, 푸른 채소, 코코아
미량무기질	철	혈액소(Hb)의 성분으로 조직에 산소공급과 이산화탄소 제거, 면역기능	빈혈, 피로와 무력감, 안색창백	육류(특히 간), 굴, 난황, 가금류, 어류
	아연	DNA합성 및 단백질대사, 인슐린의 생리적 기능 증진, 면역기능, 생식기능	성장부진, 성발달장애, 피부각질화, 저항력감소, 학습능력저하(어린이)	동물성식품인 육류, 간, 굴, 달걀
	구리	조혈촉진, 콜라겐합성, 면역작용	저색소성빈혈, 백혈구감소, 성장지연	굴, 효모, 가재, 동물의 내장, 견과류, 종자류
	요오드	갑상선호르몬의 구성분, 기초대사율조절, 성장	갑상선종, 크레틴병	해조류나 해산물
	셀레늄	글루타티온 과산화 효소의 구성분, 비타민 E의 절약작용	근육약화, 심장병	내장고기, 해산물, 육류
	불소	충치예방	충치	불소첨가음료나 치약, 해조류
	망간	열량영양소 대사에 관여	발견되지 않음	견과류, 통밀
	코발트	비타민 B_{12}의 구성성분	악성빈혈	육류
	크롬	당내성인자로 혈당조절	당대사	간, 효모, 돼지고기

뼈의 성장이 완성된 성인에게도 칼슘의 급원인 우유를 매일 권해야 하나요?

뼈는 단단한 외형을 이루고 있기 때문에 한번 뼈를 이루면 평생 그대로 유지하는 것으로 잘못 알고 있는 경우가 많으나, 사실은 뼈가 동적인 상태(dynamic states)를 이루고 있기 때문에 계속 안에서는 교체(현재의 뼈가 분해되고, 새로운 뼈가 합성)가 일어나고 있어 이 교체되는 양 만큼 외부에서 섭취해 주지 않으면 뼈의 유지가 곤란하게 되어 결국 뼈가 약화되므로 계속적인 식품의 섭취가 필요하다.

제 **6** 장

물

물은 인체의 생명유지에 필수적인 성분으로 음식을 먹지 않고는 몇 주일을 살 수 있지만 물의 섭취 없이는 단 며칠을 살기가 어렵다. 그럼에도 불구하고 흔히 그 중요성을 소홀히 여기는 경우가 많다. 체조직을 구성하는 성분 중 가장 양이 많은 물은 성인 체중의 약 2/3(65%) 정도를 차지하여 체중의 약 1%만 부족하여도 갈증을 느껴 외부로부터 수분을 섭취해야 하는 생리체계를 갖고 있다. 따라서 물의 10% 손실 시에는 근육경련, 환각상태, 순환계의 이상이 초래되며 20% 손실 시에는 사망을 초래하게 된다. 신체 내에 함유되어 있는 물의 양은 연령, 성, 체지방의 함량에 따라 서로 차이가 있어 남자는 체중의 60%, 여자는 55%, 갓난아이는 75% 이상이지만 성장함에 따라 차차 감소되며, 체지방의 함량이 많을 경우 40% 내외의 수분을 함유하는 것으로 알려져 있다.

1. 수분의 분포

신체를 구성하는 물의 분포는 크게 세포내액과 세포외액의 두 가지로 나눌 수 있다.

세포내액은 체중의 약 40~45%를 구성하며, 세포 내에 있는 액을 총칭한다. 세포외액은 체중의 약 20%에 해당하는데 세포외액을 다시 분류하면 혈장(체중의 4%)과 조직과 혈관 사이에 존재하는 액체인 간질액(체중의 16%)으로 나눌 수 있으며 소량의 기타액(외척수액, 소화액, 내분비액, 타액 등)으로 구성된다.

2. 체내 수분의 조절

매일 섭취하는 수분과 전해질의 함량은 달라도 체액의 양은 거의 일정히 유지되고 있다. 이는 수분의 섭취, 수분과 전해질의 배설이 적절히 조절되고 있기 때문이며, 이의 조절에는 신경계와 호르몬계가 작용하고 있다. 섭취량과 배설량의 균형을 이루는 체내 수분조절작용을 보면 첫째, 뇌의 갈증센터(thirst center)로서 혈액 중에 녹아있는 물질의 농도가 너무 진할 경우 갈증을 느끼게 하고 우리로 물을 마시게 유도하여 수분섭취를 늘린다. 둘째, 체내 순환되는 혈액이 수분 부족으로 너무 농축되어 있으면 뇌하수체 후엽에서 항이뇨호르몬(antidiuretic hormone)의 분비가 증가하여 신장의 수분 재흡수율을 높여 체내 수분손실을 가급적 최소화한다. 셋째, 부신피질에서 분비되는 호르몬인 aldosterone은 신장의 나트륨 재흡수를 증가시키고 그에 따라 수분 재흡수도 증가시켜 체액량을 늘리게 되는 3가지의 경로를 통하여 체내 수분이 조절되고 있다.

1) 수분의 급원

수분이 체내로 유입되는 과정을 보면 음료수와 음식으로부터 오는 것이 주를 이루며 식품 산화수분 또는 대사수분(metabolic water)으로부터도 생성된다. 대사수란 탄수화물, 지방, 단백질 등의 유기영양소가 산화될 때 생성되는 수분으로

100g의 탄수화물이 산화되면 50g, 지방은 107g, 단백질은 42g의 산화수가 생성된다.

2) 수분의 배설

신장을 통해 뇨로 나가는 수분배설이 가장 중요한 수단이고 피부표면을 통해 우리가 느끼지 못하게 증발되는 수분(insensible water loss)의 양은 500~600mL에 달한다. 이는 심한 땀을 흘리는 사람과는 다른 성분이며 성인은 하루에 호흡, 땀, 변 등을 통해서 약 2,500mL 정도의 물을 배출하므로 이만큼의 수분을 매일 섭취해 주지 않으면 안 되며, 구체적인 내용은 아래와 같다.

표 6-1 수분의 급원과 배설

(단위 mL)

수분의 급원		수분의 배설	
음　료	900~1,500	소　　변	900~1,500
고형식품	500~1,000	대　　변	100~200
체내연소과정	300~400	불감증발손실	
		피　부	500~600
		폐 호 흡	400~500
총　　계	1,300~3,100	총　　계	1,300~3,100

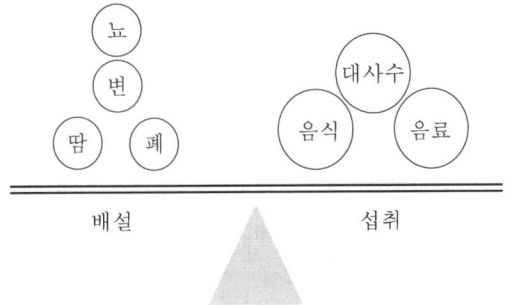

그림 6-1　수분의 균형유지

3. 수분의 기능

수분은 체내에서 일어나는 여러 가지 물질을 용해하므로 영양소를 각 조직으로 운반하는 소화와 영양소의 이동에 관여한다. 즉 조직으로부터의 폐기물을 제거하기도 하며, 소화기관 내의 수분은 소화물질의 매개체로서 다시 대사 폐기물을 배출하기도 한다. 특히 수분은 피부와 호흡기로부터 증발되고 또한 커다란 열의 흡수력을 가지고 있기에 체온조절의 역할은 물론 인체의 65%를 차지하므로 체조직의 주요 구성성분이 되며, 전해질을 평형 시켜주는 기능이 있다.

4. 수분의 필요량에 영향을 주는 조건

일반적으로 성인은 1 kcal 섭취 당 1 mL의 물이 필요하다고 하는데 그 필요량은 여러 인자, 즉 연령(체표면적과 활동량이 다름), 섭취하는 식품(탄수화물, 지방, 단백질의 대사수가 각각 다름), 신체활동량(휴식, 수면, 심한 운동에 따라 다름)과 생리적 변화(임신, 수유, 당뇨 등)에 따라 다르다.

 현재 나의 수분 섭취량은 적당한가요?

수분의 적량은 개개인의 차이가 있으므로 일일이 병원에 가서 체크하기는 어렵다. 이때 쉽게 알 수 있는 방법으로는 소변을 보았을 때에(수면직후 아침과 식간들), 소변의 색깔이 너무 진하거나 탁하면 나의 수분량이 부족하다는 신호이므로 소변의 색깔이 연한 미색으로 맑아지는 정도가 될 때까지 수분량을 늘리는 것이 한 방법이다. 그러나 소변이 형광 색을 띠는 경우도 있는데 이때는 수용성 비타민을 섭취했을 때 비타민이 소변에 녹아 생기는 현상이므로 걱정하지 않아도 된다.

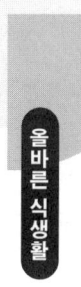

제 7 장

올바른 식생활

한국인 영양섭취기준

1. 한국인 영양섭취기준과 제정의 배경

한국인 영양섭취기준이란 한국인의 건강을 최적상태로 유지할 수 있는 영양소 섭취수준을 말한다. 또 한국인 영양섭취기준을 제정한 배경으로는 비만과 만성질환 위험률의 증가, 영양소 과다섭취문제 그리고 영양권장량의 보완을 들 수 있는데, 이는 종전의 영양권장량에서 각 영양소의 단일값 제시로 만성질환이나 영양소 과다섭취 예방 등 여러 수준으로의 고려에 어려움을 보완하기 위해서이다.

2. 영양섭취기준의 구성

새롭게 제정된 한국인 영양섭취기준은 아래와 같은 4가지로 구성되어 있다.

1) 평균필요량(Estimated Average Requirement : EAR)

대상 집단을 구성하는 건강한 사람들의 절반에 해당하는 사람들의 일일 필요량을 충족시키는 값으로 대상 집단의 필요량 분포치 중앙값으로부터 산출한 수치이다.

2) 권장섭취량(Recommended Intake : RI)

평균필요량에 표준편차의 2배를 더한 값이다.

3) 충분섭취량(Adequate Intake : AI)

영양소 필요량에 대한 정확한 자료가 부족하거나 필요량의 중앙값과 표준편차를 구하기 어려워 권장섭취량을 산출할 수 없는 경우 주로 역학조사에서 관찰된 건강한 사람들의 영양소 섭취수준을 기준으로 정한 값이다.

4) 상한섭취량(Tolerable Upper Intake Level : UL)

인체건강에 유해영향이 나타나지 않는 최대 영양소 섭취수준이다.

3. 한국인 영양섭취기준의 활용

영양섭취기준을 적용하는 대상은 건강한 개인이나 집단으로, 대표적인 활용방안은 개인 또는 집단의 식사섭취상태 평가와 식사계획으로 나누어 생각할 수 있다.

1) 식사평가

식사평가는 개인의 식사평가와 집단의 식사평가로 나누어진다. 먼저 개인의 식사평가는 일상섭취량의 부적절한 확률조사에 평균필요량(EAR)을 사용하고 개인 일상의 섭취량이 권장섭취량과 충분섭취량 이상이면 현재 섭취량이 부족될 확률이 낮다고 평가할 수 있다. 또한 개인의 과잉섭취 가능성을 조사하고자 할 때에는 상한 섭취량을 사용한다. 집단의 식사 평가는 집단 내에서 부적절한 섭취자의 비율을 추정하는데 평균필요량(EAR)을 사용하고, 영양과잉으로 인한 건강장애 위험도를 추정하는 데는 상한섭취량(UL)을 사용한다.

2) 식사계획

식사계획은 개인의 식사계획과 집단의 식사계획으로 나누어진다. 먼저 개인의 영양섭취 목표는 상한섭취량(UL) 미만으로, 권장섭취량 또는 충분섭취량에 가깝도록 하는 것이 목표이며, 집단의 영양섭취 목표는 중앙값이 충분섭취량(AI)이 되도록 설정하고 평소의 섭취량이 평균필요량(EAR) 미만인 사람의 비율과 상한섭취량 이상인 사람의 비율을 최소화하는 것이며, 권장섭취량을 집단

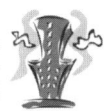
의 영양상태 평가에 식사목표로 사용하지 않는다. 따라서 대학생 개인일 경우 식사계획을 염두에 두고자 한다면 상한섭취량 미만으로 권장섭취량 또는 충분섭취량에 가깝도록 설정하는 것이 좋을 것이다.

4. 한국인 영양섭취기준

에너지 영양섭취기준은 모든 연령층에 저활동 계수를 기준으로 하는 에너지 소비량(Total Energy Expenditure)으로 구한 결과 성인남자의 경우 2,600kcal, 성인여자의 경우 2,100kcal을 제시하였다. 3대 영양소 에너지 적정비율은 탄수화물 55~70%, 지방 15~25%, 단백질의 경우 7~20%로 폭넓게 조정되었다. 단백질의 영양섭취기준은 질소 균형실험 결과를 사용하여 성인 평균필요량은 0.66g/kg/d, 권장섭취량은 0.83g/kg/d로 보았을 때 하루에 필요한 단백질의 양은 성인남자의 경우 55g, 성인여자의 경우 45g이다. 식이섬유의 영양섭취기준은 60~70년대 한국인의 평균 식이섬유소량을 충분섭취량의 기준치로 설정한 결과 12g/1,000kcal로 제시하였고, 수분의 영양섭취기준은 액체섭취량(물, 음료)+ 음식 수분(0.53mL/kcal)량으로 충분섭취량을 설정하였다. 이 외에 비타민은 과거에 비해 식습관의 변화와 영양보충제의 섭취로 과잉증이 우려되어 독성을 고려한 상한섭취량을 따로 제정하였는데, 새롭게 제정된 수용성 비타민은 비타민 B_{12}, 판토텐산, 비오틴을, 지용성 비타민으로는 비타민 K를 새롭게 제정하였다. 또한 무기질도 새롭게 제정된 영양소가 상당히 많이 있는데 다량무기질로는 나트륨, 염소, 칼륨, 마그네슘을, 미량무기질로는 구리, 불소, 망간, 요오드, 셀레늄, 몰리브덴을 새롭게 제정하였으며 자세한 내용은 다음 표 7-1과 같다.

표 7-1 한국인 영양섭취기준(KDRIs, Dietary Refenence Intakes for Koreans)
- 에너지적정비율

한국영양학회, 한국인영양섭취기준위원회, 2005

영양소		1~2세	3~19세	20세 이상
탄수화물		50~70%	55~70%	55~70%
단백질		7~20%	7~20%	7~20%
지방		20~35%	15~30%	15~25%
	n-6 불포화지방산	4~8%	4~8%	4~8%
	n-3 불포화지방산	0.5~1.0%	0.5~1.0%	0.5~1.0%

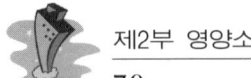
- 다량영양소

한국영양학회, 한국인영양섭취기준위원회, 2005

성별	연령	에너지(kcal/일)				탄수화물(g/일)				지방(g/일)				n-6 불포화지방산(g/일)			
		필요추정량	권장섭취량	충분섭취량	상한섭취량	평균필요량	권장섭취량	충분섭취량	상한섭취량	평균필요량	권장섭취량	충분섭취량	상한섭취량	평균필요량	권장섭취량	충분섭취량	상한섭취량
영아	0~5(개월)	600						55				25				2.0	
	6~11	730						90				25				4.5	
유아	1~2(세)	1,000															
	3~5	1,400															
남자	6~8(세)	1,600															
	9~11	1,900															
	12~14	2,400															
	15~19	2,700															
	20~29	2,600															
	30~49	2,400															
	50~64	2,200															
	65~74	2,000															
	75 이상	2,000															
여자	6~8(세)	1,500															
	9~11	1,700															
	12~14	2,000															
	15~19	2,000															
	20~29	2,100															
	30~49	1,900															
	50~64	1,800															
	65~74	1,600															
	75 이상	1,600															
임신부		+0/340/450*														9	
수유부		+320														10	

성별	연령	n-3 불포화지방산(g/일)				단백질(g/일)				식이섬유(g/일)				수분(mL/일)			
		평균필요량	권장섭취량	충분섭취량	상한섭취량	평균필요량	권장섭취량	충분섭취량	상한섭취량	평균필요량	권장섭취량	충분섭취량	상한섭취량	평균필요량	권장섭취량	충분섭취량	상한섭취량
영아	0~5(개월)			0.3				9.5								700	
	6~11			0.8		10	13.5									800	
유아	1~2(세)					12	15					12				1,100	
	3~5					15	20					17				1,400	
남자	6~8(세)					20	25					19				1,700	
	9~11					38	35					23				2,000	
	12~14					40	50					29				2,400	
	15~19					45	60					32				2,700	
	20~29					45	55					31				2,700	
	30~49					45	55					29				2,500	
	50~64					40	50					26				2,300	
	65~74					40	50					26				2,100	
	75 이상					40	50					26				2,100	
여자	6~8(세)					20	25					18				1,600	
	9~11					25	35					20				1,800	
	12~14					35	45					24				2,000	
	15~19					35	45					24				2,100	
	20~29					35	45					25				2,100	
	30~49					35	45					23				2,000	
	50~64					35	45					22				1,800	
	65~74					35	45					22				1,700	
	75 이상					35	45					22				1,700	
임신부				2.1		+19	+25					+5				+200	
수유부				2.4		+20	+25					+4				+200	

*임신 3분기별 영양섭취기준

- 지용성 비타민

한국영양학회, 한국인영양섭취기준위원회, 2005

성별	연령	비타민 A(μg RE/일)				비타민 D(μg/일)				비타민 E(μg α-TE/일)				비타민 K(μg/일)			
		평균필요량	권장섭취량	충분섭취량	상한섭취량	평균필요량	권장섭취량	충분섭취량	상한섭취량	평균필요량	권장섭취량	충분섭취량	상한섭취량*	평균필요량	권장섭취량	충분섭취량	상한섭취량
영아	0~5(개월)			350	600			5	25			3				4	
	6~11			400	600			5	25			4				7	
유아	1~2(세)	200	300		600			10	60			5	100			25	
	3~5	210	300		700			10	60			6	130			30	
남자	6~8(세)	290	400		1,000			10	60			7	180			45	
	9~11	380	550		1,400			10	60			9	260			55	
	12~14	500	700		2,100			10	60			10	380			70	
	15~19	600	850		2,400			10	60			10	430			80	
	20~29	540	750		3,000			5	60			10	540			75	
	30~49	520	750		3,000			5	60			10	540			75	
	50~64	500	700		3,000			10	60			10	540			75	
	65~74	500	700		3,000			10	60			10	540			75	
	75 이상	500	700		3,000			10	60			10	540			75	
여자	6~8(세)	270	400		1,000			10	60			7	180			45	
	9~11	350	500		1,400			10	60			9	260			55	
	12~14	460	650		2,100			10	60			10	380			65	
	15~19	500	700		2,400			10	60			10	430			65	
	20~29	460	650		3,000			5	60			10	540			65	
	30~49	450	650		3,000			5	60			10	540			65	
	50~64	430	600		3,000			10	60			10	540			65	
	65~74	430	600		3,000			10	60			10	540			65	
	75 이상	430	600		3,000			10	60			10	540			65	
임신부		+ 50	+ 70		3,000			+ 5	60			+ 0	540			+ 0	
수유부		+ 350	+ 500		3,000			+ 5	60			+ 3	540			+ 0	

*RRR-α-tocopherol

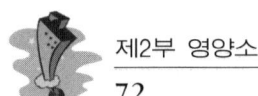

- 수용성 비타민

한국영양학회, 한국인영양섭취기준위원회, 2005

성별	연령	비타민 C(mg/일) 평균필요량	권장섭취량	충분섭취량	상한섭취량	티아민 평균필요량	권장섭취량	충분섭취량	상한섭취량	리보플라빈(mg/일) 평균필요량	권장섭취량	충분섭취량	상한섭취량	니아신(mg NE/일) 평균필요량	권장섭취량	충분섭취량	상한섭취량[1]	상한섭취량[2]
영아	0~5(개월)			35				0.2				0.3				2		
	6~11			45				0.3				0.4				3		
유아	1~2(세)	30	40		350	0.4	0.5			0.5	0.6			5	6		10	180
	3~5	30	40		500	0.4	0.5			0.6	0.7			5	7		10	250
남자	6~8(세)	40	60		700	0.6	0.7			0.7	0.9			7	9		15	350
	9~11	55	70		1,000	0.8	1.1			0.9	1.1			9	12		20	500
	12~14	75	100		1,400	1.0	1.2			1.3	1.5			12	15		25	700
	15~19	85	110		1,600	1.1	1.4			1.5	1.8			13	18		30	800
	20~29	75	100		2,000	1.0	1.2			1.3	1.5			12	16		35	1,000
	30~49	75	100		2,000	1.0	1.2			1.3	1.5			12	16		35	1,000
	50~64	75	100		2,000	1.0	1.2			1.3	1.5			12	16		35	1,000
	65~74	75	100		2,000	1.0	1.2			1.3	1.5			12	16		35	1,000
	75 이상	75	100		2,000	1.0	1.2			1.3	1.5			12	16		35	1,000
여자	6~8(세)	40	60		700	0.5	0.6			0.6	0.7			6	9		15	350
	9~11	55	70		1,000	0.7	0.8			0.8	0.9			8	10		20	500
	12~14	70	90		1,400	0.8	1.0			1.0	1.2			10	13		25	700
	15~19	75	100		1,600	0.8	1.0			1.0	1.2			10	13		30	800
	20~29	75	100		2,000	0.9	1.1			1.0	1.2			11	14		35	1,000
	30~49	75	100		2,000	0.9	1.1			1.0	1.2			11	14		35	1,000
	50~64	75	100		2,000	0.9	1.1			1.0	1.2			11	14		35	1,000
	65~74	75	100		2,000	0.9	1.1			1.0	1.2			11	14		35	1,000
	75 이상	75	100		2,000	0.9	1.1			1.0	1.2			11	14		35	1,000
임신부		+10	+10		2,000	+0.4	+0.5			+0.3	+0.4			+3	+4		35	1,000
수유부		+35	+35		2,000	+0.3	+0.4			+0.4	+0.5			+3	+4		35	1,000

비타민 B6(mg/일) 평균필요량	권장섭취량	충분섭취량	상한섭취량	엽산(μg DFE/일) 평균필요량	권장섭취량	충분섭취량	상한섭취량	비타민 B12(μg/일) 평균필요량	권장섭취량	충분섭취량	상한섭취량	판토텐산(mg/일) 평균필요량	권장섭취량	충분섭취량	상한섭취량	비오틴(μg/일) 평균필요량	권장섭취량	충분섭취량	상한섭취량
		0.1				65				0.2				1.7				5	
		0.3				80				0.5				1.8				6	
0.5	0.6		25	120	150		300	0.75	0.9					2				8	
0.6	0.7		35	150	180		300	0.9	1.1					2				10	
0.7	0.9		45	180	220		400	1.1	1.3					3				15	
0.9	1.1		60	250	300		600	1.5	1.8					4				20	
1.3	1.5		80	300	360		800	1.8	2.2					5				25	
1.5	1.8		100	320	400		1,000	2.0	2.4					6				30	
1.3	1.5		100	320	400		1,000	2.0	2.4					5				30	
1.3	1.5		100	320	400		1,000	2.0	2.4					5				30	
1.3	1.5		100	320	400		1,000	2.0	2.4					5				30	
1.3	1.5		100	320	400		1,000	2.0	2.4					5				30	
1.3	1.5		100	320	400		1,000	2.0	2.4					5				30	
0.7	0.8		45	180	220		400	1.1	1.3					3				15	
0.9	1.0		60	250	300		600	1.5	1.8					4				20	
1.2	1.4		80	300	360		800	1.8	2.2					5				25	
1.2	1.4		100	320	400		1,000	2.0	2.4					6				25	
1.2	1.4		100	320	400		1,000	2.0	2.4					5				30	
1.2	1.4		100	320	400		1,000	2.0	2.4					5				30	
1.2	1.4		100	320	400		1,000	2.0	2.4					5				30	
1.2	1.4		100	320	400		1,000	2.0	2.4					5				30	
1.2	1.4		100	320	400		1,000	2.0	2.4					5				30	
+0.7	+0.8		100	+200	+200		1,000	+0.2	+0.2					+1				+0	
+0.6	+0.7		100	+130	+150		1,000	+0.2	+0.2					+2				+5	

1)니코틴산(mg/일), 2)니코틴아미드(mg/일)

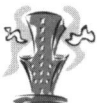
- 다량무기질

한국영양학회. 한국인영양섭취기준위원회. 2005

성별	연령	칼슘(mg/일)				인(mg/일)				나트륨(g/일)				
		평균 필요량	권장 섭취량	충분 섭취량	상한 섭취량	평균 필요량	권장 섭취량	충분 섭취량	상한 섭취량	평균 필요량	권장 섭취량	충분 섭취량	상한 섭취량	목표량
영아	0~5(개월)			200				100				0.12		
	6~11			300				300				0.37		
유아	1~2(세)	300	500		2,500	350	500		3,000			0.8		
	3~5	400	600		2,500	390	500		3,000			1.0		
남자	6~8(세)	550	700		2,500	550	700		3,000			1.2		
	9~11	550	800		2,500	810	1,000		3,500			1.5		2.0
	12~14	800	1,000		2,500	870	1,000		3,500			1.5		2.0
	15~19	800	1,000		2,500	790	1,000		3,500			1.5		2.0
	20~29	580	700		2,500	580	700		3,500			1.5		2.0
	30~49	580	700		2,500	580	700		3,500			1.5		2.0
	50~64	580	700		2,500	580	700		3,500			1.3		2.0
	65~74	580	700		2,500	580	700		3,500			1.2		2.0
	75 이상	580	700		2,500	580	700		3,000			1.1		2.0
여자	6~8(세)	550	700		2,500	450	600		3,000			1.2		
	9~11	550	800		2,500	700	900		3,500			1.5		2.0
	12~14	750	900		2,500	690	900		3,500			1.5		2.0
	15~19	750	900		2,500	590	800		3,500			1.5		2.0
	20~29	580	700		2,500	580	700		3,500			1.5		2.0
	30~49	580	700		2,500	580	700		3,500			1.5		2.0
	50~64	580	800		2,500	580	700		3,500			1.3		2.0
	65~74	580	800		2,500	580	700		3,500			1.2		2.0
	75 이상	580	800		2,500	580	700		3,000			1.1		2.0
임신부		+220	+300		2,500	+0	+0		3,500			+0		2.0
수유부		+300	+400		2,500	+0	+0		3,000			+0		2.0

성별	연령	염소(g/일)				칼륨(g/일)				마그네슘(mg/일)			
		평균 필요량	권장 섭취량	충분 섭취량	상한 섭취량	평균 필요량	권장 섭취량	충분 섭취량	상한 섭취량	평균 필요량	권장 섭취량	충분 섭취량	상한 섭취량*
영아	0~5(개월)			0.18				0.4				30	
	6~11			0.56				0.7				55	
유아	1~2(세)			1.2				2.5		60	75		(65)
	3~5			1.5				3.0		80	100		(85)
남자	6~8(세)			1.9				3.8		120	140		(120)
	9~11			2.3				4.7		170	200		(170)
	12~14			2.3				4.7		250	300		(250)
	15~19			2.3				4.7		340	400		(350)
	20~29			2.3				4.7		285	340		(350)
	30~49			2.3				4.7		295	350		(350)
	50~64			2.0				4.7		295	350		(350)
	65~74			1.8				4.7		295	350		(350)
	75 이상			1.6				4.7		295	350		(350)
여자	6~8(세)			1.9				3.8		115	140		(120)
	9~11			2.3				4.7		165	200		(170)
	12~14			2.3				4.7		230	280		(250)
	15~19			2.3				4.7		280	340		(350)
	20~29			2.3				4.7		235	280		(350)
	30~49			2.3				4.7		235	280		(350)
	50~64			2.0				4.7		235	280		(350)
	65~74			1.8				4.7		235	280		(350)
	75 이상			1.6				4.7		235	280		(350)
임신부				+0				+0		+33	+40		(350)
수유부				+0.4				+0.4		+0	+0		(350)

*식품외 급원의 마그네슘에만 해당

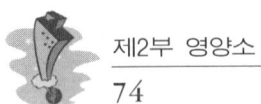
- **미량무기질**

한국영양학회, 한국인영양섭취기준위원회, 2005

성별	연령	철(mg/일)				아연(mg/일)				구리(μg/일)				불소(mg/일)			
		필요추정량	권장섭취량	충분섭취량	상한섭취량	평균필요량	권장섭취량	충분섭취량	상한섭취량	평균필요량	권장섭취량	충분섭취량	상한섭취량	평균필요량	권장섭취량	충분섭취량	상한섭취량
영아	0~5(개월)			0.26	40			1.73				225				0.01	0.6
	6~11	5	7		40	2.2	2.5					290				0.5	0.9
유아	1~2(세)	5	7		40	2.4	3		6	230	300		2,000			0.6	1.2
	3~5	5	7		40	3.1	4		8	290	380		2,000			0.8	1.6
남자	6~8(세)	7	9		40	4.3	5		13	340	440		3,000			1.0	2.2
	9~11	9	12		40	6.2	7		18	440	570		5,000			2.0	10
	12~14	9	12		40	6.5	8		26	580	750		7,000			2.5	10
	15~19	12	16		45	8.4	10		34	670	870		10,000			3.0	10
	20~29	8	10		45	8.1	10		35	600	800		10,000			3.5	10
	30~49	8	10		45	7.9	9		35	600	800		10,000			3.5	10
	50~64	8	10		45	7.5	9		35	600	800		10,000			3.0	10
	65~74	8	10		45	7.2	9		35	600	800		10,000			3.0	10
	75 이상	8	10		45	6.9	8		35	600	800		10,000			3.0	10
여자	6~8(세)	7	9		40	4.1	5		13	340	440		3,000			1.0	2.2
	9~11	9	12		40	5.9	7		18	440	570		5,000			2.0	10
	12~14	9	12		40	6.1	7		26	580	750		7,000			2.5	10
	15~19	12	16		45	7.2	9		34	670	870		10,000			2.5	10
	20~29	11	14		45	7.0	8		35	600	800		10,000			3.0	10
	30~49	11	14		45	6.8	8		35	600	800		10,000			2.5	10
	50~64	7	9		45	6.3	8		35	600	800		10,000			2.5	10
	65~74	7	9		45	6.0	7		35	600	800		10,000			2.5	10
	75 이상	7	9		45	5.8	7		35	600	800		10,000			2.5	10
임신부		+7.5	+10		45	+2.0	+2.5		35	+100	+130		10,000			+0	10
수유부		+0	+0		45	+4.3	+5.0		35	+350	+450		10,000			+0	10

성별	연령	망간(mg/일)				요오드(μg/일)				셀레늄(μg/일)				몰리브덴(μg/일)			
		필요추정량	권장섭취량	충분섭취량	상한섭취량	평균필요량	권장섭취량	충분섭취량	상한섭취량	평균필요량	권장섭취량	충분섭취량	상한섭취량	평균필요량	권장섭취량	충분섭취량	상한섭취량
영아	0~5(개월)			0.008				130				8.5	45				
	6~11			0.8				170				11	60				
유아	1~2(세)			1.2	2	55	80			16	20		85				100
	3~5			2.0	3	65	90			18	25		100				150
남자	6~8(세)			2.5	4	75	100			24	30		150				200
	9~11			3.0	5	85	120			32	40		200				300
	12~14			3.3	7	90	130			41	50		250				400
	15~19			3.5	9	95	140			47	60		300				500
	20~29			3.5	11	95	150		3,000	42	50		400				600
	30~49			3.5	11	95	150		3,000	42	50		400				600
	50~64			3.5	11	95	150		3,000	42	50		400				600
	65~74			3.5	11	95	150		3,000	42	50		400				600
	75 이상			3.5	11	95	150		3,000	42	50		400				600
여자	6~8(세)			2.3	4	75	100			24	30		150				200
	9~11			2.5	5	85	120			32	40		200				300
	12~14			2.8	7	90	130			41	50		250				400
	15~19			3.0	9	95	140			47	60		300				500
	20~29			3.0	11	95	150		3,000	42	50		400				600
	30~49			3.0	11	95	150		3,000	42	50		400				600
	50~64			3.0	11	95	150		3,000	42	50		400				600
	65~74			3.0	11	95	150		3,000	42	50		400				600
	75 이상			3.0	11	95	150		3,000	42	50		400				600
임신부				+0	11	+65	+90			+3	+4		400				600
수유부				+0	11	+130	+180			+9	+11		400				600

제 3 부   질병과 식사지침

제 **1** 장

당뇨병

당뇨병은 당 대사를 조절하는 호르몬인 인슐린의 분비가 전혀 이루어지지 않거나 분비가 이루어지더라도 그 양이 충분치 않아서 체내의 당이 에너지로 이용되지 못하므로 혈액 중의 당 농도를 높이고 과잉의 당이 소변으로 배설되는 대사성 질환이다.

1. 당뇨병의 원인

당뇨병의 원인은 확실치 않으나 과식, 유전, 스트레스, 연령증가, 바이러스감염, 호르몬 불균형, 운동부족, 임신 등과 인체 내 혈당을 조절하는 인슐린의 분비감소와 인슐린의 상대적인 작용저하 등에 기인하는 것으로 보고 있다.

우리나라에서도 당뇨병의 발생빈도가 점차 증가되어 당뇨병은 인구의 5.1%, 당뇨병으로 의심되는 사람은 인구의 4.1%로서 전국적으로 약 150만 명의 당뇨병 환자가 있을 것으로 추정된다. 이처럼 최근 당뇨병이 많이 발생하는 이유는 경제적인 여유와 생활수준의 향상, 식생활 양상의 변화, 의학의 발달로 인한 조기진단, 인간의 평균수명 연장, 운동량의 부족을 초래하는 생활습관, 현대인의 각종 스트레스 때문이다.

2. 당뇨병의 진단

당뇨병 환자와 정상인을 비교하면, 공복상태(식후 2시간 이후)에서 혈당이 정상인(0.1%)보다 높은 수준(0.3%)의 혈당수치를 가지며, 포도당을 투입 후에도 당뇨병환자는 혈당이 급격하게 상승되는 경향을 보이고, 또한 시간이 경과하여도 천천히 감소하는 특성을 지닌다. 일반적으로 당뇨병의 진단 기준은 소변으로 나오는 뇨당보다 혈액 중 포도당의 농도, 즉 포도당 내성 검사에 의해 판정된다.

포도당 내성검사

포도당 내성검사(glucose tolerance test, GTT)란 신체가 당을 이용하는 능력을 평가하는 바람직한 시험법으로서 세포가 혈액으로부터 포도당을 흡수하는 능력을 의미하며, 시험방법은 일정량의 포도당을 주입한 후(1g 포도당/kg 체중) 혈당량의 증가추세를 보아 세포의 당 이용능력을 측정하는 것이다.

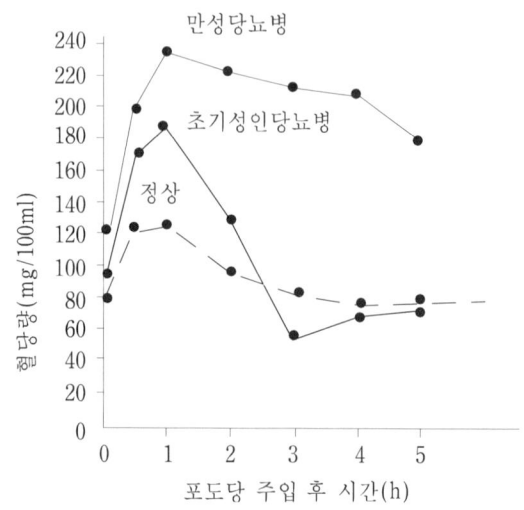

그림 1-1 포도당 내성곡선

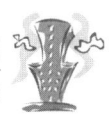

공복 시 정상인의 혈당은 70~100mg/100mL이며 포도당을 주입함에 따라 혈당량이 서서히 올라가 1시간 후에 최대치로 된 다음 포도당의 농도는 떨어지기 시작하여 3시간 후에는 다시 정상수준으로 돌아가야만 한다. 그러나 당뇨병의 경우 공복 시에도 혈당치가 상당히 높은 130~180mg/100mL이고, 식후 1시간 후에는 최고 250mg/100mL까지도 올라가며, 최초의 혈당치로 회복되는 데도 시간이 훨씬 오래 걸린다. 이때에 인슐린을 주사하지 않고는 당의 이용이 아주 저조함을 알 수 있다.

3. 당뇨병의 분류

당뇨병은 인슐린 의존성 당뇨병(Type I, insulin dependent diabetes mellitus)과 인슐린 비의존성 당뇨병(Type II, non insulin dependent diabetes mellitus)으로 구분된다.

1) 인슐린 의존성 당뇨병

당뇨병 환자의 약 10%를 차지한다. 유전적인 원인이나 감염에 의해 췌장이 기능을 못하게 되는 경우로 대부분 20세 이하의 어린 연령층에 발병하기 때문에 소아당뇨병(juvenile onset diabetes)이라고 하며, 식이요법만으로는 치료하기 어렵고 인슐린을 투여해야만 정상적인 생활을 유지 할 수 있어 인슐린 의존성 당뇨라 부른다. 특징적인 것으로는 체중미달이 흔하며, 질병은 빠른 속도로 진행되는 양상을 보인다.

2) 인슐린 비의존성 당뇨병

인슐린이 분비는 되지만 제 기능을 하지 못하기 때문에 발병된다. 즉, 나이가 들어감에 따라 운동부족과 비만이 주요원인으로 작용해 식사 후 췌장에서 인슐린을 서서히 분비하거나 신체조직 세포에서 인슐린 작용에 대한 저항성이 증대되어 고혈당을 초래하는 것이기 때문에 일명 성인성 당뇨병이라고 한다.

인슐린 비의존성 당뇨병은 당뇨병의 90% 이상을 차지하는 것으로 흔히 40세 이후의 비만 성인에게서 나타나며 생성경과도 4~5년 정도의 오랜 시간을 두고 점진적으로 발병되는데 이 당뇨병은 인슐린 주사 없이 식이요법과 운동요법으로 체중을 줄이면 치유가 될 수 있어서 인슐린 비의존성 당뇨라 부른다.

3) 임신성 당뇨병

임신성 당뇨병(gestational diabetes)은 임신 중에 발병하였다가 출산 후에는 없어지는 당뇨병으로서 임신 중 여러 가지의 원인에 의해 당뇨병으로 진행이 된다. 즉 임신 중 태아의 영양소 요구량의 증가에 의한 대사 증가로 더 많은 인슐린을 요구하게 되지만 임신을 유지하는 데 필요한 여러 호르몬(estrogen 등)의 수준이 증가되어 이들 호르몬이 인슐린의 내성을 증가시키므로 더 많은 인슐린을 필요로 하게 됨에 따라 발병된다. 임신성 당뇨의 위험인자로는 가족 중에 당뇨병 환자가 있는 경우, 요당과 고혈당의 병력이 있는 경우, 비만인 경우, 유산이나 사산, 선천성 결함, 거대아 출산경험이 있는 경우를 들 수 있다.

표 1-1 소아 당뇨병과 성인 당뇨병의 차이

특 징	소아당뇨병(IDDM)	성인당뇨병(NIDDM)
발병연령	10~15세에 많다. 유아도 발병	40세 이후로 연령의 증가와 더불어 증가
발병경과	수일 내	4~5년
발병원인	바이러스 감염에 의한 면역반응의 감소	비만, 노화, 임신, 감염, 약물복용, 스트레스
체형	마른형	비만형
인슐린 수준	극소량 또는 없음	정상, 높음 또는 낮음
절식 시 혈당수준	높음	정상수준에 가까움
탄수화물에 의한 내성	나쁨	중간 정도 또는 나쁨
절식 시의 반응	고혈당	정상수준
인슐린에 대한 반응	정상	내성이 있음
혼수빈도	자주 발생	드물게 발생
치료	인슐린 주사 약물요법	식이요법 운동요법

4. 당뇨병의 증상

당뇨병의 증상으로 대표적인 것은 삼다(三多) 현상으로 식욕이 증가하여 음식물의 섭취가 많아지고(다식), 소변을 통한 당의 배설 촉진을 위해 소변 양이

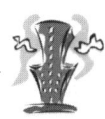

증가하며(다뇨), 이를 보상하기 위한 수분의 섭취를 증가시키기 위해 갈증(다갈)이 나서 수분의 섭취가 많아지는 것이다. 이러한 증상은 특히 인슐린 의존성 환자에게서 뚜렷하게 나타난다. 그리고 피로감을 많이 느끼게 되고, 소변과 혈액이 산성이 되며, 소변에서 아세톤 냄새가 나거나 식사를 제 시간에 하지 않았을 때 어지럽고 식은땀이 나는 것과 같은 저혈당 증세 또는 당뇨 혼수 등의 증상이 나타난다.

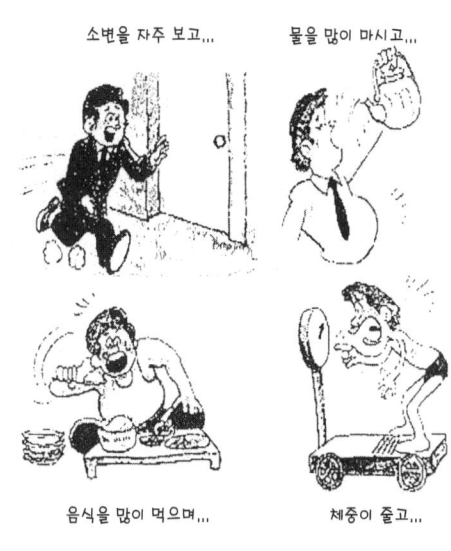

소변을 자주 보고...
물을 많이 마시고...
음식을 많이 먹으며...
체중이 줄고...

그림 1-2 당뇨병의 증상

표 1-2 당뇨병 분류에 따른 증세

증세	인슐린의 의존형	인슐린 비의존형
오줌이 많고 갈증이 심하다.	- -	-
무기력, 피로	-	-
많이 먹고, 체중감소	-	-
야뇨증	-	-
시야가 봉봉함	-	- -
외음부 질염, 소양증	-	- -
말초신경증	-	- -

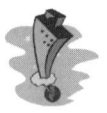
5. 당뇨병 합병증

당뇨병 합병증으로는 면역능력이 감소되어 쉽게 감염이 잘 되고, 혈액의 점도가 높아져서 혈소판의 침착과 응집이 쉽게 일어나 동맥경화증과 같은 심혈관계질환의 위험이 증가하게 되며, 백내장, 단백뇨 등 신장질환을 가져오게 된다. 특별히 말초신경계의 이상으로 사지 저림, 신경 감각의 둔화, 괴저 등 화농성 피부암 등으로 급속히 진전되어 가므로 철저한 식이요법과 주의가 필요한 질병이다.

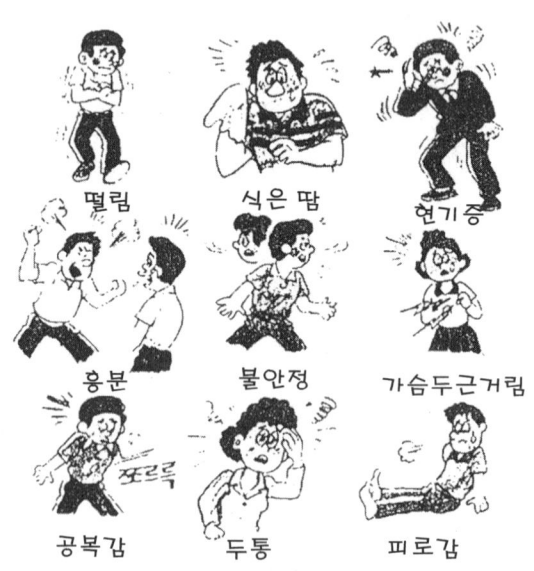

그림 1-3 당뇨병 합병증

6. 당뇨병과 식사지침

당뇨병의 치료는 크게 식사지침, 운동요법, 약물요법으로 나눌 수 있는데, 이들은 서로 병행할 때 그 효과가 배가되며 식사지침과 운동요법을 중심으로 보면 다음과 같다.

1) 식사지침

식사지침의 목적

- 적절한 혈당치 유지(포도당 내성검사 : GTT)
  - ·표준체중 유지
  - ·좋은 식습관 함양
  - ·당뇨로 인한 합병증 방지

각 영양소에 대한 식이

- 열 량
  - ·적정체중을 결정하고 이에 맞는 열량을 섭취하도록 한다.
- 탄수화물(당질)
  - ·전체 섭취량의 60%가 바람직하다.
  - ·단당류보다 복합당류로 섭취하도록 한다.
  - ·혈당지수가 낮은 식품 섭취 : 탄수화물 섭취 시 혈액에 나타나는 총포도당
    양의 기준을 100으로 해 특정식품을 섭취하였을 때 나오는 포도당의 양으
    로 정한다.

표 1-3 식품군별 혈당지수

높은식품군 (70 이상)	혈당 지수	중간식품군(56~69)	혈당 지수	낮은식품군 (55 이하)	혈당 지수
쌀(백미)	70~90	쌀(현미)	50~60	두류(콩)	18
빵(흰 식빵)	70	빵(보리 빵)	65	빵(전곡류 빵)	30~45
(불란서식빵)		(귀리빵)		아침식사용곡류	42
감자	95	아침식사용곡류	65	(올브란)	
아침식사용	80~100	(잡곡플레이크)		유제품(우유)	27
곡류	84	유제품	66	저지방요구르트	33
(콘플레이크)		(아이스크림)		과일	36, 43
과일(수박)	70	과일	64	(사과, 오렌지)	
		(바나나, 파인애플)	53, 52		

자료 : 최혜미 외 9인, 21세기 영양학

・식이섬유소 섭취 : 식이섬유소가 많이 함유된 식품을 섭취함으로써 혈당을 낮출 수 있기 때문에(불용성보다는 수용성 식이섬유의 경우) 식이섬유를 적극적으로 섭취토록 한다.

단백질

・총열량의 15~20%

・질 좋은 단백질을 선택하여 면역능력 강화, 체 단백질 손실을 막는다.

지 방

・전체의 20%, 동물성 지방보다는 식물성 지방 섭취

・포화지방산, 콜레스테롤 줄이기

비타민과 무기질

・채소와 과일을 많이 섭취하되, 고혈압이나 심장병, 신장염 발생 유의

　즉, Na이나 Ca 섭취 유의

식습관

・규칙적인 식사습관　　・식사를 천천히　　・술의 섭취 절제

식품교환표를 이용한 당뇨병 환자의 식사

・ 1교환단위란?

영양소 함량이 동일한 식품의 중량(1회 섭취량, 거래단위)을 결정해 놓은 양을 말한다.

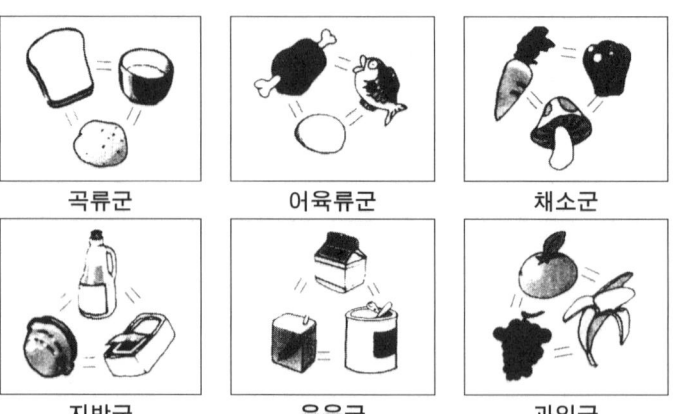

| 곡류군 | 어육류군 | 채소군 |
| 지방군 | 우유군 | 과일군 |

그림 1-4 식품의 1교환단위

표 1-4 열량에 따른 식품군별 교환단위수

열량(kcal)	곡류군	어육류군		채소군	지방군	우유군	과일군
		저지방	중지방				
1,000	4	3	1	6	2	1	1
1,100	5	3	1	6	2	1	1
1,200	5	4	1	6	3	1	1
1,300	6	4	1	6	3	1	1
1,400	7	4	1	6	3	1	1
1,500	7	4	1	6	4	1	2
1,600	8	4	1	6	4	1	2
1,700	8	4	1	6	4	2	2
1,800	8	4	2	6	4	2	2
1,900	9	4	2	6	4	2	2
2,000	10	4	2	6	4	2	2
2,100	10	5	2	6	5	2	2
2,200	11	5	2	6	5	2	2
2,300	12	5	2	6	5	2	2
2,400	12	6	2	6	6	2	2
2,500	13	6	2	6	6	2	2

자료 : 대한영양사회

2) 당뇨와 운동

· 규칙적인 유산소 운동이 적절하다.

· 운동을 하면 인슐린의 감수성이 증가하여 혈당이 감소한다.

표 1-5 운동시 당질 섭취의 지침

운동형태	예	운동 전 혈당	필요한 당질	이용식품
가벼운 운동	걷기(1km)	〈 60~99	시간당 10~15g	과일 1단위 또는 곡류 0.5단위
	천천히 자전거 타기 (30분)	〉 100	추가 필요없음	
중정도 운동	1시간 정도의 청소, 테니스, 수영, 골프, 자전거	〈 80~100	운동전 25~50g	우유 1단위 또는 과일 1단위에 곡류 0.5단위 추가
		100~180	시간당 10~15g	과일 1단위 또는 곡류 0.5단위
		180~250	추가 필요없음	
		〉 250	운동 시 위험	
장시간 운동	1~2시간 이상의 축구, 농구, 자전거, 수영, 라켓볼	〈 80~100	운동 전 50g 혈당 자주측정	우유 1단위 또는 과일 2단위에 곡류 1단위 추가
		100~180	운동 정도와 시간에 따라 25~50g	우유 1단위 또는 과일 1단위에 곡류 0.5단위
		180~250	추가 필요없음	곡류 0.5단위
		〉 250	운동 시 위험	
기 타				

7. 당뇨병 환자의 식사지침과 주의사항

· 정상체중을 유지하도록 한다.

· 식사는 규칙적으로 정해 놓은 시간에 일정한 양으로 한다.

· 기름은 식물성 기름(참기름, 들기름, 식용유 등)을 허용량 내에서 사용한다.

· 처방한도 내에서 주식은 잡곡밥(보리, 콩, 팥)으로 한다.

· 콜레스테롤이 많은 식품(소간, 계란, 오징어)은 1주일에 2~3회로 제한하여 섭취한다.

· 섬유소의 섭취를 늘리기 위해 잡곡류, 콩 제품을 이용하고 과일이나 채소는

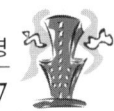
주스보다 생과일, 채소의 형태로 섭취한다.

· 공복감이 느껴질 때에는 열량이 적으며 부피가 큰 식품(미역, 김, 버섯, 생채소, 맑은 국 등)을 섭취한다.

· 설탕, 꿀, 초콜릿, 사탕, 아이스크림, 캐러멜, 껌, 케이크, 단 과자, 탄산음료, 엿, 강정, 알코올 등은 그 자체가 열량을 많이 함유하고 있어 혈당에 영향을 주므로 제한한다.

· 음식은 싱겁게 조리해서 먹는다.

· 규칙적으로 운동을 한다. 운동을 함으로써 혈관이나 근육의 노화를 방지할 뿐만 아니라 당뇨병과 밀접한 관계가 있는 인슐린의 작용을 촉진시키며 비만을 막는 데도 큰 효과를 거둘 수 있다.

· 당뇨병 환자가 정해진 시간에 식사를 하지 않았거나 운동량이 평소보다 많은 경우, 또는 인슐린 주사나 경구 혈당 강하제를 많이 사용한 경우에는 저혈당증(혈당치 50mg/dl 이하)이 일어날 수 있다. 이때는 하던 일을 멈추고 혈당을 높이기 위해 사탕(3개 정도)이나 주스(1/2컵) 등을 섭취하며, 의식이 있을 경우에는 즉시 병원으로 옮겨 응급 처치를 받도록 한다.

 당뇨병으로 눈을 실명할 수도 있나요?

눈의 망막에는 수많은 모세혈관이 있어 망막에 영양소와 산소를 공급하는데, 당뇨병 환자의 경우는 모세혈관의 벽이 약해져 출혈을 일으켜 혹이 생기고 망막에 산소공급이 제대로 되지 않게 된다. 이 경우에 새로운 모세혈관이 망막의 주위에 생기게 되며 이 신생 혈관이 터져 망막 출혈이 반복될 경우 시력 장애를 일으키고 망막이 떨어져 나가거나 망막 조직의 증식으로 결국 실명하게 된다. 대부분 당뇨 발생 후 20년 정도가 경과 되면 망막에 합병증을 일으키게 되고 당뇨환자의 2% 정도가 실명할 수 있다고 알려져 있다.

제 2 장

동맥경화증

순환기계 질환은 심장 및 혈관계에 생기는 질병을 통틀어 칭하는데 그 중에서도 동맥경화증(artherosclerosis), 심부전증(heart failure) 등이 가장 흔한 심장질환인 동시에 사망의 주요원인을 차지하는 것으로 매년 그 심각성은 더욱 증대되고 있다.

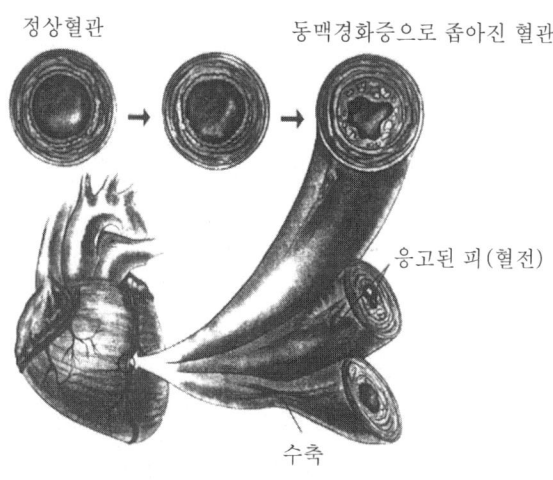

정상혈관   동맥경화증으로 좁아진 혈관

응고된 피(혈전)

수축

그림 2-1 동맥경화증에 의한 혈관

동맥경화증은 말 그대로 동맥이 탄력성을 잃고 단단해지는 증세로, 간단히 설명하면 혈액 내에 콜레스테롤 등의 지질이 많으면 이 지방 덩어리가 동맥벽에 축적되어 지방덩어리 표면의 혈액이 부분적으로 응고되어 혈전(plaque)을 형성하게 되고, 이 혈전은 계속적인 콜레스테롤의 축적으로 점점 커지고 단단해지게 된다. 이로 인해 혈관은 원래 부드러운 튜브상태로 되어 있는데 이 혈관이 탄력성을 잃고 좁아지는 상태에 이르게 된다. 이렇게 동맥이 경화되고 좁아지면 혈전을 형성하기가 더 쉬어지고, 수축된 혈관은 일정량의 혈액에 대항해야 하므로 결국 혈압은 증가하게 되고 자연히 고혈압을 일으키게 된다.

1. 관상동맥 심장병과의 관계

관상동맥 심장병(coronary heart disease)의 원인은 동맥의 경화에 있다. 즉 심장에는 혈액을 공급해주는 주요 동맥이 있는데 이를 관상동맥이라고 한다. 이 관상동맥이 콜레스테롤이나 중성지방의 농도가 높고 비만, 고혈압, 스트레스 또는 유전적인 심장병의 요인을 가지고 있을 때 이들 요인으로 인하여 관상동맥의 내벽에 콜레스테롤 같은 지질이 축적되어 혈관이 경화되고 좁아지게 됨으로써 심장에 혈액을 원활히 공급할 수 없게 될 때 이를 관상동맥경화증이라고 한다. 이 상태에서는 산소공급은 물론 영양공급을 제대로 받지 못하므로 심장은 통증을 유발하게 되는데 이것이 심장병의 초기증세인 협심증이다. 만일 협심증에서 계속 발전되면 혈관이 완전히 막히게 되는데 이를 심근경색이라고 하며, 이때 관상동맥이나 뇌로 가는 혈관을 막으면 심장마비나 뇌졸증이 된다. 심장병은 협심증을 일으키게 되기까지 큰 임상증상 없이 진행되는 경우가 많아 가장 사망순위가 높은 질환으로 알려져 있다.

2. 동맥경화증의 위험인자

프래밍검(Framingham)은 그의 연구에서 고 콜레스테롤 혈증, 흡연, 고혈압이 관상심장질환의 가장 위험한 위험인자라고 분류하였는데, 이러한 인자를 가진 사람은 그렇지 않은 사람에 비해 임상적 질환이 발생하기 쉽고 또 질환의 발생 연령이 위험인자를 갖지 않은 사람에 비해 빠르며, 2가지 이상의 위험인자를 가질 경우 심장질환으로 진전될 위험성이 많다고 하였다. 위에서 열거된 요인들은 모두 스스로 조절이 가능한 인자들로서 식습관, 비만, 운동부족, 당뇨병, 스트레스, 피임약복용 등도 이에 포함된다. 그러나 성별이나 나이, 가족력은 조절이 불가능한 인자로 한 연구에 의하면 남·녀 모두 나이가 들면서 전반적으로 혈청콜레스테롤, 중성지질의 농도가 증가하였는데 여자의 경우는 50대, 남자의 경우는 30대에 급격히 증가되는 것으로 보고되었다.

당질 위주의 식사를 하는 한국인의 경우 혈청 중성지방의 농도는 비만, 당뇨와 밀접한 관련이 있으므로 동맥경화의 경우에도 혈청 콜레스테롤과 함께 중성지방에 대한 관리가 필요하다.

3. 동맥경화증과 식사지침

동맥경화증은 식생활과 가장 관련이 깊은 퇴행성 질환이다.

1) 지 방

식생활 중 동맥경화증과 가장 관련이 깊은 영양소는 지방으로 총 지방 섭취량이 많을수록, 지방 중에서도 동물성 지방에 주를 이루는 포화지방산의 섭취가 많을수록 동맥경화의 위험이 높고, 반대로 식물성 지방 중에 많이 함유된 불포화지방산과 불포화지방산 중에서도 다가 불포화지방산(PUFA)의 섭취가 많을수록 혈중 콜레스테롤치가 낮아지는 것으로 알려져 있다.

콜레스테롤은 동물성 식품에만 들어 있는 지방으로 인체 내에서 합성되는 중요 물질이나, 너무나 과다할 경우 혈액 내 콜레스테롤치를 높여 플라그(plaque:반점)형성을 촉진시키는 요인이 되어 관상심장질환의 발병률을 높인다는 연구 결과가 있다.

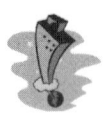

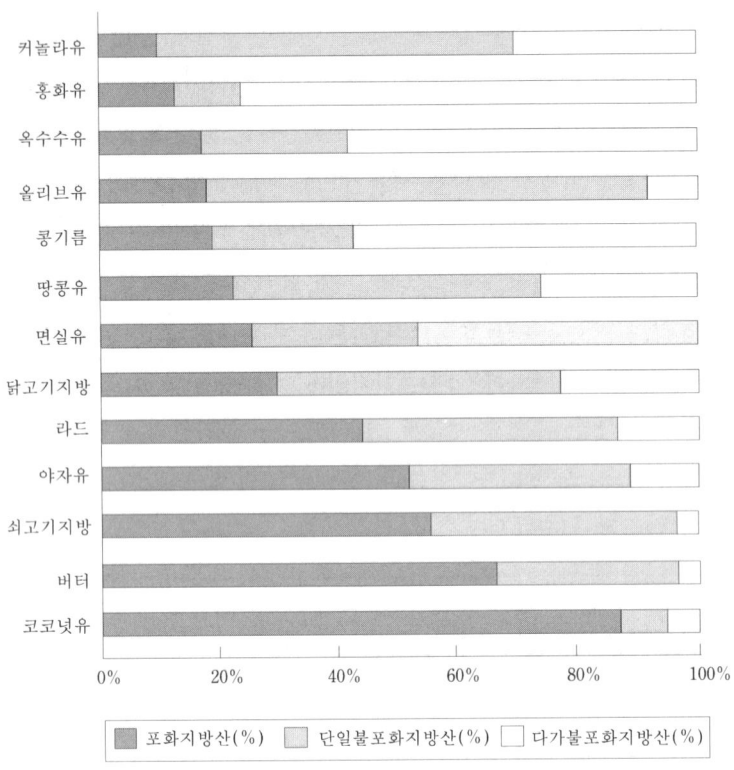

그림 2-2 식품 중의 지방산 조성

또한 ω-3 지방산은 최근 항 동맥경화성 인자로 부각되고 있는 다가 불포화지방산으로, 등푸른 생선을 주로 섭취하는 그린랜드 에스키모인들은 지방을 많이 섭취함에도 불구하고 심장 질환 사망률이 매우 낮았다고 하며 같은 불포화지방산이라 할지라도 ω-3 계열의 지방산이(들기름 등 일부 식물성 유지와 등푸른 생선) ω-6 계열의 지방산(참기름, 옥수수기름 등 식물성 유지)보다 혈중지질의 농도를 낮추는 데 더욱 효과적인 것으로 알려져 있다. 이는 혈액의 유동성을 높여 응혈을 막기 때문에 혈전증을 예방할 수 있는 것으로 알려지고 있어 심혈관계 질환을 예방하기 위해서는 주 2회 정도 생선의 섭취를 권장하고 있다.

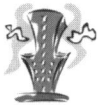
표 2-1 동맥경화증과 콜레스테롤 수준 *

구 분	총콜레스테롤	LDL-콜레스테롤
양 호 수 준	⟨180mg/100mL	⟨110mg/100mL
경 계 위 험 수 준	170~199mg/100mL	110~129mg/100mL
위 험 수 준	≥250mg/100mL	≥130mg/100mL

*가족 중에 고 콜레스테롤증과 심혈관 질환의 병력이 있는 경우

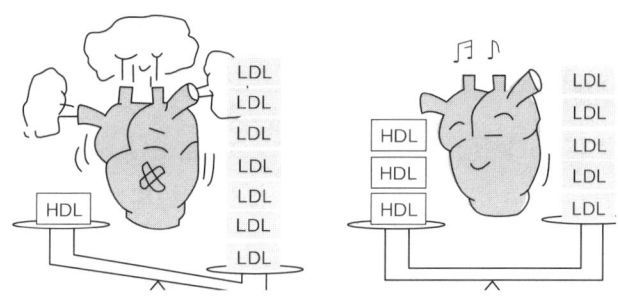

그림 2-3 심장과 HDL/LDL

표 2-2 식품 100g 중의 콜레스테롤 함량

식 품 명	함 량 (mg/100g)	식 품 명	함 량 (mg/100g)
달걀(노른자)	1,500	라 드	95
달걀(흰자)	0	마 가 린	0
달걀(전체)	550	분말치즈	108
메추리알	470	물오징어	169
쇠 고 기	70	큰 새 우	200
돼지고기	70	작은새우	125
닭 고 기	60	굴	200
로 스 햄	40	생 선	70
베 이 컨	128	뱀 장 어	240
쇠 골	2,000	우 유	11
쇠 간	300	건오징어	630

2) 열 량

열량섭취가 많아져서 비만하게 되면 비만증 그 자체가 심혈관계 질환을 직접 유발시키는 요인은 아니지만, 비만일 때 특히 혈중 지질 중 콜레스테롤 농도가 높아지고 혈압이 상승하므로 이차적으로 동맥경화증을 유발시키는 요인이 될 수 있다. 비만 중에서도 특히 복부비만은 효소활성이 커서 허리와 엉덩이 둘레의 비율(waist/hip ratio)이 남자 0.95, 여자 0.8 이상이면 동맥경화증에 걸릴 위험이 증가하므로 에너지 과잉 섭취를 줄이되 균형 있는 식사로 적정 체중을 유지하는 것이 중요하다.

3) 식이섬유소

식이섬유소는 소화관에서 소화되지 않고 그대로 장을 통과한다. 이 과정에서 담즙과 결합함으로써 담즙이 재흡수되지 못하고 그대로 대변으로 배설되도록 하므로 배설된 만큼의 담즙이 새로이 만들어져서 보충되어야 하기 때문에 콜레스테롤이 소모되어 혈액 내 콜레스테롤 수준이 낮아지게 되는데, 섬유소(수용성 섬유소 : 펙틴과 검질로 보리, 콩류, 해조류, 과일, 채소)는 혈중 지질 중에서도 특별히 콜레스테롤의 수준을 낮춤으로 동맥경화를 예방 하는 효과가 있는 것으로 알려져 있다.

4) 미량영양소와 동맥경화

비타민 및 무기질의 영양상태도 동맥경화증의 발생에 영향을 줄 수 있다.

먼저 비타민과의 관계를 보면 세포막에서 지질로부터 과산화물의 형성을 저지하는 역할을 하여 세포막을 안정시키는 기능을 하는 것으로 비타민 E와 셀레늄을 들 수 있고, 항산화 작용을 함으로써 비타민 E의 재이용을 돕는 것으로 비타민 C를 들 수 있다. 이 중 비타민 E는 동맥경화를 막는 항동맥경화 인자인 것으로 알려져 있으며 비타민 C와 베타카로틴도 혈청콜레스테롤을 낮추고 심혈관 질환을 낮추는 것으로 보고되고 있다. 그 외에 비타민 B_6도 항동맥경화 인자로 알려져 있다. 왜냐하면 비타민 B_6 기능 중의 하나가 호모시스테인 대사에 관여하는 것인데, 호모시스테인은 동맥경화를 유발하는 물질로 만일 비타민 B_6가 결핍되면 호모시스테인 대사에 문제가 생겨 동맥경화나 심장질환을 일으키기 때문이다.

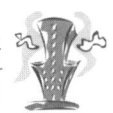
무기질로는 미량 무기질인 크롬(Cr)이 혈청콜레스테롤 합성과 혈소판 응집을 억제하는 것으로 알려져 있는데, 그 이유는 크롬을 보충할 때에 혈청콜레스테롤이 감소하고 HDL-cholesterol이 약간 증가하는 것을 볼 수 있었으나 만일 크롬이 결핍되었을 때는 성장이 지연되고 혈중 콜레스테롤과 중성지질의 수준이 증가하거나 동맥에 혈전이 생기는 등 지질의 대사에 이상을 초래한 것으로 알 수 있다.

4. 동맥경화증 예방을 위한 식사지침

· 식사는 규칙적으로 고루 섭취하되 반드시 아침은 거르지 않도록 한다.
· 지방을 열량의 15~20% 이하로 섭취한다.
· 가능한 하루에 콜레스테롤 섭취를 적게 하도록 한다.
· 탄수화물의 섭취를 50% 이상으로 하고, 정제된 당질은 피하되 섬유질이 풍부한 복합당질의 섭취를 늘린다.
· 혈압을 정상으로 유지하고 소금의 섭취를 줄인다.
· 단백질은 총에너지 요구량의 15% 정도 되도록 한다.
· 알코올 섭취는 되도록 삼간다.
· 동맥경화증을 억제시키는 것으로 알려진 비타민과 무기질을 충분히 섭취한다.

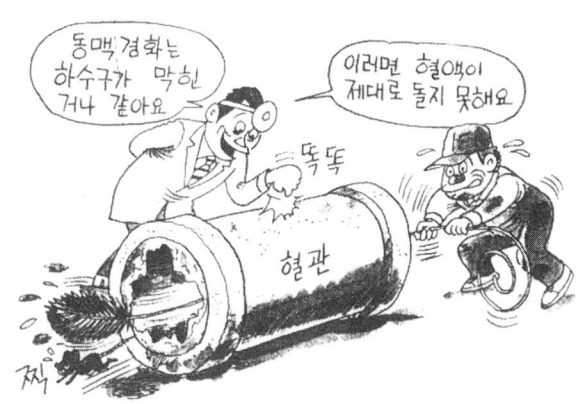

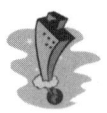
 달걀은 콜레스테롤이 많아 피해야 하는 식품인가요?

달걀은 난황과 난백으로 되어 있는데 난백에는 콜레스테롤이 없고 난황 100g(난황 4개 정도)에 1,030mg 정도 들어있어 콜레스테롤의 급원으로서 상당히 높은 함량이나, 콜레스테롤이란 성분은 우리 몸에서 불필요한 영양소가 아니라 담즙산이나 스테로이드 호르몬의 전구체 등으로 우리 몸에 없어서는 안 될 중요한 영양소이다. 따라서 무조건 섭취를 기피하는 태도는 바람직하지 않고 성장기 어린이의 경우는 섭취를 권장함이 필요하며, 성인이라 할지라도 정상인의 경우는 하루 1~2알 정도의 양은 염려하지 않아도 된다. 단지 혈관순환계 질환이 있다거나 비만 등의 문제가 있을 경우, 많은 양의 섭취는 삼가는 것이 좋다.

제 **3** 장

고혈압

혈압이란 동맥의 혈관벽에서 혈액이 흐르면서 혈관벽에 가하는 압력을 말하는 것으로 수축 시 혈압(systolic blood pressure, 최고혈압)과 확장기 혈압(diatoic blood pressure, 최저혈압)으로 나타낸다. 즉 수축기 혈압은 심장이 수축하여 동맥으로 혈액을 내보낼 때의 압력을 말하며, 확장기 혈압은 심장이 이완하여 정맥에서 혈액을 받아들일 때의 압력을 말하는 것으로 혈압의 정상치는 120/80mmHg이다. 혈압이 높아지는 병을 총칭하여 고혈압증(high blood pressure 또는 hypertension)이라 하는데 대개 혈압이 140/90mmHg 이상인 경우를 말한다. 세계 보건기구에서 정한 기준에 의하면 아래와 같이 혈압의 상태를 4단계로 규정하고 있다.

고혈압은 심각한 순환기계 질환으로 발전할 수도 있기 때문에 정상범위를 유지하는 것이 중요하다. 왜냐하면 고혈압의 경우 혈액을 몸 전체로 내보내기 위해 심장을 정상 이상으로 강하게 움직이게 됨으로써 심장이 점차 비대해지게 된다. 이렇게 되면 심장의 펌프질을 효율적으로 하지 못하기에 심부전(heart failure)을 가져오고 또 높아진 압력을 지탱하기 위해 혈관 벽이 두꺼워져 동맥이 경화되는 동맥경화증으로 발전되며, 심하면 심장마비를 일으키게 되기 때문이다.

표 3-1 고혈압 분류

구 분	수축기 혈압	이완기 혈압
경계부위	128~145mmHg	84~89mmHg
경 증	147~159mmHg	90~104mmHg
경 중 증	160~180mmHg	105~114mmHg
중 증	〉180mmHg	〉114mmHg

1. 고혈압의 분류

고혈압은 대부분의 경우 특별한 증상이 나타나지 않으며 단지 머리가 아프거나 가슴이 답답한 증상만이 있다가 갑자기 자극을 받을 때 뇌혈관이 막히는 등의 증세가 나타나므로 정기적인 측정이 중요하다.

고혈압은 원인에 따른 분류로서 본태성 고혈압(essential hypertension)과 2차적 고혈압(secondary hypertension)으로 분류한다.

1) 본태성 고혈압

고혈압의 90%를 차지하는 것으로 원인이 분명하지 않으나 대부분 유전적인 영향을 많이 받고, 식습관, 비만, 종족, 스트레스 등에 의하는 것으로 알고 있다.

2) 2차적 고혈압

고혈압의 10~15%를 차지하며 원인이 대개 밝혀진 것으로 신장기능의 이상, 갑상선, 부신종양 등 내분비장애, 임신 등에 의해 2차적으로 나타나므로 이러한 고혈압을 초래하는 주요원인을 치료하면 혈압은 정상으로 되돌아오게 된다. 따라서 고혈압은 원인이 불분명한 본태성 고혈압이 주로 문제가 된다.

2. 고혈압의 위험인자

1) 유 전

본태성 고혈압의 원인으로 유전이 차지하는 비중은 크다. 즉 부모가 고혈압인 자녀의 고혈압 발생률이 정상인 부모의 자녀에 비해 2배 이상 높다.

2) 연령과 성별

혈압은 연령의 증가와 함께 서서히 상승하는 것으로 40세 이상의 연령층에서 고혈압 발생률이 급격히 증가하여 50대에 이르면 남녀 평균 이환율이 약 30%에 달한다.

특별히 여자는 폐경 전에는 남자보다 고혈압 이환율이 낮지만 폐경 후에는 남자보다 더 높다.

3) 비 만

정상체중으로부터 10% 증가할 때마다 혈압이 7mmHg가량 증가하는 반면 체중을 감소시키면 정상으로 복귀될 수 있을 만큼 정상체중의 유지가 고혈압 예방과 치료에 도움을 준다.

4) 감정상태

두려움이나 노여움, 스트레스 등을 받을 때 혈압은 급격히 상승한다. 왜냐하면 교감신경계의 자극으로 부신수질호르몬의 분비가 왕성해져서 이 호르몬의 작용으로 혈관이 수축되어 혈압이 갑자기 상승하게 되기 때문이다.

5) 식이인자

고염섭취

나트륨의 과잉섭취는 저염식을 하는 사람에 비해 높은 고혈압 발생을 유발함이 확인되었다.

건강인의 1일 식염섭취 권장량은 8~10g이며 나트륨의 하루 최소 필요량은 380mg, 즉 식염으로 환산하면(380×2.53) 약 1g에 해당된다. 고혈압 치료에 있어서는 식염 섭취량을 6~3.5g까지 줄이고 경우에 따라서는 더 줄이기도 하는데 실질적으로 우리나라 정상 성인의 경우 보통 하루 평균 10~20g의 식염을 섭취하고 있어 권장량을 훨씬 능가하는 실정이다.

그러나 연구결과에 의하면 나트륨 섭취가 높은 같은 지역에서도 나트륨 섭취량에 민감하게 고혈압이 되는 사람이 있고 그렇지 않은 사람이 있음을 볼 때 고혈압으로 될 확률은 항상 같지는 않다고 보는데, 그 이유는 본태성 고혈압의 발병은 유전적 소인과 밀접하게 관련되기 때문이다. 따라서 우리는 자신이 어떤 형인지 완전히 알지 못하므로 안전하게 저염식을 하는 습관을 들이는 것이 중요하다. 왜냐하면 고혈압일 경우 나트륨의 섭취를 줄이면 혈압을 낮출 수 있으며 혈압이 낮아지면 심장질환으로 인한 사망률 또한 낮아지기 때문이다.

열량섭취 과다

탄수화물과 지방을 과다하게 섭취할 경우 고혈압의 원인이 되기도 하는데 이것은 과다한 열량섭취가 교감신경계의 활성을 증가시키는 결과를 가져와 고혈압을 유발시키기 때문이다.

3. 고염식이와 혈압의 관계

고염식이가 어떻게 혈압을 높이는가 하는 것은 신장에서 나트륨 배설 기능에 이상이 생김으로써 체내 및 혈액 내 나트륨의 양이 증가하고 따라서 물의 유입을 초래하게 됨으로써 혈액량이 많아지므로 혈압이 상승하게 되는 것이며, 또한 나트륨의 과다한 섭취는 혈관 내 평활근의 작용과 나트륨함량을 증가시키기 때문이다.

즉 혈압은 renin, angiotensin, aldosterone에 의하여 조절이 된다. 예를 들어, 체액 중 Na 결핍 시 신세뇨관에서 레닌의 분비는 증가되며, 증가된 레닌은 간에서 합성된 승압물질의 전구체인 안지오텐시노겐을 안지오텐신 I으로 만들고, 안지오텐신 I은 혈중이나 폐에 존재하는 효소에 의해 활성형의 안지오텐신 II로 전환된 다음 혈관을 수축하여 혈압을 상승시키며, 알도스테론 분비를 통하여 신세뇨관에서 Na 재흡수의 증가로 체액량을 늘려서 혈압을 상승시킨다.

4. 고혈압의 증상

고혈압은 대개 아무런 증상을 나타내지 않아 자신이 고혈압인지 잘 알지 못하는 경우가 많은데 발병단계를 세 단계로 나누면 다음과 같다. 첫째, 뇌신경증상이 와서 머리가 무겁고 두통, 귀 울림, 현기증, 손발 저림과 어깨 결림, 뇌출혈 및 시력 저하 등의 증상을 보인다. 둘째는 심장증상으로서 혈관이 비정상적으로 수축 되어 있어 혈액을 전신에 보내기 위해 심장은 강하게 움직이지 않으면 안되기에 심장이 비대해지고 또 확장됨으로써 숨이 차고 가슴이 두근거리며 조이는 듯한 느낌이 있게 되는데 이런 현상이 계속 되면 심부전, 협심증 등을 유발한다. 마지막 세번째는 신장과 관련하여 단백뇨와 혈뇨를 보이다가 신경화, 신부전 및 요독 증상을 유발하기도 한다.

5. 고혈압과 식사지침

1) 식사지침

에너지

본태성 고혈압일 경우 흔히 비만자일 경우가 많으므로 체중을 표준체중의 10% 이내로 줄이기 위해 에너지를 제한하되, 갑작스런 체중감소는 피로, 호흡곤란 등을 유발하여 혈압강하를 일으킬 수 있기 때문에 체중은 서서히 감소시키고 환자에게 무리하지 않도록 1,500kcal를 공급할 것을 권장한다.

당질과 지방

당질은 총에너지 섭취량의 55~60%로 하고 섬유소가 많이 포함되는 전곡류를 섭취한다. 지방은 총에너지의 15~20%로 공급하되 지방 섭취의 질적인 균형을 위해 다 불포화지방산과 단일불포화지방산의 섭취를 늘리고 포화지방산의 섭취를 줄인다. 또한 동물성 지방을 피하고 식물성 지방을 이용하되 들기름, 콩기름의 섭취량을 늘리고 등 푸른 생선의 섭취도 늘리도록 한다.

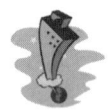
단백질

에너지를 제한하므로 양의 질소평형을 위하여 신장기능이 정상적으로 유지되는 한 충분히 공급하여 체중 1kg 당 1~1.5g으로 하여 총에너지 섭취량의 15~20%를 권하되 양질의 단백질을 공급한다(단, 콜레스테롤 함량이 적은 어육류를 이용, 예: 달걀은 하루 1개).

나트륨과 칼륨

고혈압 환자는 정상인에 비해 신장에서의 나트륨 배설에 장애가 있기에 고혈압의 정도에 따라 나트륨을 제한한다(경증 소금 5g, 중등도 3.5~5g, 중증 3.5g/day). 그러나 칼륨의 경우는 직접 세 동맥을 확장시키고 수분과 나트륨의 배설을 촉진하며 레닌과 안지오텐신의 분비를 억제하여 혈압을 낮춘다는 보고가 있으므로 칼륨 함량이 많은 과일, 채소의 섭취를 적절히 할 것이 요구된다.

칼슘과 마그네슘

칼슘과 마그네슘은 강압작용이 있어 혈압을 낮춘다 하나 정확히 밝혀진 것은 없다.

수분과 알코올

과량의 수분섭취는 체액량을 증가시켜 혈압을 상승시키고 심장에 부담을 준다. 특별히 수분은 소금섭취량과 이어지므로 수분을 제한할 필요는 없으나 소금 제한은 고혈압에 중요하다.

또 과음이나 소량의 알코올이라 할지라도 금주하는 사람보다 혈압이 높으므로 금주를 권하도록 하고, 만일 허용한다 할지라도 소량으로 제한한다(맥주 1~2캔, 소주 1~2잔)

2) 기타 생활양식의 변화

체중감소, 금연, 규칙적인 운동, 식사지침, 약물요법 등 모든 것을 병행하여 실시하는 것이 가장 바람직하다.

6. 고혈압의 예방을 위한 권장사항

· 정상체중을 유지하자.

· 짠 음식의 섭취를 줄이자.

· 식이섬유소와 불포화 지방산을 섭취하자.

· 금주와 금연을 하자.

· 규칙적인 운동을 하자.

· 심리적으로 안정하며 편안한 생활자세를 갖는다.

표 3-2 심장혈관계를 강화할 수 있는 운동들

운 동	kcal/hr
배드민턴	480
농구	360~660
자전거타기	
10mph	420
11mph	480
12mph	600
13mph	660
에어로빅	600
핸드볼	660
노젓기 기구 운동	840
달리기	
5mph	600
7mph	870
9mph	1.130
10mph	1.285
스케이트타기	700
수영(20~50yds/min)	360~750
걷기	
평지에서 걷기(4mph)	420
계단오르기	600~1.080
언덕오르기(3.5mph)	480~900
정원손질, 땅파기	500
풀베기	450
삽질하기	660
장작패기	560

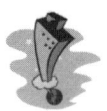
표 3-3 Fast food의 열량과 지방함량

음식명	열량가(kcal)	지방(g)
햄버거	260	11
치즈버거	310	15
더블치즈버거	434	26
타코	190	11
애플파이	253	14
초콜릿쉐이크	340	11

 체중증가, 즉 비만은 어떻게 혈압을 올리게 될 수 있을까?

프래밍검(Framingham)에 의하면 체중이 10% 증가함에 따라 7mmHg의 혈압이 높아진다고 하였다. 즉 비만 1가지 만으로도 혈압을 높일 수 있다는 이야기로, 비만이 되면 혈관에 콜레스테롤 등 여러 가지의 지방이 늘 많이 있게 되고 이 지방들이 플라그 등을 형성하여 혈관을 좁히게 되면 심장에서는 일정량의 혈액이 나오는데 이를 수송하는 혈관은 좁아져 있으므로 자연히 혈압이 높아지게 된다. 따라서 고혈압 환자의 경우 우선적으로 해야 할 일이 체중을 줄이는 일이다.

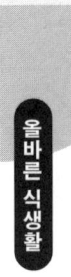

제 4 장

에너지 대사와 비만

1. 에너지 대사

에너지라는 말은 인체가 생명을 유지하기 위한 활동을 할 수 있는 힘을 말하는 것으로 식품으로부터 얻어지며, 에너지 대사란 식품에 함유되어 있는 에너지가 생물체 내에서 생명을 유지하기 위해 활동을 수행할 수 있도록 변화를 일으키는 과정을 말한다.

1) 에너지의 단위

에너지의 단위는 칼로리로서 물 1g의 온도를 15℃에서 16℃로 1℃를 올리는 데 필요한 열에너지의 양을 말하는데, 최근에는 미터법에 의한 측정단위인 줄(Jule)을 사용하기도 한다.

2) 식품의 열량가

식품의 열량가는 신체가 식품을 섭취했을 때 얼마만큼의 열량을 발생하는가

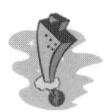

를 말하는 것으로 식품에 따라 다르나 일반적으로 지방함량이 높거나 수분함량이 적은 것은 고열량 식품이고 수분함량이 높거나 섬유소를 다량 함유하는 것은 저열량식품이다.

탄수화물과 단백질의 생리적 열량가(섭취 시 소화율과 불연소율 감안)는 1g당 4kcal, 지방은 1g당 9kcal의 열량을 낸다.

3) 신체의 1일 총 에너지 소요량

사람이 1일 소요하는 총에너지량은 기초대사량, 활동대사량, 특이동적작용으로 인한 대사량의 합으로 계산할 수 있다.

기초대사량

신체 내에서 근육활동이 없는 상태에서 생명현상을 유지하기 위해 필요한 최소한의 에너지를 요구하는 상태가 기초상태(basic state)이며, 이때 필요한 에너지 요구량을 기초대사율이라 한다.

기초대사량을 측정할 때는 식후 12시간 이상 지난 후, 혹은 아침식사 전의 공복상태에서 감정적인 흥분이나 걱정이 전혀 없는 육체적 · 정신적으로 편안한 상태를 유지하며 보통 실온에서 누워서 측정한다. 성인의 경우 정상 1일 기초대사량은 1,200~1,800kcal으로 건강한 사람의 경우 개인의 기초대사량은 비교적 일정하다.

기초대사율에 영향을 미치는 요인
- 나이 : 출생 후부터 생후 2년까지 가장 높으며 20세 이후 노년에 이르기까지 계속 감소한다.
- 임신 : 임신기 동안 계속 증가한다. 태아 및 태반과 모체 조직 등의 대사작용 증가에 기인한다.
- 영양불량 : 기아상태 등 영양상태 부족 시 대사조직의 활동저하로 기초대사율이 감소된다. 이는 열량 섭취의 감소에 대한 신체의 적응현상으로 보여진다.
- 성별 : 여성의 기초대사율은 남성보다 약 5~10% 낮은데 그 이유는 근육조직이 적은 반면 지방조직이 많기 때문이다.

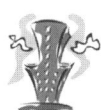
- 체표면적 : 체표면적이 넓을수록 피부를 통해 발산되는 열량이 커진다. 따라서 키와 나이가 같다 해도 기초대사량이 다를 수 있으며, 같은 체중이라도 키가 작은 사람보다 키가 큰 사람은 체표면적이 커져 단위체중에 대한 기초대사량이 커진다.
- 수면 : 깨어 있을 때보다 약 6~10% 감소한다. 근육이 이완되면 교감신경계의 활동이 감소하기 때문이다.
- 내분비선 : 갑상선호르몬인 티록신은 체내 에너지 대사에 영향을 미친다. 만일 갑상선 기능 저하로 티록신의 분비가 저하되면 기초대사율은 감소하며, 놀라거나 흥분 등 자극을 받을 경우 티록신 분비가 증가되어 기초대사율을 증가시킨다.
- 체온 : 발열 시, 체온이 상승될 경우 증가한다. 정상체온에서 1℃ 상승 시마다 약 13% 비율로 상승한다.
- 기후 : 환경의 온도 변화에 따라 기초대사율은 달라진다. 즉 여름보다 겨울에 기초대사율이 증가함을 볼 수 있는데 이는 낮은 기온에 대해 체온조절의 일환으로 근육 작용을 증가시켜 열 생산을 하므로 기초대사율이 상승되기 때문이다. 또한 더운 지방 사람들에 비해 추운 지방 사람들은 오랫동안 추위를 막기 위해 갑상선 기능이 항진되어 티록신의 분비가 증가함으로 기초대사율이 높아진 것으로 보여 진다.

활동대사량

하루 동안의 여러 활동의 종류와 시간을 기록하여 각 활동에 소모한 열량을 구한 후 각각을 합한다.

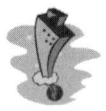

표 4-1   여러 활동에 따른 에너지 소비량(기초대사량과 특이동적작용은 제외)

활동의 종류	kcal/kg/hr	활동의 종류	kcal/kg/hr
깨어 누워 있기	0.1	서있기	0.5
조용히 앉아 있기	0.4	걷기	2.0
글쓰기	0.4	빨리걷기	3.4
큰소리로 읽기	0.4	뛰기	7.0
식사하기	0.4	매우 빨리 걷기	8.3
바느질하기	0.4	계단 내려가기	*
전기재봉틀 바느질하기	0.4	계단 올라가기	**
발재봉틀 바느질하기	0.6	TV보기	0.4
옷 벗고 입기	0.7	바이올린 켜기	0.6
스웨터 짜기	0.7	큰소리로 노래부르기	0.8
자동차 운전하기	0.9	피아노 치기 (멘델스존의 무언가)	0.8
설거지하기	1.0	피아노 치기 (베토벤의 열정)	1.4
다림질하기	1.0	피아노치기 (리스트의 타란텔라)	2.0
속히 타이프치기	1.0	자전거 타기(보통속도)	2.5
걸레질하기	1.2	자전거 타기(빨리달리기)	7.6
가벼운 빨래하기	1.3	스케이트 타기	3.5
마루 쓸기	1.4	탁구치기	4.4
양탄자 청소하기	1.6	스키타기(보통속도)	10.3
진공청소기로 청소하기	2.7	권투	11.4

* 시간과 관계없이 보통 층계를 15개 내려가는데 중량 1 kg에 대하여 0.012cal로 생각한다.
** 시간과 관계없이 보통 층계를 15개 올라가는데 중량 1 kg에 대하여 0.036cal로 생각한다.

④ 특이동적작용으로 인한 대사량

기초대사량과 활동대사량의 합의 1/10을 구한다.

식사를 하면 신체는 열이 나면서 훈훈한 기운이 도는 것을 경험할 수 있다. 이는 식품이 소화, 흡수, 대사 될 때 에너지를 필요로 하는데 이를 식품의 특이동적작용(specific dynamic action)이라 하며 음식을 섭취한 직후 에너지 대사율은 기초대사량에서 5~30%가 증가한다.

이처럼 신체의 1일 총에너지 소요량은 위의 3가지를 합한 값으로 계산하며 그 예를 보면 다음과 같다.

표 4-2 예 : 신장 160cm, 체중 50kg, 연령 20세 여자의 1일 에너지 소요량

산 출 근 거	에너지 소요량(kcal)
기초대사량(간이법) 0.9kcal × 50kg × 24hr = 1,080kcal	1,080
활동대사량	670

	활동시간	kcal/hr		(kg)		kcal
걷기	1	× 2.0	×	50	=	100
식사하기	1	× 0.4	×	50	=	20
청소하기	2	× 2.7	×	50	=	270
공부하기	8	× 0.4	×	50	=	160
피아노치기	2	× 0.8	×	50	=	80
TV보기	2	× 0.4	×	50	=	40
수면	8	–				
	24					670

산 출 근 거	에너지 소요량(kcal)

특이동적작용
  기초대사량 1,080
  활동대사량 670/1,750kcal
  1,750×10% = 175
	175

1일 에너지 소요량 1,080 + 670 + 175 = 1,925	1,925

2. 에너지 섭취기준

우리나라 성인 20~29세의 표준체중은 남자 65.8kg, 여자 56.3kg이며 1일 에너지섭취기준은 체질량지수(Body Mass Index) 22가 되는 수준으로 성인남자 2,600kcal, 성인여자 2,100kcal이다.

3. 비 만

비만이란 단지 체중이 증가되는 것만이 아니고 체내에 지방 축적이 많아 체중이 증가된 것을 말하며, 표준체중을 기초로 하여 10~19%가 많은 때를 과체중,

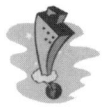
20% 이상일 때를 비만증이라 한다.

체중은 우리 몸의 뼈, 근육질, 각 기관(간, 심장, 신장 등)의 무게와 지방조직의 무게로 되어 있다.

이 구성 성분 중 체지방의 비율이 정상보다 높을 때를 비만이라고 하므로 운동선수와 같이 근육질이 많고 뼈가 굵은 사람은 체중이 다소 무겁더라도 비만이라고 할 수 없는 반면, 체중은 정상 범위에 속한다 하더라도 체구가 작고 지방층이 두꺼운 사람의 경우는 체지방 과다이므로 비만에 속한다고 볼 수 있다.

비만의 대부분은 단순성 비만으로 과식과 운동부족, 열량섭취과잉이 원인이며, 기타 내분비 질환 등이 원인인 증후성 비만으로 쿠싱 증후군, 스테로이드 약제 투여, 갑상선 기능 저하증 등을 들 수 있다. 정상 성인의 경우 체지방이 남자는 15~18%, 여자는 18~24%를 차지하는데, 비만인 경우 남녀 각 20%, 30% 이상을 차지한다.

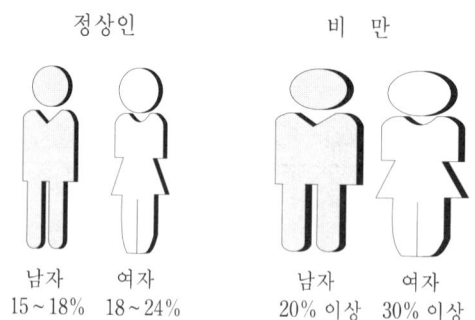

정상인   비 만

남자   여자   남자   여자
15~18% 18~24%   20% 이상   30% 이상

그림 4-1   정상인과 비만인의 체지방률

1) 비만 판정

Broca법

비만 판정 시 가장 편리하고 쉽게 사용되는 방법으로 자신의 신장에 알맞는 표준체중을 계산하고 자신의 체중을 표준체중과 비교해 비만도를 결정한다.

표준체중 = (신장(cm) - 100) × 0.9

비만도(%) = (현 체중 - 표준체중)/표준체중 × 100 :

비만도 ±10% 이내(정상), 10~19%(과체중), 20% 초과(비만)

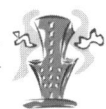

체질량지수

체질량지수(body mass index : BMI)는 체중(kg)을 신장(m)의 제곱으로 나눈 값[weight(kg) / height(㎡)]으로 가장 이상적인 BMI는 20~24 범위이며 평균 22이므로 아래와 같이 간단히 이상체중을 구한다.

이상체중(kg) = 신장(㎡) × 22

예를 들어, 신장 175cm인 사람은 67.4kg[(1.75)^2×22]이 이상적인 체중이다.

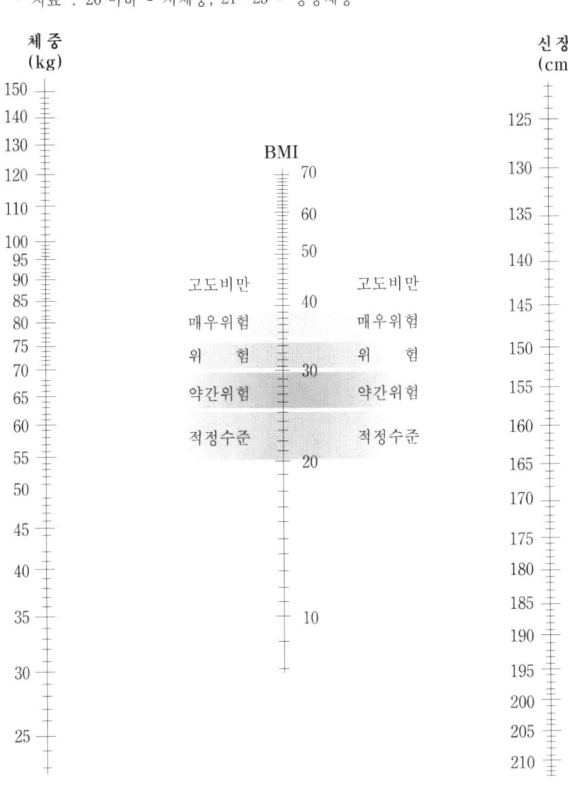

그림 4-2 정상인과 비만인의 체지방률

skinfold 측정

다음의 그림 4-3에서 보듯이 캘리퍼(caliper)나 줄자로 체지방의 두께를 측정한다.

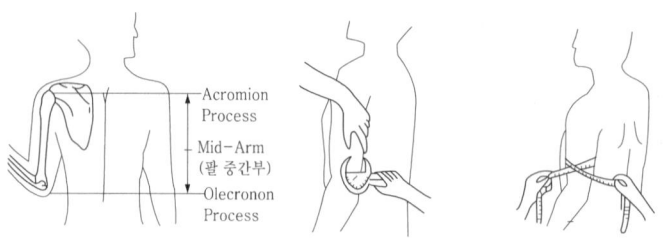

팔 중간부위를 찾는 방법   tricep에 의한 Skinfold 특정법   팔 중간부위 둘레 측정

그림 4-3 Skinfold 측정법

허리와 둔부 둘레비

이 방법은 허리와 엉덩이 둘레의 비(허리 둘레/엉덩이 둘레 : Waist to Hip Circumference Ratio)를 구하여 비만을 판정하는데 특히 복부비만의 정도를 알 수 있다.

남자 : 평균 0.93(0.75∼1.10), 1 이상 위험

여자 : 평균 0.83(0.70∼1.00), 0.85 이상 위험

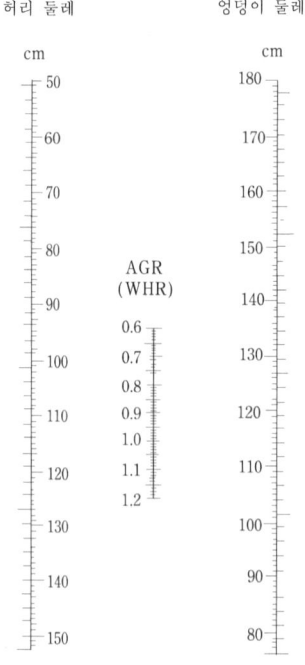

그림 4-4 WHR 측정

기 타

비만율, AMR(Adipo muscle-arm ratio, 팔 둘레와 피부두께), Kaup지수 등이 있다.

2) 비만의 형태

비만은 유전적 요소가 강한 유아비만과 나이가 듦에 따른 관리소홀로 인한 성인비만이 있다.

유아비만

유아비만은 어린시절에 비만이 된 것으로 이미 성장시기에 지방세포수가 많아졌음을 의미하므로 성인이 되었을 때에도 비만해질 확률이 높은 특징을 가지고 있어 정상인보다 훨씬 주의를 해야만 하며 대부분 식습관, 유전 및 호르몬대사 이상과 관계가 깊다.

성인비만

지방세포의 크기가 증대됨에 따라 오는 비만으로서 상체비만형과 하체비만형이 있다.

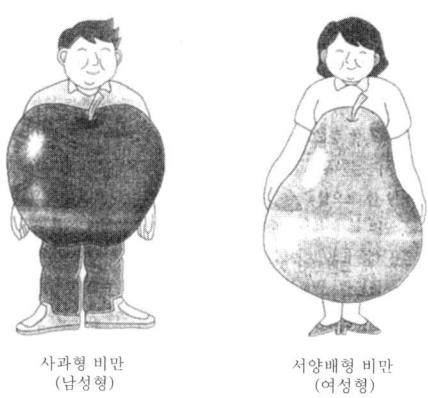

사과형 비만
(남성형)

서양배형 비만
(여성형)

그림 4-5 비만의 형태

상체비만형(upper-body obesity)은 일명 사과형(apple shape obesity)으로 대부분 40대 이후의 남성에게 많으며, 이 형은 효소의 활성이 높아 분해된 지질에 의해 고혈압, 당뇨병의 발생률을 높이는 것으로 식이요법 등의 체중조절에 의해

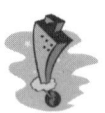
치료가 용이하다.

　하체비만형(lower-body obesity)은 일명 서양배형(Pear shape obesity)으로 대부분 분만 이후의 여성에 많이 발생하는 여성형으로서 주로 엉덩이 밑으로의 비만이 주를 이룬다. 이는 주로 지방세포수의 증가로 인한 비만이므로 체중조절이 상체비만보다 힘들다.

3) 비만의 원인

과다한 열량섭취

　비만의 원인 중 가장 큰 부분을 차지하는 것으로 섭취에너지가 소모되는 에너지에 비해 많아 축적된 에너지 만큼의 에너지가 비만을 일으키는 경우로 간단히 보면 아래와 같다.

　　섭취에너지 = 소모에너지 : 체중유지
　　섭취에너지 〈 소모에너지 : 체중감소
　　섭취에너지 〉소모에너지 : 체중증가

유 전

　부모 중 어느 한쪽이 비만인 경우 자녀가 비만이 될 확률은 40%, 부모가 모두 비만일 경우는 80%, 부모가 모두 정상일 때에는 10% 이하의 비만이 발생되는 것으로 알려져 있다.

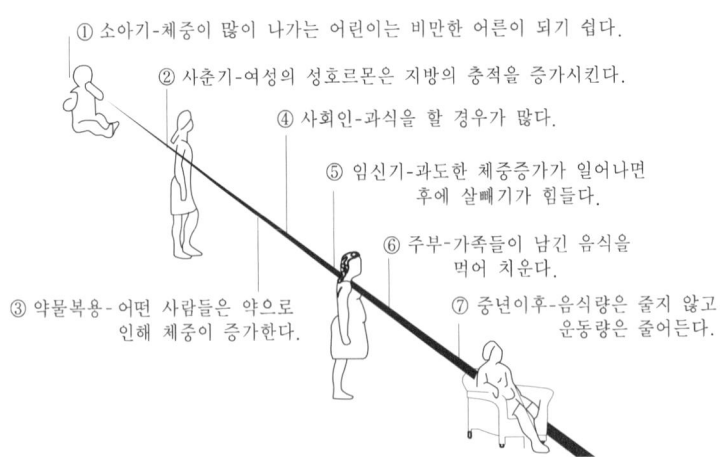

① 소아기-체중이 많이 나가는 어린이는 비만한 어른이 되기 쉽다.

② 사춘기-여성의 성호르몬은 지방의 축적을 증가시킨다.

④ 사회인-과식을 할 경우가 많다.

⑤ 임신기-과도한 체중증가가 일어나면 후에 살빼기가 힘들다.

⑥ 주부-가족들이 남긴 음식을 먹어 치운다.

③ 약물복용-어떤 사람들은 약으로 인해 체중이 증가한다.

⑦ 중년이후-음식량은 줄지 않고 운동량은 줄어든다.

그림 4-6 연령별 여성의 비만

운동부족

섭취열량에 비해 소비열량이 적을 때 체지방으로 축적될 수 있다. 이러한 원인에 따라 증가된 체중은 유산소 운동으로 축적된 지방을 연소해 주면 감소할 수 있다.

스트레스

심리적 불안, 애정의 과잉·결핍 등이 가장 큰 원인이 되는데 대표적으로 수험생일 경우에 비만이 되는 경우가 많다.

섬유질 부족과 식사습관

적당량의 섬유질은 위에서의 포만감을 빨리 느끼게 하므로 섬유질의 섭취량이 적으면 상대적으로 에너지 섭취량이 많아질 수 있으며, 또는 폭식이나 음식을 먹는 속도의 빠름, 열량이 높은 간식의 섭취 등이 비만을 일으키는 원인이 된다.

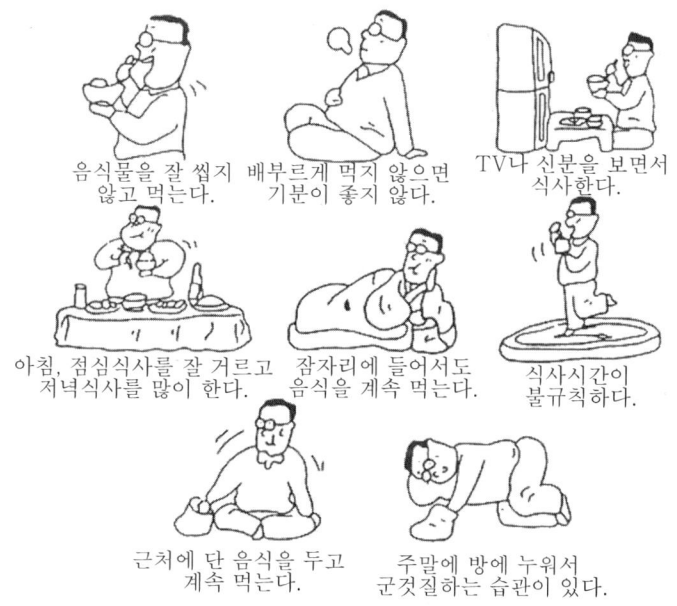

그림 4-7 비만을 초래하는 식사습관

4) 비만에 따른 위험질환

심장질환

심장 근육으로 혈액의 운반이 원활하지 못하게 되어 심장질환을 일으킬 수 있다.

호흡곤란

가슴에 지방이 과다하여 발생된다.

당뇨병

비만인이 정상인에 비하여 3~4배 정도 높은데, 만일 비만일 경우 조직세포가 피하지방에 둘러싸여 인슐린이 분비되어도 인지하지 못하는 인슐린 저항 등이 발생하기 때문이다.

피로감

몸이 무겁고 호흡이 느리므로 동맥혈에 산소결핍으로 피로감이 온다.

담석증

과다한 체지방이 콜레스테롤의 합성을 촉진시켜 담석증을 유발 시킬 수 있다.

신장질환

혈액 내 과다한 지방 등으로 언제나 신장이 무리를 빚게 되어 신장질환을 일으킨다.

월경불순

호르몬 분비상태에 변화가 생김으로써 월경불순을 가져올 수 있다.

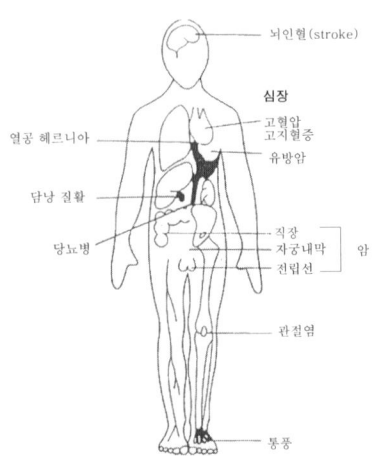

그림 4-8 비만으로 나타나는 건강의 문제

남성불임

허벅지 부분의 지방으로 인해 체내의 열이 방출되지 못하므로 정자가 파괴될 수 있다.

4. 비만의 치료와 예방

보통의 비만은 표준체중보다 20~40% 정도의 비만도를 나타내는 사람으로 전체 비만자의 90% 이상을 차지하고 있으므로 우리가 흔히 이야기하는 체중조절은 이러한 비만자를 대상으로 한다.

극심한 비만은 표준체중의 2배, 즉 비만도가 100% 이상인 사람으로 의료진의 도움을 받아 수술 등을 시행해야 한다. 비만도가 41~100%인 사람은 중정도의 비만으로 의료진의 도움을 받아 식 행동의 수정과 함께 극심한 열량 제한식 및 단식을 시행하면 비만을 치료할 수도 있다.

1) 식사지침

열 량

섭취열량을 감소시키면서 영양적으로 균형된 식사(6군 식품군)를 하도록 한다.

우선 농축된 당류와 지방의 섭취를 줄여야 한다. 체중 감량은 1주일에 0.5kg이나 1개월에 2~4kg의 체중감소가 적당하다. 신체의 지방은 1kg 당 약 7,000kcal에 해당하므로 1주일에 0.5kg의 체중을 줄이기 위해서는 1일에 500kcal의 열량 섭취를 줄인다. 또는 활동량을 증가시켜 소비 에너지의 양을 증가시켜 체중을 감소시킬 수도 있다.

따라서 아래와 같이 열량을 증가시킬 수 있는 음식이나 조리법은 피한다.

예 곡류 - 볶음밥, 버터 바른 빵, 프렌치토스트, 케이크, 잼, 젤리, 크림을 이용한 빵.

어육류 - 어육류를 이용한 국이나 찌개, 튀김류, 전류, 볶음.

채소류 - 마요네즈를 이용한 샐러드, 기름을 이용한 튀김, 볶음을 이용한 음식.

우유와 유제품 - 우유, 치즈, 아이스크림.

과자류 - 캐러멜, 쿠키, 스낵류, 과자.

견과류 - 잣, 땅콩, 호두.

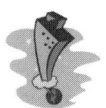
단백질

주의할 사항은 식이요법 중 총 열량의 감소로 단백질이 부족 되기 쉬우므로 양질의 단백질로 충분히 공급해야 한다.

지 방

불포화지방산 비율이 높은 식물성 기름을 사용하는 것이 좋다. 지나치게 많은 지방의 섭취는 피한다.

탄수화물

과잉섭취는 체내 지방축적을 증가시키므로 제한하여야 하나 일정량의 탄수화물은 꼭 필요하다. 탄수화물의 제한은 지방산화가 촉진되어 혈액의 산성화를 일으킨다. 단 정제된 곡류보다는 섬유소가 풍부한 음식으로 만복감을 느끼면서 저열량이 되도록 한다.

[예] 곡　류 : 통밀, 통밀빵, 보리빵, 현미, 오트밀 등

　　과일류 : 사과, 딸기, 무화과, 배, 대추, 건포도 등

　　채소류 : 껍질콩, 브로콜리, 양배추, 당근, 셀러리, 상추, 완두콩, 호박, 아욱, 고구마 줄기 등

비타민과 무기질

열량제한 식사에서 부족 되기 쉬우므로 충분히 섭취하되 기타염분의 섭취는 제한하나, 수분은 충분히 공급한다.

2) 식습관 교정

· 술, 단 것, 기름진 것을 즐기는 습관, 시간과 장소에 관계없이 먹음, 폭식 등에 유의한다.

· 급격한 체중감소를 꾀하는 식사는 금하고 장기간 지속할 수 있는 식사를 하여 새로운 식습관을 형성하도록 한다.

· 식사횟수는 하루에 3, 4회로 나누어 소량씩 섭취하고, 끼니를 절대로 거르지 않는다.

· 과식을 하지 않는다.

· 식사시간을 최소한 20분 이상 확보한다. 빠른 식사습관이 과식으로 연결되기 쉽고 천천히 잘 씹어 먹는 것이 소량으로도 포만감을 얻을 수 있는 방법이다.

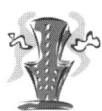
표 4-3 외식의 열량

음식	1인량 (눈대중)	1인량 (중량g)	열량 (kcal)	음식	1인량 (눈대중)	1인량 (중량g)	열량 (kcal)
김밥	1줄		250	오뎅국	1인분		220
김치볶음밥	1그릇		490	참치김치찌개	1인분		120
냉면	1그릇		510	갈비찜		30	160
떡국	1대접		420	계란프라이	1개		100
라면	1개		500	닭튀김	다리 1개		230
만둣국	5개		210	돈가스	1인분		460
볶음밥	1접시		510	맛살조림	5쪽		200
비빔밥	1그릇		470	베이컨구이	1쪽	20	100
사발면	1개		400	불고기	1인분		170
수제비	1그릇		320	비엔나소시지볶음	7개		320
스파게티	1접시		610	비후가스	1인분		460
오므라이스	1접시		670	새우케첩볶음	1접시		110
우동	1그릇		450	생선구이	1토막	70	100
유부초밥	5개		390	양념치킨	1쪽	100	400
자장면	1그릇		700	오징어튀김	5점	80	370
자장밥	1그릇		610	켄터키치킨	1쪽	100	360
찐만두	10개		390	탕수육	5점	240	340
참치샌드위치	빵2쪽		510	햄구이	1쪽	50	140
치즈버거	1개		310	김치	1접시	100	30
카레라이스	1인분		540	양배추샐러드	1인분	90	80
콘플레이크	1인분	30	110	양상추샐러드	1인분	90	80
콩밥	1공기	210	300	오이피클	5쪽	20	3
팥밥	1공기	210	300	감자고로케			150
하이라이스	1인분		520	만두튀김	5개		300
햄버거	1개		270	빈대떡	2장	180	410
된장찌개	1대접		120	잡채	1인분	200	230
불낙전골	1인분		160	고구마튀김	3점	130	270
시금치된장국	1대접		40	과일샐러드	1접시	150	180
				과일화채	1컵	200	100

표 4-4 인스턴트 식품과 간식의 열량

음식	1인량 (눈대중)	(중량g)	열량	음식	1인량 (눈대중)	(중량)	열량
귤	1개	100	50	에이스크래커	5개		100
꿀떡	4개	60	140	오렌지주스(무가당)	1잔	100	100
단팥빵	1개	80	220	요플레	1개		130
단팥죽	1공기	200	250	우유	1컵	200	125
도너츠	1개	40	200	자몽	1개		100
두유	1봉	200	125	족발	1인분		200
딸기	12개	200	50	찐감자	1개		100
땅콩	15알	18	80	찐옥수수	1개		200
떡볶이	5개	50	100	참외	1개	240	100
마른오징어	반마리	30	100	찹쌀도너츠	1개	70	180
맛탕	2개	70	220	초콜릿	1판	30	150
무지개떡	2쪽	50	120	초코우유	1컵	200	160
밀크쉐이크	1잔	240	190	초코파이	1개	40	140
바람떡	2개	50	140	치즈	1장	20	80
배	1/2개	200	100	치토스	1/2봉지	25	130
백설기	2쪽	50	100	카스텔라	1개	85	320
부라보콘	1개	70	150	케이크	1쪽	65	200
사과	1개	200	100	콜라	1컵	200	80
삶은계란	1개	60	75	크림빵	1개	60	270
새우깡	1봉지		300	파르페	1인분		340
생크림케이크	1쪽		300	팝콘	1/2봉지	22	120
곰보빵	1개	60	220	팥빙수	1인분		220
소시지(대)	2개		200	페이스트리	1개	60	270
수정과	1그릇		200	포테이토 칩	1/2봉지	30	170
순대	1인분		250	푸딩	1개	130	160
슈크림빵(소)	5개		290	핫도그	1개	85	250
시루떡	2쪽		250	핫케이크	1장	70	150
식혜	1그릇		140	호떡	1개	45	210
아몬드	10개		60	호박죽	1공기	150	150
아이스크림	1개		170	감자튀김	1인분	70	200
애플파이	1개		280	고구마튀김	3점	130	270
강냉이	1접시	20	20	건빵	6개	15	60

3) 운동

운동은 식이요법과 같이 병행하면 효과가 증대된다.

비만치료를 위한 운동요법은 운동의 종류, 강도, 빈도 및 지속시간이 적절해야

하고 개인의 신체적 여건에 맞아야 하며 즐겁고 편하게 시행할 수 있어야 한다.

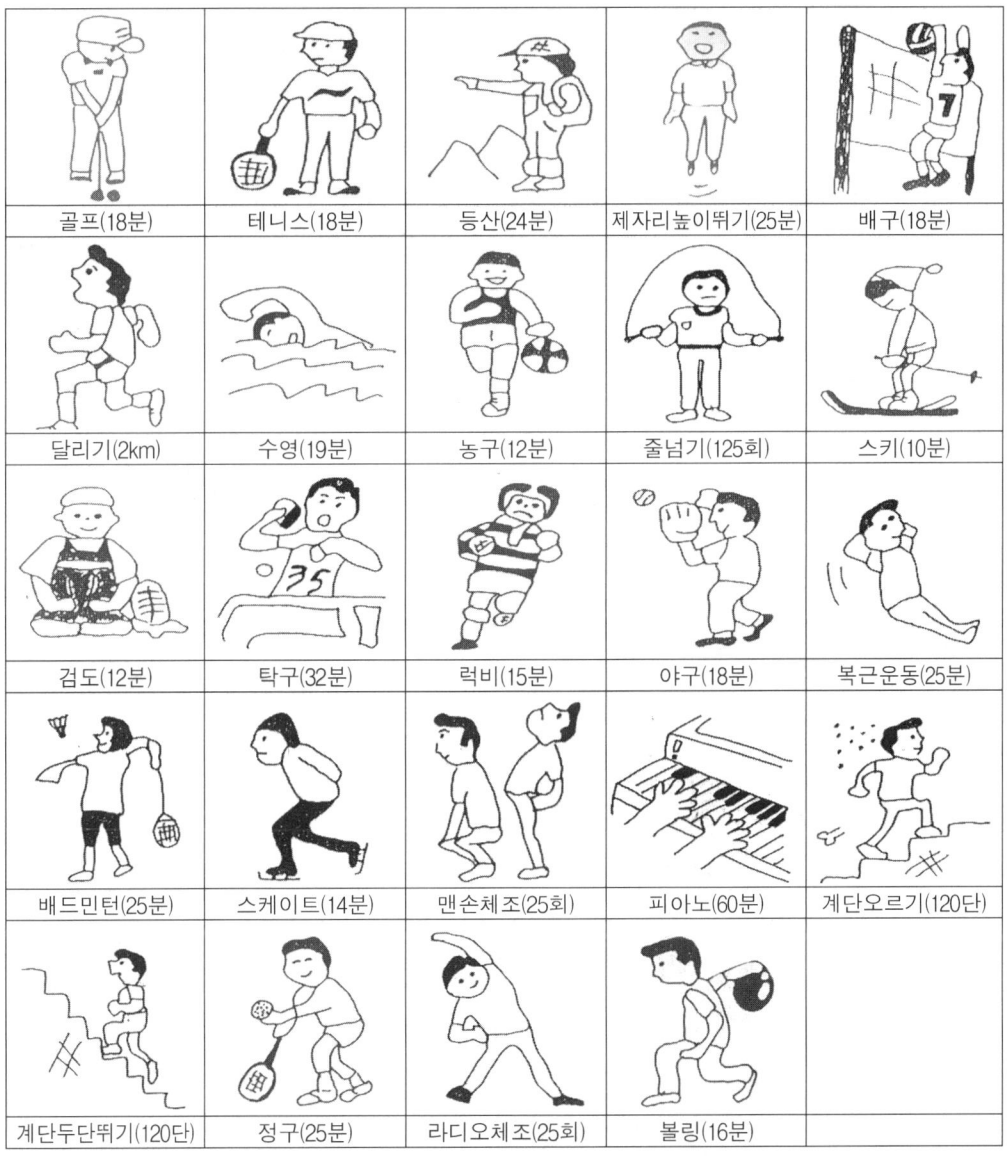

골프(18분)	테니스(18분)	등산(24분)	제자리높이뛰기(25분)	배구(18분)
달리기(2km)	수영(19분)	농구(12분)	줄넘기(125회)	스키(10분)
검도(12분)	탁구(32분)	럭비(15분)	야구(18분)	복근운동(25분)
배드민턴(25분)	스케이트(14분)	맨손체조(25회)	피아노(60분)	계단오르기(120단)
계단두단뛰기(120단)	정구(25분)	라디오체조(25회)	볼링(16분)	

그림 4-9 100kcal 소비에 해당되는 운동

체중 감소를 위해서는 유산소 운동이 효과적인데 큰 근육을 20분 이상 계속적으로 사용하는 걷기, 수영, 자전거 등이 속한다. 유산소 운동 중 체중 감소를 위해 가장 효율적인 운동은 걷기나 빨리 걷기이다. 이 운동은 어떤 운동보다 쉽고 간편하며 20분 이상 지속할 때에 체지방을 연소하여 열량의 소모를 증가시킬 뿐만 아니라 산소 소모량이 크지 않기 때문에 운동 후에도 피로하지 않고 식욕을 증가시키지 않는 장점이 있으며 비교적 요요현상도 없어 개인에 맞게 시행할 때 큰 효과를 기대할 수 있다. 그러나 유산소 운동이 너무 격렬해지면 인체는 무산소 상태로 전환되어 포도당이 1차 에너지원이 되므로 단거리경주 등은 피한다. 무산소 운동은 신체의 산소공급을 초과하는 속도와 강도로 진행되는 역도나 단거리 경주가 이에 속하는데 체지방이 연소되는 것을 돕지 못하므로 체중조절에 유용하지는 않지만 근육을 증가시킨다.

4) 기타

비만치료를 위한 그 외의 방법으로 행동수정의 심리적 요법과 약물요법, 수술 등이 있다.

- 식사나 간식을 먹을 때 열량을 생각하면서 먹는다.
- 경쾌한 음악은 식사속도를 빠르게 하므로 느린 음악을 들으면서 먹는다.
- 체중을 줄이고 싶은 이유 목록을 작성하여 가끔 읽어본다.
- 식사일기를 쓰고 다이어트를 하기 전의 사진을 가지고 다닌다.
- 쇼핑하러 가기 전 사야할 물건 목록을 꼭 적어간다.
- 배가 고플 땐 슈퍼에 가지 않는다.
- 이야기하면서, TV 보면서, 라디오 들으면서, 신문을 보면서 식사를 하지 않는다.
- 적어도 20번 이상은 씹은 후 삼킨다.
- 먹는 것에 대한 유혹을 이겨냈을 때 자신에게 포상을 한다.
- 식사를 한 후 곧바로 이를 닦는다.
- 거울을 가지고 다닌다.
- 정해진 장소 이외에는 음식을 먹지 않는다.
- 식사를 거르지 않는다.

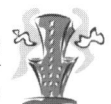

· 잔치집이나 파티, 회식에 갈 때는 출발 전 약간의 음식을 먹고 간다.
· 친목활동, 친교모임, 가족여행, 오락 등의 기회를 자주 갖는 등 취미활동을
  개발한다.
· 집에서 음식을 할 때 식구 수 만큼만 만든다.
· 음식을 되도록 눈에 띄는 곳에 두지 않는다.
· 식후에는 산책을 한다.
· 식사를 할 때는 냄비나 큰 그릇 채로 식탁 위에 놓지 않는다. 1인분씩 개인
  접시를 이용한다.
· 조리할 때 너무 많은 양을 맛보지 않는다.

5. 체중부족

우선 근본 요인을 파악해야 한다. 만약 원인이 질환이라면 우선 병을 치료해
야 하고, 신경성 식욕부진성인 경우에는 근본적인 근심과 불안감을 없애며 가능
한 한 균형잡힌 고열량 음식을 섭취해야 하는데, 먹기가 어려울 때는 음료형태
나 경관급식, 정맥영양 공급을 해서라도 필요한 영양을 공급해야 한다.
· 영양불량의 이유는 부적당한 음식 섭취와 불완전한 흡수 능력이다.
· 소화·흡수가 잘 되는 음식을 선택한다.
· 영양이 풍부한 식사를 하도록 한다.
· 일정한 시간에 규칙적으로 잘 계획된 식사가 공급되어야 한다.
· 정신적인 긴장을 푼다.
· 하루 500kcal 정도를 더 첨가한 간식을 구성하여 섭취한다.

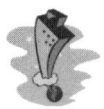

 음식을 빨리 먹는 것과 비만은 관계가 있는지요?

우리가 식사를 할 때 속도가 빠르다는 것은 곧 씹는 횟수가 적다는 의미이다. 따라서 소화·흡수가 느리게 됨으로써 자연히 혈당 상승 속도가 저하되어 식사를 하고 있음에도 불구하고 계속 배고프다는 느낌이 있게 된다. 그 결과 식사 속도는 더 빨라진다. 왜냐하면 시상하부의 섭식중추는 계속 자극되지만 포만중추는 억제되기 때문이다. 결국 천천히 음식을 먹는 다른 사람보다 섭취량이 많은 과식으로 이어질 수밖에 없고 결국 비만인이 될 수 있는 확률이 더 높아지는 환경을 자신이 마련하는 셈이 되는 것이다.

제 5 장

올바른 식생활

위장병

1. 위의 구조

살아있는 사람의 위는 J자 모양을 하며 아래 그림에서처럼 위와 식도가 연결되어 있는 부분을 분문(cardia)이라고 하는데, 이곳에는 괄약근이 있어 먹은 음식이 되돌아 올라가지 못하게 근육을 조이고, 위와 십이지장이 연결된 부분에도 괄약근이 있어 음식이 마음대로 소장으로 내려가지 못하게 하는데 이를 유문(pylorus)이라고 한다. 또 위에는 2개의 만곡이 있는데 위 오른쪽의 짧은 것을 소만(lesser curvature)이라 하고, 아래쪽에 긴 것을 대만(greater curvature)이라 하며, 입구인 분문보다 높은 왼쪽 부분을 위저(fundus)라 하고, 출구인 유문주위를 제외한 나머지 큰 부위를 위체(body)라고 한다. 위장병은 위와 소장으로 연결되는 십이지장부분의 발병이 가장 많은 것으로 알려져 있으며 위 내의 환경은 위 점막의 선세포(위선:gastric gland)로부터 분비되는 혼합물인 위액에 의하는데, 특별히 위선의 벽세포로부터 분비되는 염산(pH 1.2)에 의해 위가 산성 환경으로 유지될 수 있도록 되어있다.

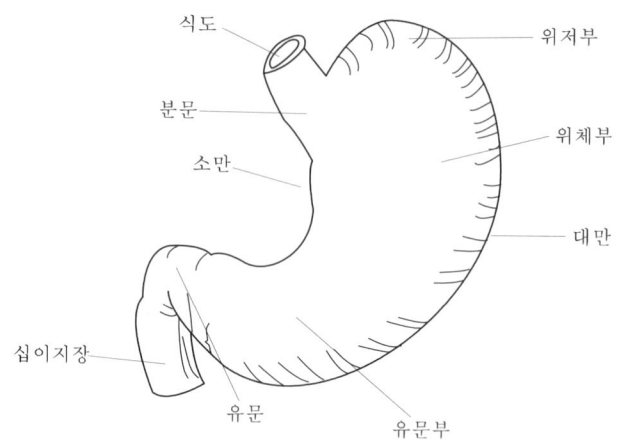

식도
분문
소만
십이지장
유문
유문부
위저부
위체부
대만

그림 5-1 위의 구조

2. 위의 조화

위는 위산이나 펩신과 같은 공격인자에 대해 위점막의 점액, 신경계와 호르몬, 점막의 혈류방어로 스스로 조화를 이루기 때문에 위선에서 나오는 여러 가지 소화액에 의해서도 전혀 문제가 없이 건강하게 유지되고 있다. 그러나 위의 조화를 깨는 원인이 발생되어 공격인자 쪽이 우세해질 경우 위는 자기 자신을 스스로 소화하기 시작하는 이상한 현상들이 발생되는데, 샤이의 학설에 의하면 이것이 위장병 등의 병으로 발현된다고 하였다. 위의 조화를 깨는 가장 주 요인은 스트레스, 약, 술과 감염, 그 외에도 위점막에 지속적인 자극이 관건이 되는데, 이 중에서도 신경에 의한 스트레스의 영향이 가장 크다 할 것이다. 왜냐하면 조금만 불편한 상황에서 식사를 하게 될 경우에도 대부분의 사람들은 즉시 소화가 잘 안 되어 거북해지는 현상이 발생되기 때문이다. 이는 미주신경을 과도하게 자극함으로 인한 결과인데, 만일 지속적으로 스트레스를 받을 경우는 뇌하수체를 자극하여 부신피질호르몬 분비를 증진시켜 염산의 분비를 촉진시키므로 의도적으로라도 스트레스를 적게 받도록 자신만의 방법을 개발할 필요가 있다.

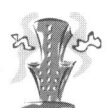

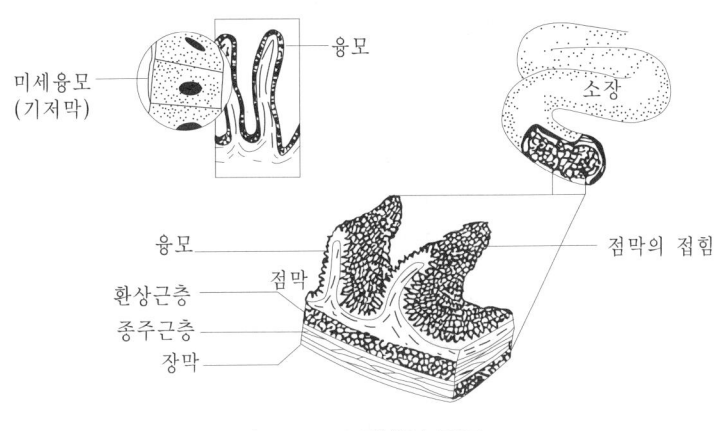

미세융모
(기저막)

융모

소장

융모

점막

환상근층

종주근층

장막

점막의 접힘

그림 5-2 소장벽의 구조

3. 위장질환

위장질환은 식도, 위, 소장, 대장, 항문까지 이르는 기관에 발생한 질병으로 영양소의 소화·흡수와 매우 밀접한 관계가 있다.

위장병에는 위염, 위궤양, 십이지장궤양 등의 소화성궤양과 암, 변비, 설사, 경련성복통, 소화·흡수불량증, 게실증, 식도의 열공 탈장, 서혜부 탈장, 위장염, 염증성 대장질환, 기능적 무산증 또는 저산증, 위산과다, 위하수증 등이 있는데 여기에서는 위염, 소화성궤양만을 언급한다.

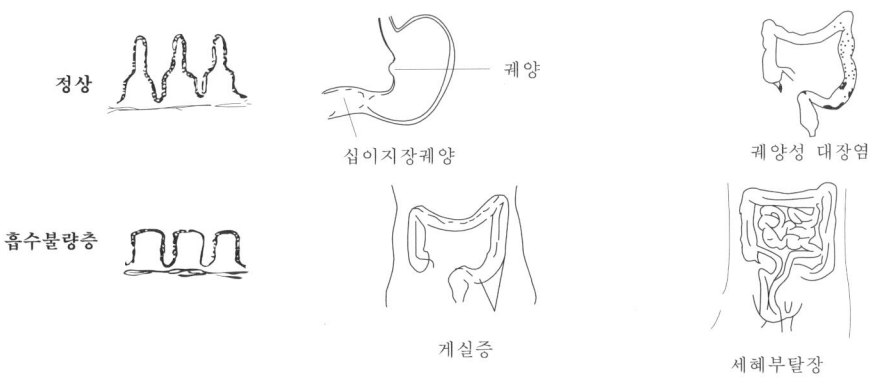

정상

흡수불량층

궤양

십이지장궤양

게실증

궤양성 대장염

세혜부탈장

그림 5-3 위장질환

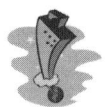
1) 위질환과 헬리코박터 파이로리

위질환의 치료는 약물요법도 식사지침과 같이 그 원칙은 산이 나오는 것을 억제하든지 중화시키고, 점막을 보호하는 약물을 주어 점막을 보호하며, 기타 흡연이나 스트레스, 알코올 등 위장병의 원인을 제거함을 원칙으로 한다. 그런데 위장병 재발 원인 중 하나인 헬리코박터 파이로리(Helicobacter pylori)균은 사람의 위점막 속에서 생활하고 있으며 소장으로부터 대장으로 흘러내려와 분변 속으로 들어오게 되므로 환경위생이 좋지 못한 지역에서 경구감염이(유아기에 잘 감염되고 성인은 쉽게 감염되지 않음) 되고 있다. 즉 파이로리균은 위에 기생하는 섬모인데 이것은 입을 통해 들어와 위의 벽을 뚫고 점막 근층 중에서도 하부층에 잠입하여 있다가 위 점액 속을 이동한 다음 위점막의 상피에 접착해서 위염이나 위장병(특히 위액의 산도가 약한 노인의 소화성궤양과 관련이 크다)을 일으키게 된다. 그러나 이때 치료나 약제를 투여하면 다시 위의 내벽을 덮고 있는 점액 속으로 잠입하기 때문에 치료제가 작용하기 어려울 뿐만 아니라 위액, 즉 위산과는 단절되어 있어 위산이 기능하는 효과를 기대하기 어렵게 하고 있다. 또한 파이로리균은 자체 내에서 요산을 분해하는 효소(우레아제)를 가지고 있어 단백질의 분해물인 요산을 분해하여 이산화탄소와 암모니아를 만들어 위내 산성의 환경을 중화시켜 중성 또는 알칼리성으로 만들기 때문에 위장병의 재발은 물론 치료를 어렵게 하는 악제로 작용하게 된다. 따라서 이 상태가 장기화되면 위 점막이 황폐화되면서 위장 장해를 더욱 만성화 시키는 원인이 될 수 있으므로 정확한 보균검사가 필요하다. 최근 헬리코박터 파이로리 제균요법 개발로 재발 억제효과가 커지고 있으나, 예방과 신속한 회복을 위해 적극적으로 식사요법을 실시함이 중요하다.

2) 급성위염과 식사지침

원 인

급성위염은 갑작스럽게 발생하는 위점막의 염증으로서 소화기질환 중 가장 많이 발생하며 그 원인은 외인성으로 폭음, 폭식이 가장 많고, 특히 자극성 식품의 다량 섭취(강한 알코올), 지나치게 뜨겁거나 매운 음식에 의한 것이 많다. 내인성으로는 강한 스트레스나 감정이 격해있을 때, 너무 피곤했을 경우, 그 외에

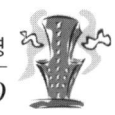

아스피린과 같은 약제복용과 방사선치료나 박테리아에 의해서도 발생될 수 있고, 특히 개인의 영양상태가 불량하고 위 기능이 약화되어 예민해졌을 때 걸리기 쉽다.

증 상

급성위염의 가장 주요 증상은 위점막에 갑자기 염증이 생겨 충혈되고 위 팽만감, 구역질, 상 복부통, 하품, 식욕부진 등이 발생하는 동시에 발열, 속쓰림, 피로감, 설사 등이 있으며, 중증일 경우 혈변이나 천공이 생겨 위험하게 되기도 한다.

영양관리와 식사지침

식사지침의 원칙은 손상된 위점막의 염증을 자극하지 않고 염증조직이 빨리 재생되도록 소화·흡수가 잘되는 음식으로 최대한 영양을 공급하여 신속한 회복을 돕는 것이다.

따라서 급성염증을 빨리 제거하기 위해 발병 후 24~48시간 정도는 금식을 하되, 구토나 설사 등으로 수분손실이 많으면 보리차나 콩나물 삶은 국물 등의 수분을 알맞은 온도로 소량씩 공급한다. 1~2일 후 증세가 가라앉고 식욕이 생기면 유동식 - 연식 - 일반식의 순으로 주되 유동식의 형태로는 당질을 주로 한 미음을 준다. 만일 이에 잘 적응하면 연식으로 이행하여 그 농도를 점차 높여 10일 정도 계속 공급하고 증세의 호전에 따라서 정상식으로 회복토록 한다. 이 기간동안 주의할 것은 위점막과 염증의 보수를 위해서는 반드시 소화가 잘되는 양질의 단백질 공급이 필요하고, 또 위점막의 염증을 자극하지 않도록 산도를 증가시키는 식품은 물론 양념이 강한 음식을 피해야 한다. 따라서 신맛이 적고 단맛이 많은 과일이나 섬유소가 적은 채소를 이용하여 비타민과 무기질을 적량 공급토록 한다.

3) 만성위염과 식사지침

원 인

만성위염은 급성위염으로부터 이행되는 경우도 있고 처음부터 만성으로 진행되는 경우도 있는데, 대부분은 병의 원인이 명백하지 않지만 불규칙한 식사습관, 폭음·폭식의 반복 등 급성위염과 유사하다. 특히 만성위염은 위점막의 염증이 장기화되어 암이나 궤양 같은 기질적 손상으로 발전되는 수도 있으며, 폐결핵과

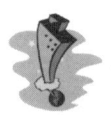

신장염과도 관련이 있는 것으로 알려져 있다.

증 상

증상이 모호할 경우가 많은데 가장 흔한 증상으로는 식욕감퇴, 상복부 팽만감, 통증, 구토 등이 있다

영양관리와 식사지침

관리의 기본은 급성과 같으나 만성위염은 위액 중의 산 농도에 따라 과산성과 무산성으로 나누어 영양을 관리해야 한다.

과산성위염은 위에 염증이 생겨 위산분비가 항진상태이기 때문에 음식물의 자극에 매우 예민할 뿐만 아니라 치료기간이 길어 영양결핍이 되기 쉬우므로 무자극, 연식음식을 기준하여 영양소가 부족되지 않도록 주의하여야 한다. 따라서 위점막을 자극해서 위액 분비를 촉진시키지 않는 질은 쌀밥, 미음, 으깬 죽 등의 당질 음식을 주로 하여 에너지를 충분히 섭취하고, 소화가 잘되는 흰살 생선과 두부 등 단백질 식품(단, 육즙성분은 위액분비를 촉진하므로써 피할 것)을 섭취토록 하여 위벽의 보수를 돕도록 한다. 또한 지방은 위액을 적게 하고 분비시간을 단축함으로써 산도저하에 기여하므로 양질의 올리브유나 크림 등은 허용되는 만큼 주는 것을 원칙으로 한다. 단, 채소는 섬유소가 적은 것을 삶아서 이용한다.

저산성위염의 경우, 과산성과는 반대로 위액분비가 극히 저하되거나 위산이 없는 것으로 저산 또는 무산증 또는 위축성위염이라고도 한다. 이는 위액을 분비하는 위선이 위축되고 분비장해가 일어나기 때문인데 더욱 진행되면 무산증이 될 수도 있다. 과산성과 비교해서 더욱 경과시간이 길며 식욕부진이 많으므로 소량으로 영양가가 높은 한편 식욕을 높이도록 식사 계획을 세워야 한다. 또한 과산성과 달리 소량의 고기수프는 오히려 위액 분비를 촉진하므로 사용하는 것이 좋으나 단백질의 소화는 양호하지 않아서 지방이나 섬유소가 적은 소량의 것을 다져서 사용하도록 하되 두부나 달걀, 흰살 생선 등은 적극적으로 이용한다. 지방은 위 내 정체시간이 길고 소화액의 분비를 억압하기 때문에 양질의 것을 소량으로 섭취하는 것이 좋다.

식품 선택 시 특별히 금지하거나 제한해야 할 식품은 없지만 튀긴 음식이나 달걀프라이, 스파게티 등은 될수록 피하는 것이 좋다. 저산성에서는 무엇보다 환

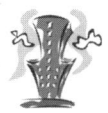

자가 식욕이 없으므로 위액분비 촉진, 식욕향상의 의미에서 신선한 무를 강판에 갈아 양념장으로 이용하거나 파, 마늘, 생강 등을 적당히 이용하며, 유자차, 레몬차, 귤차 등으로 식욕을 돋우고 요구르트나 토마토 주스 등은 위산분비를 촉진시키므로 식간에 이용하면 좋다. 상큼한 맛과 향이 나는 과일, 알코올 등을 적당히 사용하고 기타 채소 등도 허용이 되는 만큼 섭취하도록 하되 적당량의 소금 사용은 위산이 분비되는 데 도움을 주므로 지나친 제한을 함으로 식욕이 감퇴되는 것을 막도록 해야 한다. 또한 만성이나 급성이나 위염의 경우는 모두 식사시간을 규칙적으로 지키며 식사량을 줄이되 식사의 횟수를 늘려줌(4~5회)으로써 위의 부담을 줄여주는 것이 필요하다.

4) 소화성 궤양과 식사지침

위 또는 십이지장 점막의 일부가 자가소화되어 침식된 상태를 궤양이라 한다. 궤양은 그 위치에 따라 병명을 결정하는데 만일 궤양이 위 부분에 있으면 위궤양이라 하고, 십이지장에 있으면 십이지장궤양이라고 하며, 양쪽에 다 있으면 소화성 궤양이라고 한다.

궤양은 위에서는 위체부에서 유문 부근에 걸쳐서 소만 측에 더욱 많으며, 십이지장에서는 유문에 잘 발생된다. 우리나라의 경우 십이지장궤양이 위궤양보다 많으며 여성보다 남성에게서 많이 발병되는 것으로 알려져 있다.

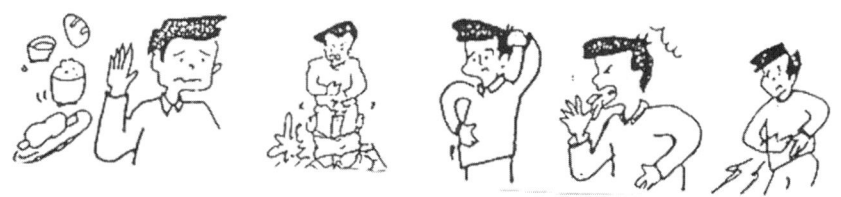

그림 5-4 소화성궤양 증상

원인

소화성 궤양은 위저선의 점막에서 분비되는 위액이 소화관을 자가소화시켜서 조직을 결손하는데, 이는 평소 건강할 때에는 위의 조화에서 설명했듯이 공격인자와 보호인자로 인해 적절히 잘 조절되고 있지만, 여러 원인에 의해 공격인자와 방어인자간의 균형이 깨지면 점막이 손상을 받게 되고 그로 인하여 위나 십이지장궤양 같은 질병을 초래하게 되며, 그 이유로 여러 가지 원인 중 스트레스의 중요성을 피력하였다. 또한 헬리코박터균의 감염을 들 수가 있는데 이는 위산의 분비가 약화되어 외부 세균의 침입에 저항력이 약한 노인이나 환자의 경우에 있어 더욱 심각하다. 이 외에 식사성 원인으로는 특히 단백질 중 필수아미노산의 부족으로 위와 십이지장의 저항력 약화를 들 수 있고, 그 밖에 지속적인 과음이나 흡연 또는 약 등이 원인이 되어 점막의 균형이 깨짐으로 인해 온다.

증 상

궤양의 증상은 위염을 수반하는데, 위궤양에서는 식후 30분~1시간 내에 통증이 오는 경우가 많고, 십이지장궤양에서는 공복 시에 통증이 오기 쉽다. 그러나 전체적으로 볼 때는 상복부에 통증이 있고 트림이 자주 나며, 식후 1~3시간이 지나면 위가 쓰리고 통증을 느낀다. 이는 높은 산도의 염산이 위점막을 자극하기 때문이며 이때 제산제를 먹으면 통증이 잠시 진정된다. 특히 취침 중 공복 시에는 위가 비어있어 높은 산도의 염산을 희석시키지 못하므로 바늘로 쑤시는 것과 같은 심한 통증을 느끼게 되는데, 특별히 궤양의 통증은 어느 한 곳에 집중적으로 오고 위염은 전체적으로 통증이 오기 때문에 통증으로도 염증과 궤양을 구별할 수 있다. 그 외의 증세로는 토혈과 혈변이 나타난다.

영양관리와 식사지침

식사지침의 원칙은 섭취한 음식과 영양에 의해 궤양 원인의 방지와 예방 그리고 신속한 회복을 도모하는 데 있다. 위궤양도 십이지장궤양과 식사지침상 큰 차이가 없어 위궤양을 중심으로 서술하기로 한다. 위궤양의 식사지침은 과거에는 오로지 궤양이 된 점막을 보호하는 것에 중점을 두었기에 영양이 저하되어 치유가 늦어진 경향이 있어 현재는 적절한 제산제 사용과 더불어 평소 식사를 약간 수정하여 소화되기 쉬운 자유로운 식사를 소량씩 자주 하되 위 점막을 보호하는 동시에 적극적으로 영양을 주어 치유를 촉구하는 방법이 취해지고 있다.

따라서 환자식을 준비할 때에 위액의 분비를 자극하지 않는 식품을 선택하며 위를 자극하는 조리법을 피하고, 소화기의 운동과 위산 분비를 높이는 식품은 피하되 위산분비를 방지하는 조리법을 택하며, 궤양의 상처를 보호하는 작용이

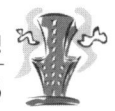
있는 식품과 조리를 선택하는 것이 중요하다.

당질은 위액분비를 촉진시킴이 적으며 위에 부담을 주지 않고 빨리 통과하므로 급성출혈 때에는 미음 등을 섭취하고, 단맛이 나는 조미료는 피해야 한다. 왜냐하면 산도가 강하면 위 내에서의 정체시간이 길고 산 분비를 촉진시키기 때문이다. 단백질 식품은 염산을 결합하는 힘과 산 분비를 촉진시키는 작용이 강하고 위내에 오래 머물기 때문에 피해야 하지만 상처치유와 보수를 위해서는 필요하므로 흰살 생선과 두부 등을 소화되기 좋은 상태로 공급한다. 지질은 진통작용과 위액분비의 억제, 헬리코박터파이로리균의 성장을 억제(PUFA), 담즙의 위내 역류를 촉진하고 위산의 중화작용을 함은 물론 고열량이라는 이점이 있으나 위 내 정체시간이 길므로 기름으로 지진 것, 튀긴 것, 볶은 것은 피하고 신선하고 질이 좋은 참기름과 올리브기름을 이용한 적량의 무침이나 찜 요리가 좋다. 또한 조리법에 있어서도 주로 찌기, 데치기, 끓이기, 삶기 등으로 부드럽게 조리를 한다. 이 외에 우유는 과거 위산을 완충시켜준다는 학설 때문에 궤양치료에 적극 활용했으나, 최근 위산분비를 촉진한다는 보고가 있어 잦은 섭취는 피하는 것이 좋고, 과일과 채소 또한 위산분비와 관련이 있어 제한하였으나 환자의 소화에 자극이 되지 않는 선에서 소량씩 섭취하되 신맛이 강한 과일주스나 커피, 콜라, 코코아 등은 궤양의 상처치료를 더디게 하므로 제한한다.

 성격이 급하거나 소심한 사람은 위장병에 걸릴 위험이 더 큰가요?

> 모든 병 중에서 스트레스와 가장 관련이 큰 장기는 위장이라고 할 수가 있을 것이다. 왜냐하면 조금만 불편하게 식사를 해도 곧 체하거나 거북해지는 신호가 오기 때문이다. 위는 신경계와 호르몬, 음식에 의해 조화를 이루고 있는데 위의 조화가 깨질 경우 위는 자기 자신을 스스로 소화하여 염증이나 궤양을 일으키기도 한다. 위의 조화를 깨는 것으로는 술, 약, 스트레스를 들 수가 있는데 이 중 스트레스가 가장 큰 영향을 주는 것으로 알려져 있다. 따라서 대범한 사람보다는 소심한 사람이 위장병에 걸릴 확률은 더 큰 것으로 알려져 있다.

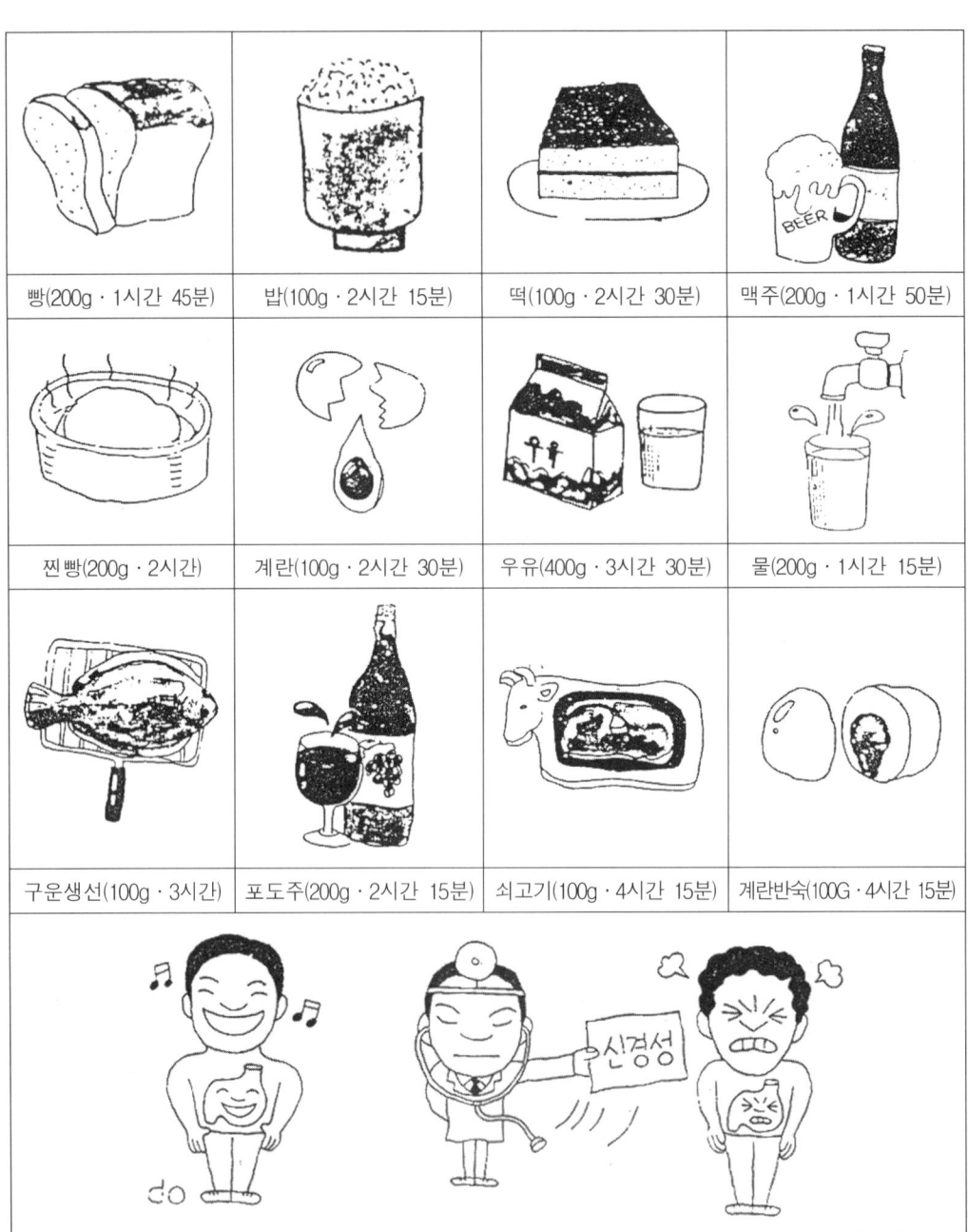

빵(200g · 1시간 45분)

밥(100g · 2시간 15분)

떡(100g · 2시간 30분)

맥주(200g · 1시간 50분)

찐빵(200g · 2시간)

계란(100g · 2시간 30분)

우유(400g · 3시간 30분)

물(200g · 1시간 15분)

구운생선(100g · 3시간)

포도주(200g · 2시간 15분)

쇠고기(100g · 4시간 15분)

계란반숙(100G · 4시간 15분)

그림 5-5 음식물의 위장 내 체류시간

제 6 장

암

　정상인의 모든 세포는 구조적으로 처음부터 암을 유발할 수 있는 발암인자를 가지고 있다.

　따라서 발암인자가 처음에는 인체세포의 증식 및 분화에 중요한 작용을 하다가 일정 단계에 이르면 억제인자에 의해 차단되어 그 작용을 정리하게 되는 것이 정상이다. 그러나 어떤 요인들에 의해서 발암인자가 계속 자극을 받아 다시 작동을 시작하면 신체가 새로운 세포를 필요로 하지 않음에도 불구하고 분열하여 과잉조직의 덩어리인 종양(tumor)을 만들어 내는데 이 종양이 악성일 경우를 암(cancer)이라 한다. 암세포의 특징은 세포분열의 중단 없이 계속적으로 활발히 분열하기 때문에 인체의 영양소를 소모하여 고갈시킴으로써 결국 사망에 이르게 하는 병으로 특별히 우리나라는 위암과 폐암, 간암의 발병으로 인한 사망률이 매우 높다.

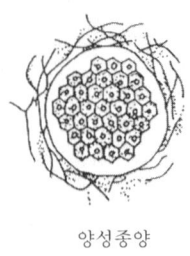

양성종양   악성종양

그림 6-1 양성 및 악성종양

1. 암의 발생원인

암의 발생 원인은 한마디로 DNA에 손상을 줄 수 있는 모든 것을 지칭하는데, 대체로 유전인자(유전적소인, 면역, 호르몬대사)와 환경인자(음식, 흡연, 음주, 대기오염 등의 화학물질, 바이러스 감염), 기타 사회·심리적 요인에 의해서 발생되는 것으로 알려져 있으나 환경인자가 원인의 75% 이상을 차지한다고 한다. 또한 세계보건기구(WHO)에 의하면 발암의 가장 중요한 원인을 음식인 식생활(30%)에서 연유한다고 하였으므로 식생활을 중심으로 살펴보기로 한다.

우리가 먹는 식품은 암을 유발할 수도 있다. 그러나 암이란 어느 한 가지가 원인이 되어 발생된다기 보다는 여러 상황이 상호작용하여 오는 경우가 많으므로 암과 식생활을 말할 때 직접적인 원인, 결과의 관계를 말할 수는 없고 단지 역학조사의 자료에 의한 실험을 통해 얻은 자료의 결과들이므로 식사가 암 유발의 시초가 된다는 것보다는 이 과정을 수정 또는 변형(modify)시키는 것으로 이해하는 것이 옳다.

또 발암과정은 개시-촉진-진행단계를 거쳐 종양을 생성케 되는데, 암세포는 개시물질이나 촉진물질 둘 다 모두가 있어야 가능하다.

2. 암과 식생활의 관계

1) 열 량

동물실험에서 에너지 섭취 감소 시 종양의 성장과 발달을 지연시키나 에너지

섭취가 높아지며 비만이 되면 암에 걸릴 확률이 높으며 특히 상체비만형인 경우에 위험이 크다는 보고가 있다. 그 이유는 여성 호르몬인 estrogen분비가 상체비만인 여성에게서 훨씬 높기 때문이다.

2) 지 방

지방섭취가 많으면 대장암이나 유방암, 전립선암 등의 발병이 높다는 보고가 많다. 왜냐하면 과다지방은 prolactin 등의 호르몬 분비 증가로 이어져 유방암 등의 촉진인자가 될 수 있기 때문이며, 지방 중에서도 고도불포화지방산이 과다할 때 암발생률이 높으나 ω-3 지방산과 단일 불포화지방산은 오히려 암발생률을 낮추는 것으로 알려져 있다.

3) 식이섬유소

섬유소에 의해 장운동 촉진과 변의 양이 증가하므로 음식물 찌꺼기가 대장 내 미생물에 의해 발암물질로 전환되는 기회를 차단하는 효과를 줄 수 있어 대장암 발병을 예방할 수 있다.

4) 비타민

비타민 중 A, C, E 등은 면역력을 증강시킴은 물론 발암물질로 가는 과정을 방해하기도 하는 항산화 작용이 있어 발암물질의 과정에서 발생하는 과산화지질의 생성을 억제한다.

5) 단백질

고단백 특히 동물성 단백질 과다섭취는 효소활성과 관련하여 유방암, 간암, 대장암, 전립선암의 발생을 증진시킨다. 그러나 단백질 섭취의 부족 시 면역능력이 떨어지므로 적당한 양의 단백질 섭취는 필요하다.

6) 조리방법

특별히 조리 중 육류나 생선의 탄 음식, 신선하지 않은 기름으로 튀긴 음식, 너무 짠 고염식, 뜨거운 음식, 방부제가 많이 든 가공음식이나 훈연제품, 인공감미료의 상용섭취 등은 발암을 일으키는 원인이 되므로 가급적 피한다.

7) 흡 연

전체 암의 25% 이상이 흡연으로 인해 발병되며 특히 폐암의 발병률은 비 흡연자보다 20배 이상 높다.

8) 무기질

셀레늄은 비타민 E와 함께 항산화작용을 하므로 암의 발병을 억제한다.

다음의 표는 암 발생과 관련된 식생활 요인을 요약해 놓은 것인데 특별히 왜 우리나라 사람의 경우에 위암의 발생률이 많은지 유의할 만하다.

표 6-1 부위별 암과 관련된 식생활 요인

암의 종류	발암요인	예방요인	증 상
위 암	뜨거운 음식, 짠 음식, 절인 음식, 젓갈류, 탄 음식, 고질산함유음식, 훈연가공식	녹황색채소, 과일, 우유 및 유제품, 냉장고 사용	구토, 상복부 팽만감, 소화불량 및 통증, 토혈, 흑변, 설사
간 암	고지방식이, 흡연, 알코올	섬유질이 많은 식품 녹황색채소, 과일	체중감소, 간비대로 상복부 딱딱한 덩어리 만져짐
폐 암	흡연, 고지방식이	녹황색 채소 및 과일	기침, 가래, 혈담, 흉통, 체중감소, 호흡곤란
대장암	고지방식이, 저섬유소식이	녹황색채소 및 과일	항문출혈, 혈변과 악취
유방암	고지방식이, 고열량식이	비타민, 무기질, 양질의 단백질	가슴에 덩어리, 젖꼭지 함몰, 유두의 혈액분비물

3. 암예방을 위한 식생활

· 균형 잡힌 식생활을 한다.

· 비만을 피한다.

· 지방을 총열량의 15~25% 이하로 감소시킨다.

· 섬유소가 함유된 식품의 섭취를 증가시킨다.

· 과일과 채소의 섭취를 증가시킨다.

· 요구르트, 우유 등 유제품 섭취를 증가시킨다.

· 염장식품, 훈연식품, 아질산 처리한 식품의 섭취를 줄인다.

· 커피와 알코올음료의 섭취를 줄인다.

· 부적절하게 보관된 식품과 조리된 음식을 섭취하지 않는다.

· 과다하게 튀기거나 구운, 탄 음식을 섭취하지 않는다.

4. 암의 진행과 관련된 영양문제

암이 일단 발병되어 진행되면 암세포에서 식욕을 억제시키는 시토킨 (cytokine) 인자가 생성되기 때문에 모든 미각의 감각이 변하여 쓴맛에 예민해 지고, 단맛을 잘 느끼지 못하며, 모든 냄새에는 아주 민감해져서 메스꺼움 등으로 식욕이 저하됨은 물론 융모 세포의 감소 및 효소의 불활성화로 소화·흡수불량을 가져오며 또한 섭취한 영양소에 대해 종양세포와 정상세포의 경쟁으로 정상세포가 종양세포에 비해 영양소 이용률이 매우 낮아 어렵게 식품을 섭취했다 해도 에너지로 사용이 될 수 있음은 아주 희박하다. 이외에도 식욕조절호르몬대사의 변화, 정신적 스트레스와 불안으로 환자는 상당히 빠른 속도로 체력이 저하된 결과 영양불량을 겪게 되는 어려움에 처하게 된다.

덧붙여 암 환자의 영양소별 대사는 에너지 대사의 경우 암세포가 정상세포에 비해 기초대사율이 증가하는 경향이 있어 체중감소가 심하며, 탄수화물 대사의 경우는 암세포가 포도당의 이용률이 높기 때문에 정상세포의 경우 이용할 당이 없기에 당 신생이 많아지며 인슐린 감수성도 떨어진다. 단백질 대사의 경우에 있어서는 암으로 인한 체 단백질의 소모가 급증하기에 저 알부민 혈중이 나타나고, 면역 체계가 손상됨은 물론 당신생합성으로 근육소모가 크기에 체중감소가 눈에 띄게 나타난다. 지방 대사의 경우는 지방 대사가 변화하여 지방조직에서 지방의 합성이 감소하는 대신 분해가 활발하여 혈액 내 유리지방산이 높아지며 체지방의 손실로 역시 체중감소를 초래한다. 그 외에 비타민 및 무기질과 수분의 경우를 보면 잦은 설사와 구토로 수분과 혈중 나트륨, 칼륨수준이 떨어지고 비타민과 무기질 수준도 감소하기 때문에 암 환자의 영양문제는 매우 심각해질 수 있으므로 적절한 영양 공급으로 체중감소를 방지하며, 면역저하를 감소시키기 위하여 환자의 근육이나 체내 단백질 상태가 나빠지지 않도록 하는 것이 중요하다.

5. 암예방을 위한 12 준칙

· 편식을 하지 않고 균형 있는 영양을 취한다.

· 같은 식품을 되풀이 먹지 않는다.

· 과식을 피한다.

· 과음을 하지 않는다.

· 담배를 적게 한다.

· 비타민 A, C, E와 섬유질을 많이 섭취한다.

· 짠 음식이나 뜨거운 음식을 먹지 않는다.

· 그을음이 있는 부분은 먹지 않는다.

· 곰팡이가 있는 것을 먹지 않는다.

· 과도한 일광을 피한다.

· 과로를 피한다.

· 몸을 깨끗이 한다.

 암에 걸리면 왜 살이 빠지나요?

암에 걸리면 심한 식욕부진으로 식품섭취가 감소하게 되는 데 반해 기초대사율과 총에너지 소비량은 현저히 증가하기 때문에 정확한 기전은 밝혀져 있지 않지만, 암 환자의 단백질 합성률과 분해율의 변화, 특히 전체적인 체 단백질 교체율의 증가로 인해 에너지 소모량이 커지며 체중감소가 일어나는 것으로 추정하고 있다. 일반적으로 종양은 일정량의 포도당을 필요로 하며 종양 성장에는 적당한 양의 아미노산이 요구되므로 단백질 대사도 변하여 체조직의 합성은 감소하고 분해는 증가하여 체조직 양이 현저히 감소함은 물론 지방조직의 분해로 유리지방산이 혈중으로 다량 방출되므로 체지방의 양도 역시 감소되며, 그 외에 수분과 전해질, 비타민, 무기질의 손실도 증가하는 것으로 알려져 있다.

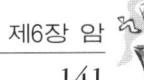
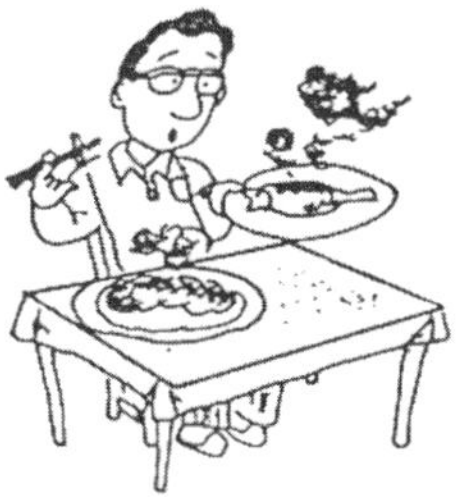 육류의 그을음이 있는 부분은 먹지 않는다.	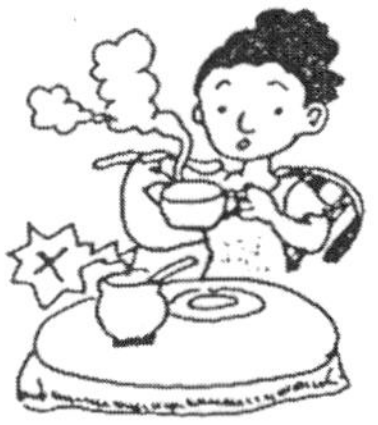 짠음식이나 뜨거운 음식을 먹지 않는다.	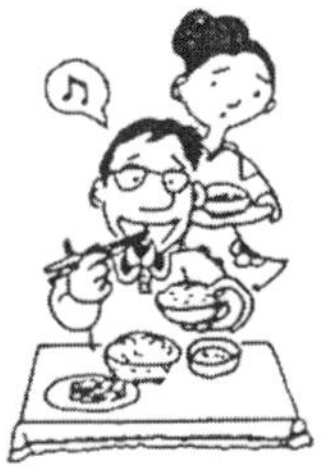 같은 음식을 되풀이 먹지 않는다.
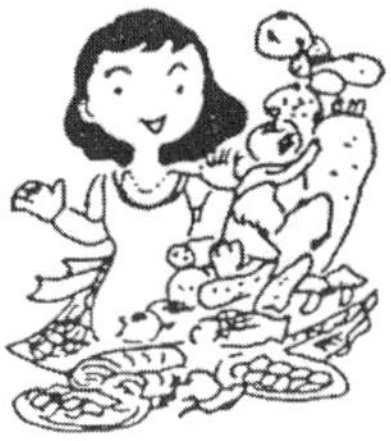 편식을 하지 않고 균형 있는 영양을 취한다.	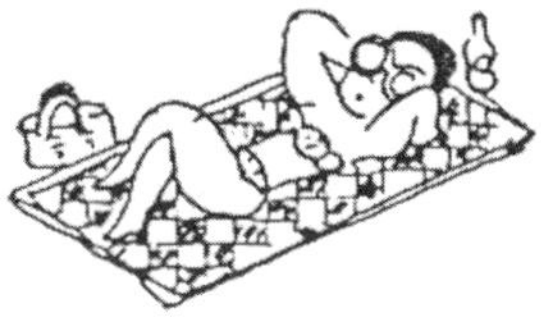 과도한 일광을 피한다.	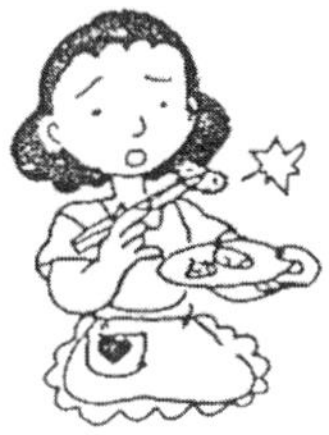 곰팡이가 있는 것을 먹지 않는다.
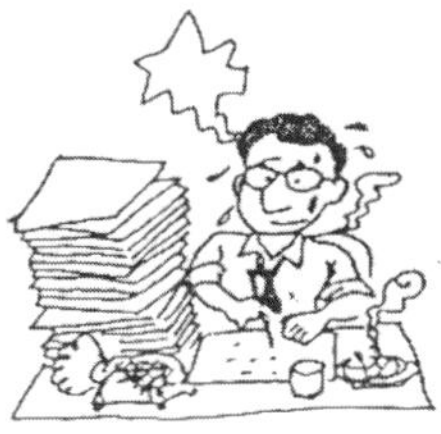 과로를 피한다.	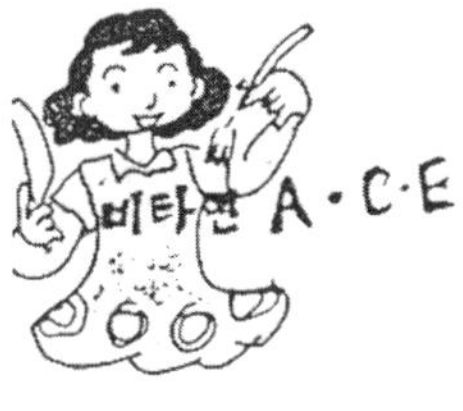 비타민 A, C, E와 섬유질을 많이 섭취한다.	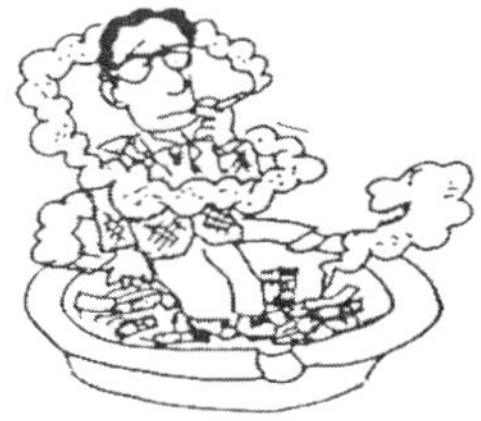 흡연을 적게 한다.
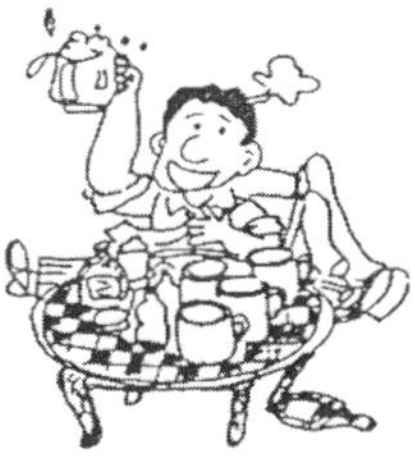 과음을 하지 않는다.	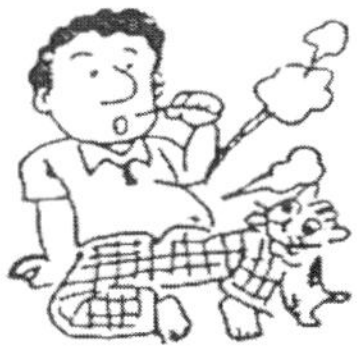 과식을 피한다.	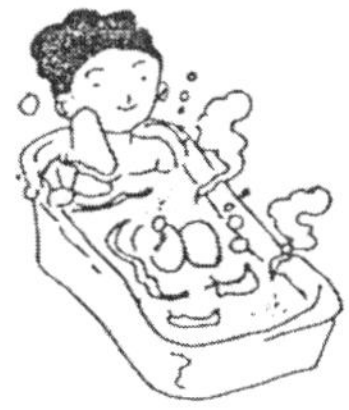 몸을 깨끗이 한다.

그림 6-2 암예방을 위한 규칙

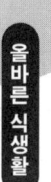
올바른 식생활

골다공중

뼈의 형성은 유기질의 망상구조(organic matrix)에 무기염류가 침착되어 석회화가 이루어짐으로써 그 형태를 완성하게 되는데, 주로 칼슘의 부족에 의해 일어나는 뼈 질환으로는 골다공증(osteoporosis)과 골연화증(osteomalacia) 또는 구루병(ricket)을 들 수 있다. 이 중 골연화증은 칼슘과 인 그리고 비타민 D(특별히 중요)의 부족으로 석회화가 잘 이루어지지 않아 골의 밀도가 감소되어 물러지고 기형이 된 상태를 말한다. 즉 유기물질의 망구조 형성은 정상이나 무기질의 침착이 잘 되지 않아 뼈가 약해진 것인데, 골다공증과는 달리 뼈가 잘 부러지지 않는다.

골다공증은 뼈의 석회화의 감소뿐만 아니라 유기물질의 망구조 형성도 잘 이루어지지 않아 뼈의 군데군데에 구멍이 뚫려있는 증세를 말한다. 따라서 조그만 사고에도 골절이 되는 수가 많다. 특별히 골다공증은 어떤 연령층에서도 발생할 수 있으나 노인과 폐경 후 여성에게서 그 발생빈도가 높다. 골다공증의 임상적 특징은 골절이며 노인의 경우는 대퇴부 상부의 골반뼈 골절이, 폐경 후 여성의 골다공증은 척추뼈 파열 골절증후가 그 특징이다.

1. 골다공증 분류

골다공증은 골다공증의 원인이 되는 다른 질환이 없는 1차성 골다공증과 당뇨나 간질환 등 다른 질환에 따른 2차성 골다공증으로 나눌 수 있는데, 1차성 골다공증은 다시 발생이 시작된 연령에 따라 폐경기 이후 골다공증과 노인성 골다공증으로 분류된다. 폐경기 이후 골다공증과 노인성 골다공증의 차이를 보면 폐경기 이후 골다공증은 그 원인을 폐경으로 인한 에스트로겐 분비의 저하(남자는 테스토스테론)에서 찾는 데 반해 노인성 골다공증은 칼슘흡수 저하나 뼈의 무기질 함량의 감소에서 찾는다는 점이 다르다. 따라서 전자는 호르몬 치료를 요하는 반면에 후자는 노화와 관련이 되므로 칼슘이 많이 함유된 식품을 보충하는 것이 효과적이다.

2. 골다공증의 원인

골다공증의 원인은 복합적이며 원인 상호 간에 복합적으로 영향을 미치므로 불분명한 점이 많으나 주요 위험인자들을 살펴보면 아래와 같다.

1) 성별과 연령

골밀도는 청소년기부터 거의 직선적으로 증가하여 25~35세 전후로 최고에 달하고 그 후 40세경까지 큰 변화없이 유지되다가 이후에는 활동량 감소나 칼슘 배설량증가, 호르몬 불균형 등으로 해마다 일정 비율로 감소된다고 알려져 있다. 특히 폐경기 이후 에스트로겐 분비가 저하되므로 60세를 전후로 하여 골절의 위험수위인 $0.90g/cm^2$ 이하로 떨어진다. 이처럼 여성이 문제가 되는 것은 여성이 남성보다 골질량이 적고 손실이 빨리 되는 동시에 수명은 길기 때문이다.

2) 체중과 호르몬

체중이 증가할수록 골밀도의 수치는 비례적으로 증가한다. 이유는 체중 자체가 골격에 물리적인 힘을 부가하기 때문에 골질량을 증가시킬 수 있고, 폐경 후에는 에스트로겐 호르몬이 주로 지방조직에서 공급되므로 마른 사람에 비해 골

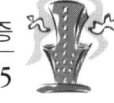
절 발생률이 낮은 것으로 알려지고 있다.

뼈의 칼슘은 여러 호르몬에 의해 유지되는데, 가장 중요한 것으로 PTH, 칼시토닌, 비타민 D_3와 에스트로겐 호르몬을 들 수가 있다. 이 중 PTH는 혈중 Ca이 부족되었을 때 뼈로부터 칼슘을 용출하여 혈중 칼슘농도가 정상적으로 유지되도록 하는데, 만일 칼슘농도가 적정량으로 되면 칼시토닌이 분비되어 더 이상 뼈로부터 칼슘이 용출되지 않도록 막는 자동화 체계로 되어 있다. 그러나 나이가 들어 여러 가지의 요인으로(식사섭취의 불량, 위의 산도저하, 비타민 D 합성량저조, 활동량 저조 등) 장에서의 칼슘 흡수가 떨어지게 되면 혈중에서의 칼슘 유지는 계속되어야 하므로 결국 뼈에서의 칼슘용출을 촉진하게 되어진다. 이렇게 용출된 칼슘으로 인하여 소장으로부터의 칼슘 흡수는 더욱 떨어지게 되고 또한 부갑상선 기능 항진으로 뼈의 손실이 계속 증가하게 되는 악순환을 일으키게 된다. 또한 일반적으로 에스트로겐의 역할은 골격에 대한 PTH 작용을 억제함으로써 칼시토닌의 분비가 많아지게 하여 뼈의 용해량을 감소시켜 칼슘평형을 개선하는 것으로 알려져 있다. 그러나 폐경기 이후 여성의 에스트로겐 호르몬의 약화로 골격에 대한 PTH 호르몬 작용을 억제하는 기능이 급격히 떨어지게 하는 것도 여성의 골다공증을 유발하는 큰 원인이 되고 있다.

3) 식사요인

골다공증과 관련된 식사요인은 칼슘, 인, 마그네슘, 단백질, 비타민 D · K, 섬유소 등의 영양소가 필요한데, 이 중 고 섬유소식, 단백질과 인의 과잉섭취는 오히려 칼슘의 음의 평형을 이루므로 비례적으로 잘 맞추어 섭취하는 것이 매우 중요하다. 예를 들면, 칼슘과 인의 비율을 1~2 : 1로 하고 칼슘과 마그네슘의 비율도 2 : 1이 바람직하다. 위의 영양소 중 특별히 칼슘이 부족 되면 뼈로부터 무기질의 용출이 쉬워 골절의 위험이 커지게 된다. 또한 골다공증과 관련된 영양소가 위와 같이 칼슘만으로 해결되는 것이 아니라 여러 영양소의 조화가 잘 이루어질 때 가능하지만 특별히 골다공증을 일으키는 위험 영양인자로 칼슘을 꼽는 것은 칼슘의 급원은 우리의 식사에서 많지 않고 특별히 흡수가 매우 까다로워 부족 되기 쉬운 영양소이기 때문이다.

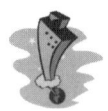

4) 운동부족

운동부족이 특별히 뼈에 얼마나 좋지 않은가를 보여주는 예는 다리를 다쳐서 몇 달 동안 깁스를 해야 하는 경우가 있다거나 또는 달나라의 우주여행에서 볼 수가 있다. 즉 무중력상태에서 움직이기 때문에 뼈가 하중을 받지 못함으로써 뼈가 약화되어 우주여행 직후는 곧바로 신체를 지탱하기 어려울 만큼 다리는 매우 쇠약한 상태를 보이게 된다. 즉 뼈는 적당한 운동으로 힘을 가해 줄 때에 골밀도가 강해지며 그렇지 못할 때에 칼슘의 배설이 많게 되므로 운동은 골다공증과 매우 밀접한 관련이 있다.

5) 기 타

만성알코올중독, 흡연, 과량의 카페인섭취 등을 들 수가 있다.

특별히 알코올은 뼈의 골아세포에 작용해 뼈의 생성을 억제함은 물론 소장에서의 칼슘 흡수를 방해하는 원인이 되며, 흡연은 니코틴 성분이 신경계에 영향을 미쳐 에스트로겐 분비를 저하시키는데 특히 여성이 흡연할 경우 지방조직이 감소되어 에스트로겐 생성이 저하된다. 또한 과량의 카페인은 칼슘의 배설량 증가를 초래한다.

3. 골다공증의 예방과 식이

뼈는 한번 만들어지면 영원히 불변하는 것이 아니라 세포처럼 동적인 평형상태를 유지하여 계속 교체가 일어나고 있다. 즉 뼈의 합성과 분해는 아동기의 경우 분해보다는 합성이 커서 뼈의 성장이 일어나고, 성인은 합성과 분해의 정도가 같으므로 유지가 된다. 그러나 40세 이후가 되면서부터 합성보다는 분해 쪽이 더 커지는 시기가 되므로 뼈의 절대량이 작아지게 되어 매년 총 골격의 0.7% 정도가 감소된다고 하며, 여성은 남성보다 폐경 이후 뼈의 손실이 심해지는 사이클을 가지고 있다. 그러므로 골다공증을 예방하려면 아동기, 성장기는 물론 성인이 될 때까지 칼슘이 많이 들어있는 식사를 충분히 하여 뼈의 밀도를 최대한 높여 주고(35세 전후 골밀도 최대), 35세 이후부터는 서서히 합성보다는 분해 쪽으로 기울어지는 경향이 있으므로 건강했던 지금까지의 뼈의 밀도를 유지시켜

주기 위한 운동과 식사를 게을리 해서는 안 된다. 즉 골격의 건강은 식사, 운동, 호르몬의 상호작용에 따라 영향을 받기 때문에 골다공증의 예방을 위한 시작은 골격형성이 왕성한 성장기부터 시작되어야 한다는 인식이 중요하며, 너무 늦으면 곤란하다. 왜냐하면 골다공증이 일단 발병 되면 치료가 어려우며 특히 감소된 골질량을 원상으로 회복시키기는 어렵기 때문이다.

1) 칼 슘

정상 성인의 칼슘 필요량은 일일 700mg으로 권장하고 있다. 그러나 골다공증 환자나 폐경기 여성 및 노인들은 식사로의 섭취가 불충분하고 흡수율이 낮으므로 하루 약 1,200~1,500mg을 권장하고 있다.

칼슘은 우유와 치즈의 유제품, 뱅어포와 멸치의 뼈째 먹는 생선 및 조개류 등에 많이 들어있는데, 이 중 가장 구하기 쉽고 먹기 쉬우며 흡수율이 좋은 것은 단연 우유(1컵에 200mg Ca 함유)이지만 동양 사람의 경우 우유를 소화하기 어려운 난점이 있으므로 이 경우에는 발효된 유제품을 섭취하거나 따뜻하게 데운 우유를 빵이나 과자 등과 함께 천천히 먹도록 한다. 또한 유당을 제거한 우유의 섭취 또는 칼슘을 첨가한 두유를 먹는 것도 좋은 방법이 될 것이다. 그러나 시금치나 케일, 코코아 등은 우유와 불용성 염(ca-oxalate)을 형성하여 칼슘흡수를 저해하므로 동시에 먹는 것은 될수록 피하는 것이 좋다. 즉 옥살산은 칼슘의 흡수율을 저하시켜 칼슘이 흡수되는 것을 방해하므로 시금치나 케일은 칼슘의 좋은 급원의 한 종류이긴 하지만 실질적으로는 오히려 방해한다. 또한 칼슘이 풍부한 음식은 노년기에서보다는 골질량이 최고에 도달하기 이전인 뼈의 성장기에 섭취함이 더욱 중요하다.

2) 비타민 D

간, 버터, 마른표고, 난황 등에 많이 함유되어 있는 비타민 D는 장에서의 칼슘 흡수를 돕고 또한 혈중 칼슘 농도가 낮을 때 PTH 호르몬과 함께 뼈의 용해를 증가시켜 칼슘의 농도를 정상화 하는 데 기여하는 영양소이다.

그러나 다른 비타민과는 달리 비타민 D는 자외선을 통해 흡수할 수가 있고 우리나라 환경에서는 그렇게 부족되기 쉬운 영양소가 아니므로 약제사용은 흡수에 장애가 있는 경우를 제외하고는 음식이나 자외선을 통해 얻도록 한다.

3) 단백질

단백질을 많이 섭취하면 뇨 중 칼슘배설량이 증가하므로 하루 섭취기준 이상의 단백질은 피한다.

4) 섬유소

섬유소는 소장에서 칼슘흡수를 억제하여 변 중으로 칼슘배설을 증가시키므로 골다공증 환자의 경우 도정되지 않은 곡류나 채소 등을 통한 칼슘섭취는 좋지 않다.

5) 카페인과 알코올

알코올은 조골세포에 작용하여 골 재생을 억제하고 췌장기능 저하를 초래하여 칼슘흡수를 방해하나 카페인은 어떤 기전에 의하는지 정확하지는 않으나 카페인 섭취량이 증가할수록 칼슘의 배설량이 증가하고 골절률도 커진다는 보고가 있다.

6) 흡 연

흡연은 난소의 기능을 퇴화하게 하여 혈중 에스트로겐 농도를 낮추므로 골다공증 환자(특히 여성)는 절대적 금연이 요구된다.

7) 운 동

운동은 골밀도를 증가시키므로 자기 몸에 맞는 적당한 운동을 꾸준히 하는 것이 좋다.

4. 골다공증과 운동

운동량이 적을수록 뼈의 손실량은 증가하며 걷기, 조깅 등 골격에 물리적인 힘이 가해지는 운동은 골질량 또는 골밀도를 증가시킨다. 특별히 허리를 구부려서 힘을 가하는 육체적인 노동은 조골세포를 자극함으로써 뼈의 재생을 촉진하기 때문에 골다공증의 예방과 치료에 있어서 아주 효과적이라는 보고가 있다.

이는 농업을 주로 하고 살았던 우리의 생활방식이 건강에는 매우 유익했음을 말해주는 좋은 예이나, 산업사회의 발달로 사무실에서 일하는 시간이 많아지게 되고 운동을 거의 할 수 없는 요즈음 각종 성인병은 물론 뼈의 건강에 적신호가 되고 있어 적당한 운동은 이제 피할 수 없는 건강의 필수요건이 되고 있다. 이는

폐경 이후의 여성의 골질량을 운동으로 증가시켰다는 다양한 보고들이 운동의
중요성을 입증하고 있다.

표 7-1 연령별 칼슘 권장섭취량

연령		칼슘 권장섭취량(mg)	연령		칼슘 권장섭취량(mg)
영아	0~5개월	200*			
	6~11개월	300*	-		-
유아	1 ~ 2세	500			
	3 ~ 5세	600			
남자	6 ~ 8세	700	여자	6 ~ 8세	700
	9 ~11세	800		9 ~11세	800
	12~14세	1,000		12~14세	900
	15~19세	1,000		15~19세	900
	20~29세	700		20~29세	700
	30~49세	700		30~49세	700
	50~64세	700		50~64세	800
	65~74세	700		65~74세	800
	75세 이상	700		75세 이상	800
-		-	임신부		+ 300
-		-	수유부		+ 400

*충분섭취량

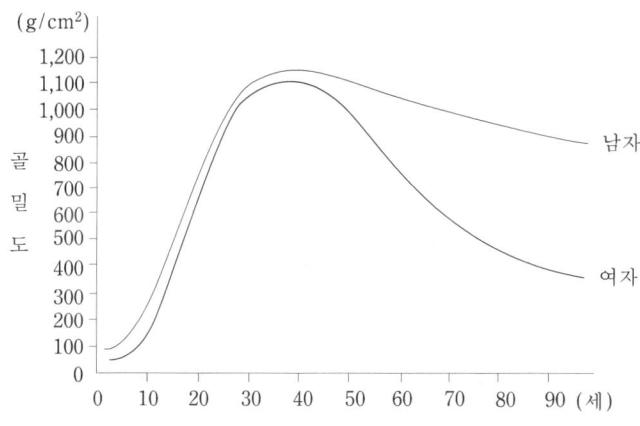

그림 7-1 연령에 따른 골밀도의 변화

운동은 인체의 균형과 민첩함을 증가시키므로 넘어지거나 골절을 막을 수 있는 이중적인 효과가 있다. 골다공증에 특별히 효과가 있는 운동의 종류나 양에 대해서는 여러 가지가 제안되고 있으나 어떤 특정한 운동보다는 일상생활의 범위 내에서 각자 알맞은 신체활동으로 규칙적이고 지속적으로 하는 것이 효과적이다.

표 7-2 식품 중 칼슘함량

식품명	분량	함량(mg)
마른멸치	100g	1,860
뱅어포	100g	1,056
배추김치	100g	28
쇠고기	100g	19
식빵	100g	14
쌀밥	100g	10
돼지고기	100g	4
감자	100g	3
치즈	1장(40g)	245
우유	1컵	200
요구르트	1/2컵	130
굴	1/2컵	113
시금치	1/2컵	100
아이스크림	1/2컵	88
무청	1/2컵	72
계란	1개	28

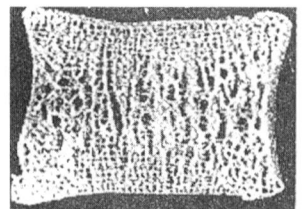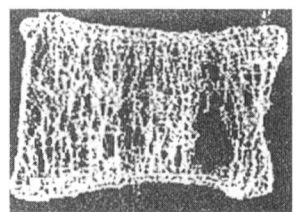

그림 7-2 골다공증 환자의 뼈의 상태

5. 골다공증의 증상

전신이 쑤시고 아프며, 척추골, 요골, 대퇴골, 늑골 등에 골절이 있을 수 있다. 특히 여성의 갱년기 골다공증은 척추골에 잘 오는데, 목이 뻣뻣하고 상반신의 통증과 요통이 심해져 활동이 어려워지고 흉강과 복강이 줄어들어 호흡이 불편하게 되며 배가 나온다. 기타 잇몸의 뼈 약화로 치아손실이 오고 손목뼈도 쉽게 부러진다. 척추가 굽거나 키가 작아질 수도 있고 심하면 꼬부랑 노인이 된다.

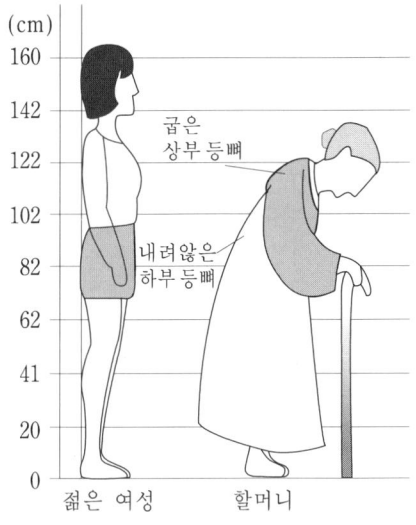

그림 7-3 골다공증 환자의 체형

6. 갱년기의 영양

여성의 갱년기는 월경이라는 생리적 현상이 중지되는 시기의 전·후기 2년가량의 기간을 말하며 보통 40~60세 사이에 경험한다.

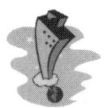
1) 원인

여성호르몬(에스트로겐)의 분비 중지, 생체리듬의 혼란이 가장 문제가 된다.

2) 증상

신경과민, 불면증, 식욕부진, 피로감, 요통, 두통, 갑자기 얼굴이 달아오르는 증상, 그 외에도 골다공증, 골절(Ca이 풍부한 식품의 섭취가 필요 - 뼈째 먹는 생선, 우유, 푸른 채소 등)과 혈청 콜레스테롤의 증가로 인한 심장 혈관계질환을 들 수 있다.

3) 영양

갱년기에는 골다공증과 골절의 위험이 크므로 뼈의 형성보다는 뼈의 유치 차원에서 우유, 뼈째 먹는 생선, 뱅어포, 푸른 채소 등 Ca이 풍부한 식품의 섭취가 더욱 필요하며, 각종 비타민 섭취를 위해 다양한 색의 신선한 과일을 충분히 섭취하되 음식은 싱겁게 먹는 습관을 들이도록 한다. 또한 호르몬 등 생체리듬을 돕기 위해 양질의 동물성 단백질과 식물성 지방을 적량 섭취하며 탄수화물의 과식을 피해 비만이 되지 않도록 유의함은 물론 자신에 맞는 운동을 택하여 규칙적인 꾸준한 운동을 생활화하는 것이 중요하다.

7. 노년기의 식생활 지침

· 활동량의 저하에 따라 에너지 요구량이 감소하였기 때문에 하루에 섭취할 음식물 전체로서의 열량은 젊은이보다 20~30% 정도 낮게 섭취하고, 지나치게 여위거나 비만이 되지 않도록 주의한다.

· 균형 있는 식사를 한다.

· 단백질의 섭취는 하루에 1~1.3g/kg 정도로 하고, 그 중 1/3은 양질의 동물성 단백질로 한다.

· 동물성 지방의 섭취를 피하고 식물성 기름을 섭취하는 것이 바람직하다(포화지방산, 콜레스테롤 등의 섭취 제한).

· 탄수화물의 과식을 피하고 설탕을 가능한 적게 섭취한다(식염의 과잉섭취에

유의한다).

· 비타민을 충분히 섭취할 수 있게 하고 특히 비타민 B, C의 결핍을 일으키
지 않도록 한다.

· 적당한 운동을 한다.

· 규칙적인 식생활을 한다.

· 지나친 과음, 과식, 과로 등을 피하도록 한다.

 칼슘보충제를 섭취할 필요가 있나요?

식이로의 칼슘섭취가 부족할 경우, 또는 유당불내증인 경우에 있
어서는 칼슘보충제를 사용하면 도움을 받을 수 있다. 칼슘보충제
는 여러 종류가 있는데, 탄산칼슘염이 무게 당 칼슘농도가 40%
로 가장 높다. 칼슘의 장내 흡수율은 500mg 정도를 섭취했을 때
가 가장 좋은 것으로 알려져 있으며, 위액 분비의 영향을 받으므
로 식사 중에 같이 섭취하는 것이 좋으나 식이 내 칼슘과는 달리
보충제는 다른 무기질의 흡수를 저해할 수도 있기 때문에 보충제
의 복용 여부는 사전에 의사와 상의하는 것이 좋다.

알코올

알코올은 일부 미생물 특히 yeast가 혐기적인 조건 하에서 당이나 전분을 알코올로 전환시킴으로써 얻어지는 식품 또는 중독성 물질로서 현대사회에 갈등해소의 방편으로, 식사의 즐거움에 빠질 수 없는 음료이다. 알코올의 특성은 수용성이며 어렵게 소화를 해야만 하는 것이 아니기 때문에 상당히 빠른 속도로 흡수된다. 즉 섭취한 술의 20% 정도는 위장에서 바로 흡수되며, 나머지는 소장에서 흡수되어 1분 이내에 뇌로 운반되고, 혈관을 통해 간에 이르러 대사가 된다.

1. 알코올의 대사

알코올의 주요 대사 장기는 간으로서 간에 들어온 알코올은 알코올 탈수소 효소에 의해서 아세트알데히드로 산화되고, 아세트알데히드는 이의 탈수소효소에 의해 아세테이트로 산화된 후 아세틸 CoA로 전환된 다음 주로 TCA회로에 들어가 완전 대사되어 에너지를 낸다. 그러나 일부는 지방산 합성경로를 거쳐 중성지방으로 합성되어 축적되기도 하고 일부는 말초조직으로, 일부 소량은 폐로 보

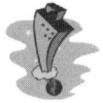
내져 호흡 시 배출이 되기도 한다.

알코올 대사 중 두통과 숙취의 원인이 되는 것은 두 번째 단계인 아세트알데히드가 완전 산화되지 못함 때문이다. 즉 위의 물질이 대사되려면 아세트알데히드 탈수소효소(ALDH1,2) 2개가 필요하나, 동양인에게는 이 효소가 둘 다 있는 경우가 적어 이 물질이 불연소됨으로 인하여 혈중에 아세트알데히드가 떠돌아다님으로 인해서 생기는 문제이다. 즉 처음에 어느 정도 대사되다가 이 양이 많아져 한계를 넘어설 때에는 머리가 패이듯 아프며, 겉으로는 가장 먼저 얼굴이 빨개지는 생리현상으로 나타난다. 따라서 효소의 활성이 낮은 사람은 술에 대한 내성이 약하므로 술을 조금만 먹어도 빨리 취하게 되는데, 주위의 권유나 강요에 못 이겨 계속 먹으면 커다란 문제로 이어질 수 있으므로 사전에 자신을 잘 알고 술을 먹는 것이 중요하다.

2. 알코올의 영양

알코올은 대사되어 1g당 7kcal의 열량을 발생하므로 다른 3대 영양소보다 월등한 양이다. 그러나 이 양은 타 영양소와는 달리 열량만을 줄뿐 다른 영양소는 거의 없는 빈 열량(empty calorie)의 개념이다. 즉 모두 연소하여 열로 발산되어 몸에 열은 줄 수 있으나 다른 영양소는 주지 못한다는 말이다. 즉 알코올과 영양소간의 상호작용은 대부분 상당량의 알코올 섭취로 인해 다른 식품의 섭취가 감소되는 상태에서부터 문제가 된다. 알코올로부터의 열량섭취는 그 이외의 식품 급원으로부터의 열량섭취뿐만 아니라 미량영양소의 섭취도 감소시켜 섭취량부족으로 인한 1차 영양불량을 초래하고, 나아가서는 알코올 섭취와 그 대사에 따른 소화기계 이상으로까지 진전되는 문제를 낳는다.

예 밥 한 공기 = 300kcal,

맥주 1병(500mL) = 240kcal, 1컵(200mL) = 96kcal

소주 1병(360mL) = 623kcal, 1잔(50mL) = 86.5kcal

위스키 1병(360mL) = 997kcal, 1잔(30mL) = 83.1kcal

3. 알코올의 흡수속도와 관련된 문제

알코올의 흡수속도는 알코올 농도와 양, 함께 먹는 음식의 질과 양 또한 성과 아래의 상황들에 따라 달라진다.

- 여성은 남성보다 지방이 많기 때문에 알코올이 빨리 흡수되어 술에 약하다. 알코올은 지용성이 아니므로 상대적으로 빨리 혈액 내로 들어간다.
- 여성의 신체는 남성에 비해 적은 체액을 가진다.
  따라서 섭취한 알코올이 남성에게서 만큼 희석되지 않는다. 즉, 물이 많을 수록 물에 대한 알코올 농도는 묽어진다.
- 여성은 생리주기에 영향을 받는다.
  알코올은 여성 생리주기의 생리 전 단계에서 더 빠르게 흡수된다. 또 피임약을 사용하는 여성은 평상시보다 더 빠르게 알코올을 흡수한다.
- 체격이 큰 사람일수록 빨리 취하지 않는다.
- 여성은 남성보다 위장에서의 알코올 분해 속도가 느리다. 같은 체중의 남성에 비해 알코올을 약 30% 더 흡수한다.
- 빨리 마시면 혈액의 흡수 속도는 증가한다.
- 음식 섭취를 같이 하면 위장에 있는 음식이 알코올의 흡수 속도를 억제하며, 안주 없이 술만 마시면 알코올 흡수가 빠르다.

4. 알코올의 도수와 적당한 주량

1) 술의 도수

100 mL의 술에 들어 있는 에틸알코올의 용량 퍼센트(volume by percent)로서 퍼센트의 숫자에 도를 붙여 알코올분을 표시하며, 40도 혹은 40%라고 하는 것은 알코올분이 40/100이라는 것이다. 미국은 술의 강도 표시를 할 때 프루프(proof) 단위를 사용하는데 우리나라에서 사용하는 도수의 배가 미국의 푸르프이다.

맥주 3~5%, 청주 12%, 소주 25%, 위스키나 진 40%, 보드카나 고량주 50% 이상

2) 술에 함유된 알코올을 g으로 계산하는 방법

용량(mL) × 술병에 표시된 알코올의 농도(%)

　예 맥주 1병(500mL) = 500 × 0.05 = 25g

　　소주 1병(360mL) = 360 × 0.25 = 90g

　　위스키1병(360mL) = 360 × 0.4 = 140g

3) 자기에게 맞는 알코올 적량 계산법

간에서 알코올 분해속도는 7~10g/hr

체중에 따른 분해는 0.1g/kg

　예 70kg의 남학생이 1일 간에서 처리 가능한 알코올 양은?

7g × 24시간 = 168g이다. 그러나 간도 12시간은 알코올 해독 부담에서 벗어나 쉬어야 하므로 168g의 절반인 84g정도가 간이 해독할 수 있는 최대량이다. 그러나 만일 이러한 계산이 번거로울 경우 아래와 같이 따르면 쉽게 계산할 수 있다.

대부분의 술잔은 해당되는 술이 약 15g의 알코올을 함유하게 만들어져 있다. 또한 어느 술이든지 하루에 마시는 술의 양이 알코올 45g(3잔)을 넘기지 않으면 적량이라고 한다.

간단히 말해서 간장이 처리할 수 있는 양을 섭취해야 한다. 즉 8시간에서 12시간 내에 간장이 분해 할 수 있는 양이 적당량이라고 할 수 있는데, 보통 주 1~2회 이내로 1일 평균 술 섭취량은 소주 3잔, 맥주 4컵, 막걸리 2사발, 청주 3잔 정도가 적당하다.

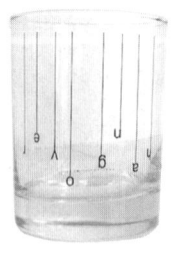 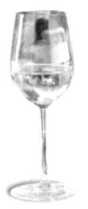 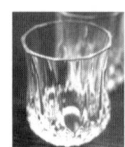

　　맥주　　　　　　포도주　　　　　소주

그림 8-1　에탄올 15g이 함유된 술잔

5. 알코올 섭취와 대사 장애

1) 알코올과 에너지, 탄수화물

알코올은 1g당 7kcal의 열량을 내기 때문에 알코올의 섭취는 비만과 관련지어 생각할 수 있다. 그러나 알코올은 식품으로부터 공급되는 열량과는 달리 체중증가를 일으키지 않는다는 사실이 실험을 통해 밝혀진 바 있는데, 그 이유는 앞에서의 설명에서와 같이 생성되는 에너지가 거의 열로 발산되기 때문이다. 따라서 현재까지 알코올 섭취가 체중증가를 일으키는 것은 과체중이나 비만에 속한 사람들의 경우와 또한 그 대상이 젊은 백인여성에 국한되어 있다고 하는 견해가 지배적이다. 또한 알코올은 췌장에서 인슐린 분비를 촉진시켜 저혈당을 초래하고 포도당 신생이 저해됨으로 저혈당 상태가 되며, 간의 글리코겐을 고갈시켜 혈당조절에 지장을 준다.

2) 수분과 전해질

술을 마시면 곧 이뇨현상을 느끼게 된다. 이것은 혈중 알코올 수준이 증가하면 항이뇨호르몬(antidiuretic hormone)의 분비가 감소하기 때문이다. 이뇨현상이란 체내 나트륨(Na^+)보유에 따른 수분의 보유현상 때문에 일어나며 이 둘의 관계에서 수분이 적을 때에 갈증을 느끼게 된다. 따라서 알코올이 수분과 나트륨평형에 미치는 영향은 나트륨과 물을 동시에 섭취함으로써 조절될 수 있다.

알코올이 대사될 때에는 대사에 필요한 효소의 조효소로 사용되는 전해질, 특히 마그네슘, 인산, 칼륨 등의 무기질이 쉽게 부족될 수 있으므로 이들을 필수적으로 보충해주지 않으면 여러 대사 장애를 초래하게 된다.

3) 단백질

과음 및 장기 알코올 섭취 시 상대적으로 단백질의 섭취량이 감소되어 단백질 영양부족현상인 PEM의 현상이 나타날 수 있으며, 저단백혈증을 일으킴은 물론 간질환 등의 문제가 생기기 쉽다.

4) 비타민류

술을 마시면 가장 문제가 되는 것은 부적절한 식사와 흡수장애로 인한 엽산결

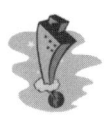

핍증과 비타민 B_{12} 등의 결핍으로 빈혈을 초래하기 쉽고, 비타민 B_1의 결핍으로 인한 알코올 중독은 심할 경우 실어증, 알코올 다발성 신경염 등의 증상 및 그 외의 여러 증상들을 가져온다.

6. 알코올과 질환

많은 양의 알코올을 상습적으로 섭취 시 아래와 같은 여러 질환들의 위험에 노출되어 있다.

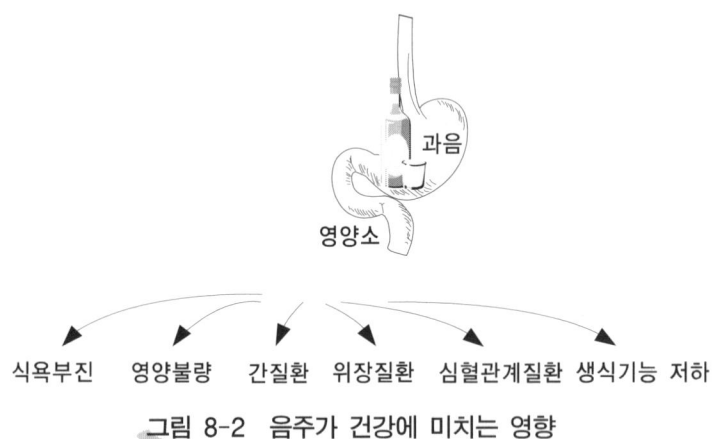

그림 8-2 음주가 건강에 미치는 영향

1) 간질환

간은 알코올의 대사가 주로 이루어지는 주된 장기이므로 만성 알코올 중독은 지방간, 알코올성 간염, 간경화 등 간장애가 많이 일어난다. 알코올은 지방분해를 저해하여 지방이 완전 연소되지 못하게 하므로 간 조직 내에 축적시킴으로써 지방간을 일으킨다. 이때 단백질도 간에 축적됨으로 인하여 물을 많이 보유함으로써 간이 비대하게 붓기 때문에 간 내 영양소나 산소공급이 원활치 못해 간세포가 괴사되거나 섬유증이 생겨 간의 신축성이 발생된다. 그럼에도 불구하고 계속된 음주는 간세포가 괴사되어 간 기능이 퇴화되게 하고, 이것은 곧 간경화증으로 발전하며, 결국 엔 간 조직이 섬유조직으로 교체되는 간 경변으로 진행되어 목숨을 잃게 된다.

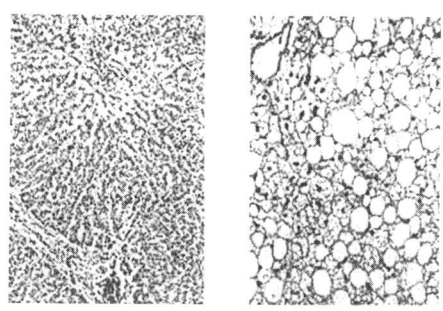

그림 8-3 정상과 지방간의 세포형태

2) 신경계질환

알코올 중독 환자에게 많은 신경 장해는 대표적인 것으로 다발성 신경염을 들 수 있는데 이는 영양결핍, 특별히 비타민 B군의 결핍과 관계가 깊다.

3) 심장순환계질환

하루 한두 잔 정도의 음주는 혈중 HDL을 상승시켜 알코올의 혈액응고 방지 효과 등으로 심혈관계질환의 발생을 줄이는 것으로 알려져 있으나, 다량의 알코올 섭취는 고지혈증을 초래하고 관상동맥을 수축시키며 체내 지질과산화를 초래한다고 한다. 특히 습관적인 음주는 에피네프린, 레닌, 알도스테론 등 호르몬의 분비를 상승시켜 고혈압을 일으키는 요인으로 알려져 있다.

4) 위장질환과 영양불량

알코올은 자극적이기 때문에 위나 소장의 점막에 손상을 주고 위산의 분비를 증가시킴으로써 폭주가에게서 장 및 췌장에 염증이나 궤양을 초래하기도 하며, 한편으로는 영양소 흡수의 저하를 가져오기도 한다. 특히 만성 알코올 섭취 시 십이지장의 융모 끝에 출혈성 장애를 일으키므로 영양소 흡수가 저해되어 영양결핍의 증상을 보이는데, 그 중에서도 비타민 B_1의 흡수불량은 신경계에 영향을 주므로 기억력과 지각능력을 떨어뜨리게 된다. 또한 보통식사와 같은 칼로리를 알코올과 함께 섭취할 경우에는 총 칼로리 중 알코올이 50% 이상을 차지하므로 탄수화물, 지방, 단백질의 영양소 비율이 매우 부적절하게 되고 음식물의 섭취량 또한 매우 낮아 영양소 필요량을 충당할 수 없어 심각한 영양결핍 상태를 초래하게 된다.

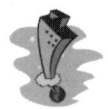
5) 생식기능 저하

만성과음은 고환과 난소의 기능이 부실해져 호르몬의 결핍 또는 성적기능부전과 불임을 초래한다.

즉 알코올은 남성의 테스토스테론의 수준을 낮추며 직접적으로 독성을 나타내기도 하고, 특별히 폐경기 이전의 여성에게서 여러 가지 생식기능 장애를 일으킬 수 있음은 물론 폐경기 이후 생식호르몬에도 영향을 미치는데, 특히 생식기능의 문제는 만성 과음자뿐만 아니라 하루 3잔 정도를 마시는 여성의 경우에도 나타날 수 있다는 보고가 있다.

6) 여성과 알코올

여성은 남성에 비해 알코올 분해 효소의 활성이 낮고, 몸의 크기도 작아 남성보다 쉽게 취하며, 신체의 피로도 쉽게 오는 등 술에 대한 내성이 남성에 비해 낮다. 또한 지속적인 음주는 1차적으로는 생리불순으로부터 성기능 부전, 불임을 초래하며, 임신 시 여성의 알코올 섭취는 아주 심각성이 크다.

7) 태아 알코올 증후군(Fetal Alcohol Syndrome : FAS)

모체가 임신 중 음주를 하기 때문에 태아에게 나타나는 현상으로 태아의 체중과 신장이 정상 이하, 뇌와 신경세포 발달 미숙으로 정신박약, 얼굴 모양이 비정상적인 안면이상, 학습 불능, 관절이상, 심장이상 등이 나타난다. 이때에 주의할 사항은 보통 하루에 30mL 이상의 알코올을 마신 경우 선천성 태아 알코올 증후군이 생기는데, 임신 초기 3개월간이 가장 문제가 된다.

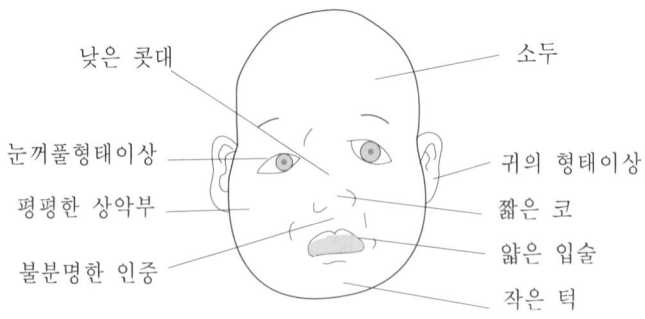

그림 8-4 태아 알코올 증후군의 모습

8) 어린이와 알코올

어린이는 어른에 비해 체중이 적기 때문에 알코올 농도가 급격히 증가되고 알코올을 분해시키는 능력이 낮으므로 그 영향이 크다. 의식을 쉽게 잃고 저혈당에 이르러 뇌손상을 가져온다.

9) 기 타

빛과 소리에 대한 과민반응, 탈수현상, 충혈된 눈, 전율, 치매가 빨리 오며, 환청, 쇼크, 환상, 공포에 시달리게 된다.

7. 알코올 환자의 치료와 식이

알코올 중독을 치료하기 위해서는 우선 알코올 섭취를 중단하고 균형 잡힌 일반식인 영양식으로 섭취하되, 고에너지·고단백식품, 특별히 충분한 비타민과 무기질을 섭취하도록 함으로써 하루빨리 영양불균형에서 벗어나야 한다. 이때 환자가 식욕을 잃은 지가 오래되고 구토 등 오심이 있으므로 약간 자극이 있는 향신료를 잘 배합하여 사용함으로써 환자가 먹는 즐거움을 일단 회복하는 데 주력하도록 하고, 주사로 영양제를 공급할 때에는 필수아미노산이 특히 효과가 크다는 보고가 있으므로 병행하도록 한다.

8. 숙취를 해소할 수 있는 음식

알코올의 숙취증상은 두근거림과 두통, 갈증, 멀미, 위 장애, 설사가 주를 이루는데, 숙취를 해결하기 위해서는 단백질 및 비타민 B군과 C 그리고 당분이 많이 있는 음식을 주로 섭취하도록 한다.

특히 신선한 과일과 채소를 듬뿍 섭취하되 될수록 갈거나 으깨지 않은 그대로의 음식을 주고 반드시 하루 3식을 할 수 있도록 해야 하며, 이뇨와 탈수작용이 강했던 만큼 충분한 물을 섭취하도록 하되 무기질과 비타민이 많이 들어있는 차를 주는 것도 좋은 방법이다. 또한 알코올 대사를 촉진시켜주는 뿌리째 끓인 콩나물국과 단백질과 채소가 듬뿍 들어있는 해장국 같은 음식도 도움이 되며, 혈액순환을 위해

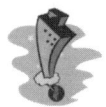
적당한 운동과 따뜻한 물에 좌욕이나 목욕을 하는 것도 좋다.

9. 알코올 중독의 예방

· 음주할 필요가 있다고 생각될 때 마시지 않고 참는다.

· 천천히 마신다.

· 정신적, 육체적 불쾌감을 해소키 위한 음주는 하지 말 것.

· 알코올 함량이 높은 증류주는 그대로 마시지 않고 얼음을 넣어 희석해 마신다.

· 숙취나 위가 쓰릴 때 아침 해장술을 마시지 말 것.

· 빈 속에 음주하지 말 것.

· 술은 병째 마시지 말고 반드시 잔에 따라서 마실 것.

· 언제, 어떤 술을 어떻게 마셔야 할 것인지 계획을 세울 것.

· 알코올을 보약 또는 치료약으로 생각지 않는다.

· 과음하였다고 생각되면 다음날은 반드시 휴일을 만들어야 한다.

· 술을 마실 때는 육류나 어류, 채소 등을 함께 들도록 한다.

· 술을 마시면서 흡연하는 일이 없도록 한다.

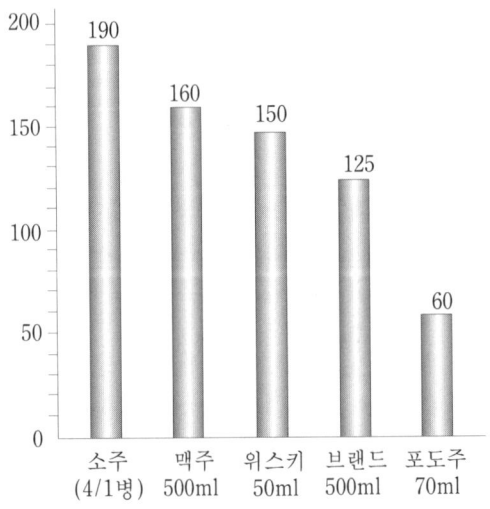

그림 8-5 각종 술 1잔의 열량비교

10. 술에 대해 잘못 알고 있는 상식

· 술 깨는 데 커피는 효과가 있다.

· 음주 후 느껴지는 온기로 체온이 상승된다.

· 해장술은 숙취를 풀어준다.

· 금주가 반드시 몸에 좋다.

· 술은 위에서보다 소장에서 많이 흡수된다.

· 술을 섞어 마신다고 숙취를 일으키지 않는다.

표 8-1 음주단속 기준표

혈중 알코올농도	형사처벌	내용(벌금)	행정처벌
0.05~0.09%	형사입건	50만원~1백만원	100일정지, 벌점100
0.10~0.15%	형사입건	50만원~1백만원	운전면허 취소, 벌점100
0.16~0.25%	형사입건	1백만원~2백만원	운전면허 취소
0.26~0.35%	형사입건	2백만원~3백만원	운전면허 취소, 2년간 면허취득자격 정지
0.36% 이상	형사입건(구속)	2년 이하의 징역	운전면허 취소
0.05% 이상에서 인명사고 났을 때	형사입건(구속)	2년 이하의 징역	운전면허 취소
음주측정 불응	형사입건	형사입건	운전면허 취소

* 혈중 알코올 농도의 산출 공식

농도(%) = {음주량(mL) × 알코올 도수(%) × 0.8} ÷ {체중(kg) × 0.67} × 0.001

 술과 약을 함께 먹어도 될까요?

약을 먹을 때 가장 좋은 음료는 순수한 물이다. 왜냐하면 약이 흡수되는 것을 방해하거나 상호작용을 통해서 위험을 초래할 수가 있기 때문이다. 따라서 술의 경우도 예외가 아닌데 특히 술은 알코올에 의해 유도되는 효소의 작용으로 약물이 강한 독성을 갖는 대사산물로 변하여 간 등의 장기에 손상을 줄 수도 있기 때문에 절대 같이 먹어서는 안 된다.

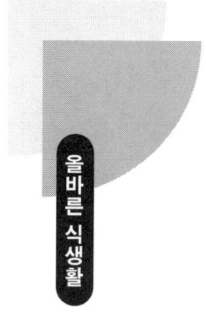

제 **9** 장

흡 연

올바른 식생활

1. 흡연이 건강에 미치는 영향

1) 순환기에 미치는 영향

흡연 시 니코틴은 자율신경계를 자극하여 혈관을 수축시키므로 혈압이 상승되며 지질대사에 영향을 미쳐 혈중 HDL을 저하시켜 동맥의 벽에 콜레스테롤의 침착을 촉진시킴으로써 동맥경화와 같은 순환기 질환을 촉진시키는 것으로 알려져 있다.

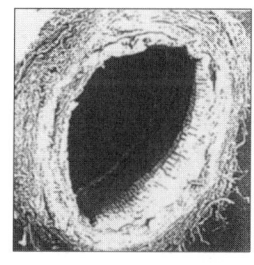
▲ 정상혈관

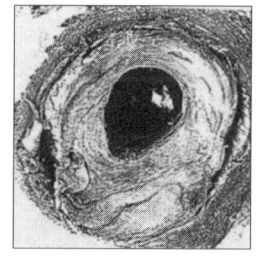
▲ 지방이 침착된 혈관

그림 9-1 흡연으로 인한 혈관변화

2) 호흡기에 미치는 영향

기관지를 자극하여 염증을 일으키고 기침과 가래를 만든다. 또한 기관지 벽이 두꺼워짐에 따라 기관지가 좁아져 호흡률을 저하시키고 기관지, 점막의 섬모기능이 약화되어 가래를 뱉기가 어려워져 폐 속에 항상 가래가 남아있게 된다.

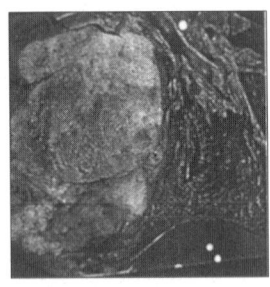 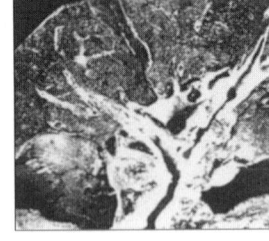

▲ 정상 폐조직   ▲ 폐암으로 진행된 폐조직

그림 9-2   흡연으로 인한 폐암조직

3) 암

담배 속에는 적어도 20여종의 A급 발암물질이 함유되어 있다. 담배를 피우는 사람은 피우지 않는 사람에 비해 후두암은 20.3배, 구강암 4.6배, 폐암 4.1배, 식도암 2.1배, 기관지염 5.0배, 간암 1.7배, 방광암 1.6배, 췌장암 1.5배, 신장암 1.3배, 위암 1.5배, 자궁경부암은 2배의 높은 발생률을 보인다. 씹는담배는 볼이나 잇몸의 암 발생과 관련이 있다.

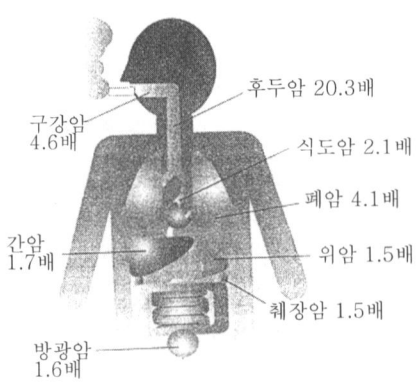

그림 9-3   흡연으로 인한 암의 발생

4) 구강질환

구강조직의 약화로 치주염을 앓고 있으며, 치아의 빛깔도 누렇게 변색되고 담배 진으로 검은 태가 낀다. 치아마모율과 결손율이 높고, 구취가 심하며, 맛을 보는 기능이 저하된다.

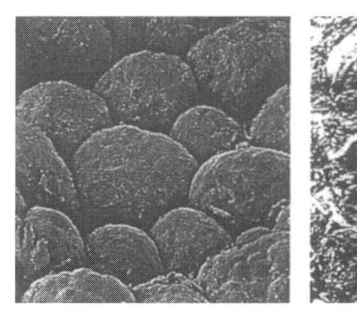 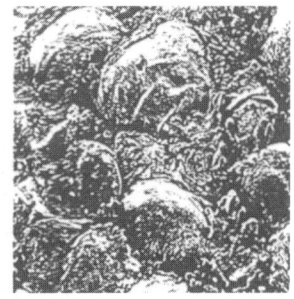

▲ 건강한 혀돌기   ▲ 흡연으로 파괴된 혀돌기

그림 9-4 흡연으로 인한 혀의 변화

2. 흡연과 영양

흡연자들은 거의 대부분 술자리 이후에 흡연으로 이어지는 습관을 가지고 있다. 술자리에서의 식사를 차지하는 것은 육류가 대부분인데 이때 포화지방산의 섭취가 많은 반면 탄수화물이나 채소, 과일 등의 비타민, 무기질의 흡수가 적기 때문에 위의 흡연으로 인한 여러 가지 우리 몸의 생리적인 문제점들을 도와주지 못하고 오히려 악화시키는 방향으로 영향을 주기가 쉽다. 즉 흡연으로 인한 혈관계의 수축이나 혈중 LDL-콜레스테롤 수준의 증가 등의 문제를 식이에서 보완시켜주는, 예를 들면, 김치나 섬유소가 많이 들어있는 채소나 과일 등의 풍부한 섭취로 콜레스테롤 수치를 떨어뜨릴 수 있는 유익한 식사와는 오히려 반대되는 경향이 강하기 때문에 더욱 문제가 심각하다.

특별히 항산화작용을 하는 비타민 C가 많이 들어있는 채소와 카로틴이 많이 들어있는 녹황색채소는 흡연자가 가장 유의해서 많이 섭취해야 할 식품이다. 왜냐하면 흡연자는 하루 200mg 이상의 비타민 C를 섭취해야만 정상적인 혈청 비타민 C의 농도를 유지할 수 있으며 담배 한 개비는 체내 비타민 C의 약 25mg 정도를 소비하기 때문에 흡연자는 비흡연자에 비해 30mg 더 섭취하도록 권장하고 있다. 따라서 만일 충분한 식사를 할 수 없을 경우에는 비타민제를 복용하는 것도 도움이 된다.

3. 여성과 흡연

흡연을 하는 모체에서 태어난 신생아들은 정상아에 비해 체중, 신장, 두위의 발육이 부진하고, 조산과 더불어 사망률도 높으며, 자신에게는 조기 폐경과 골다공증의 위험이 커진다.

1) 유방암과 자궁암 증가

여성 피임제 복용이 흡연효과와 상승적으로 작용한다.

2) 수태기능의 저하

수태기능을 저하시키며 여성호르몬의 기능을 저하시켜 월경불순, 임신 중 합병증 증가, 조산율 및 자궁외 임신율을 증가시키고, 조기 폐경을 초래하여 여자를 빨리 늙게 한다.

3) 조기 노화

담배에 들어있는 니코틴은 피부의 주름과 노화에 결정적 역할을 한다.

4) 골다공증과 사지통의 원인

산소공급의 부족으로 혈액순환장애를 가져온다.

5) 태아에 미치는 영향

비흡연 모체의 신생아보다 저체중아를 출산하며, 조산 및 사산의 원인이 되기도 하고, 정상 분만을 해도 태중 산소 결핍현상으로 저능아나 기형아가 태어날 가능성이 많다. 이것은 산모가 받는 담배의 피해를 태아가 같이 받는데, 더 큰 문제는 태아는 모든 세포조직들이 극히 미숙하므로 소량으로도 많은 피해를 입는다는 것을 잊으면 안 된다.

6) 근로여성의 흡연

환경오염이나 근로환경이 열악한 환경에서 근무하는 청소년이나 노인 또는 여성들은 환경오염물질과 담배 속의 유해물질이 상승작용을 일으키므로 더 큰 피해를 입게 된다.

4. 간접흡연

흡연은 단지 개인적으로 영향을 받는 것만이 아니라 담배를 피우지 않는 사람에게도 피해를 준다. 간접흡연은 비흡연자가 옆 사람이 피우는 담배 때문에 간접효과를 받는 경우를 의미하는데 이때의 문제는 필터를 거치지 않고 직접 타오르는 담배연기를 마신다는 점이며, 이는 흡연자가 마시는 연기보다 더 위험하다. 또한 담배연기 속에서 일하는 경우 눈의 불편, 비강, 기침, 두통, 호흡기질환 등이 일어나며 흡연자의 아내는 폐암에 걸릴 확률이 2배나 높다고 알려져 있다.

5. 니코틴 의존증

매우 빠르게 나타나며 85%는 담배를 잘 끊지 못한다. 니코틴 의존인 사람의 평균 흡연량은 하루 20~30개비 이상을 말한다.

니코틴은 신체적 의존을 일으키는 약물로 중단하면 금단증상이 나타나는데. 보통 마지막 담배를 피운 뒤 90~120분 후에 나타나기 시작하며 처음 24시간이 가장 심하게 일어난다.

1) 증 상

담배에 대한 갈망, 성급함, 욕구불만, 불안, 들뜸, 집중곤란, 수면장애, 혈압강하, 운동저하, 근육수축 등을 보인다.

2) 나의 니코틴 의존도는 어느 정도인가?

① 하루에 보통 몇 개비나 피우십니까? ( )

    가. 10개비 이하   나. 11~20개비   다. 21~30개비   라. 31개비 이상

② 아침에 일어나서 몇 분만에 첫 담배를 피우십니까? ( )

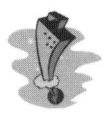

가. 5분 이내   나. 6~30분 사이   다. 31~60분 사이   라. 61분 이후

③ 금연구역(학교, 지하철, 극장 등)에서 담배를 참기가 힘듭니까? (   )

　　가. 예　　　　　　　나. 아니오

④ 하루 중 담배맛이 가장 좋은 때는 언제입니까? (   )

　　가. 아침 첫 담배　　　나. 그 외의 담배

⑤ 하루 중 다른 때보다 아침 나절에 담배를 더 자주 피우십니까? (   )

　　가. 예　　　　　　　나. 아니오

⑥ 몸이 아플 때에도 담배를 피우십니까? (   )

　　가. 예　　　　　　　나. 아니오

점수 계산하기

	가	나	다	라
①	0점	1점	2점	3점
②	3점	2점	1점	0점
③~⑥	1점	0점	-	

 담배를 끊으면 정말 살이 찌나요?

담배를 계속 피우다가 끊을 경우, 실질적으로 체중이 증가하는데 이는 몸의 기능이 정상화 되고 기초 대사량이 감소되기 때문이라는 학설이 지배적이었지만 사실은 다시 담배를 피우고 싶은 욕구들을 간식으로 채우거나 정신적 스트레스를 음식으로 풀려는 원인이 더 큰 것으로 알려져 있다.

제 10 장

운동과 질병

규칙적인 운동은 신체를 단련시킬 수 있음은 물론 혈액순환이 잘되고 근육의 양이 증가해 기초대사량을 높이게 되며, 식욕의 조절에 도움을 주고 체지방을 쉽게 에너지원으로 이용할 수 있게 됨으로써 체중조절을 가능하게 한다. 이 밖에도 운동은 혈액 HDL농도를 높이고, 중성지방질의 함량을 낮추며, 심장, 허파 및 순환계의 기능을 강화 시키는 등 유익한 부분이 많기 때문에 성인병의 발병이 급증하고 있는 요즈음 운동의 필요성은 날로 증가되는 추세에 있다.

1. 운동의 종류

운동은 크게 무산소운동(anaerobic exercise)과 유산소운동(aerobic exercise)으로 나눌 수 있다. 무산소운동은 호기성 경로를 통해 에너지를 공급할 수 있는 신체능력 이상의 운동 강도에서 근육을 사용할 때 산소를 사용하지 않는 혐기성 해당 작용을 통해 신속하게 에너지를 공급받게 되는 것으로 이에 속한 운동은 신체의 산소 공급능력을 초과하는 속도와 강도로 진행되는 역도나 단거리 경주를 들 수가 있다. 즉 격렬한 운동을 말하는 것으로 이 운동은 산소 소모량이 크므로 체내에서 당질을 연소시켜 에너지를 소모하기 때문에 젖산생성이 많아 운동이 끝난 후 피로하고 과식으로 이어질 우려가 높다.

유산소운동은 중간 정도의 강도에서 큰 근육을 20분 이상 사용할 때 산소의 지속적인 공급 하에서 포도당과 지방이 미토콘드리아에서 완전히 산화되어 나오는 에너지를 공급받게 되는 운동으로서 지방을 연소시켜 열량의 소모를 증가시킬뿐만 아니라 운동 종료 후에도 인체로 하여금 수 시간 동안 계속해서 열량을 더 연소하게 하여 대사율을 계속 높여 주기 때문에 체중조절에 효과가 큰 운동으로 빠르게 걷기, 수영 등이 이에 속한다. 이 운동의 특징은 중등도 이하의 운동이기 때문에 산소 소모량이 크지 않고, 체지방을 에너지원으로 이용하기 때문에 젖산의 생성이 적어 운동 후에도 피로하지 않음은 물론 식욕을 증가시키지 않는다.

2. 운동과 영양

세포는 포도당이나 중성지방을 분해함으로써 생긴 에너지를 직접 사용할 수 없고, 음식으로부터의 화학적 에너지를 이용하기 위해서는 세포가 우선 그 에너지를 ATP 형태로 전환시키는 것이 필요하며, 운동을 하는 데 어떤 영양소가 필요한지의 에너지를 받는 정도는 운동의 종류와 강도 및 지속시간에 따라 달라진다.

1) 당 질

운동을 하는 데 있어 최대의 능력을 발휘할 수 있는 영양소는 운동을 수행하는 데 직접 참여하는, 즉 근육에 충분한 에너지를 공급할 수 있는 영양소이어야 하는데, 가장 효율적으로 이용될 수 있는 것이 당질이다. 왜냐하면 열량 영양소 중에서 가장 산화되기 쉽고 소화·흡수가 쉽기 때문이다. 이 영양소는 포도당 또는 근육이나 간에 저장되어 있는 글리코겐으로부터 공급받는데 간에 100g(400kcal에 해당 : 대학생 3~4시간 활동가능) 정도, 근육에 250g 정도 저장되어 있다. 따라서 평소에 활동적인 사람은 1일 소비열량의 55~70% 이상을 탄수화물로 충분히 섭취하는 것이 필요하며 그 당은 될 수 있는 한 복합 당이 좋

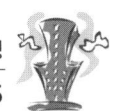

다. 보통 운동을 시작하면서 초기에 당질이 운동에너지로 사용되는 것으로 알려져 있는데 이는 호흡상(repiratory quotient :RQ)이 운동 초기에 1에 가까워짐을 보는 것으로 알 수가 있다.

2) 지 질

지방은 체내에서 가장 농축된 에너지원이긴 하지만 지질의 효율은 탄수화물에 비해 소화와 대사과정에 걸리는 시간이 더 많으므로 빨리 이용되는 당질보다 낮다(10~20%). 또한 지방은 소화산물인 지방산이 연소 시간에서 케톤체가 생성되어 혈액을 산성화시키기 때문에 쉽게 피로를 느끼게 하는 영양소이다. 운동 시처음 사용하는 영양소는 당질인데 지속적인 운동을 계속 하면 간의 글리코겐이 고갈되고 결국 지방이 근육의 에너지원으로 이용되게 된다. 즉 비만이나 혈관순환계질환인 환자가 체중을 감량하고자 원할 때에는 규칙적이고 어느 정도 오랜 시간을(최하 30분 이상)계속 해줄 때에 체지방이 연소된다는 말이다. 즉 장시간의 격심한 운동을 할 때에는 다량의 에너지가 필요하기 때문에 총 섭취량의 증가가 요구되나, 이때의 지방연소는 식사로부터 직접 온 것이 아니라 체내에 저장된 피하지방으로부터 온 것이기 때문에 특별히 증가시킬 필요는 없으며, 지나친 지방질 섭취는 콜레스테롤 섭취량의 증가로 이어질 수 있기 때문에 심장병 등에 영향을 미치기 쉬워 일반적인 영양섭취기준은 총에너지 섭취량의 15~25%를 공급하는 동시에 당질과 단백질도 동시에 충분히 공급될 것을 권장하고 있다.

3) 단백질

과격한 운동을 하거나 운동을 통한 근육의 생성을 유도하고자 할 때는 권장량보다 좀 더 충분한 단백질의 섭취가 요구되지만, 일반적으로 단백질이 에너지로 전환되어 열량으로 쓰이고자 할 때에는 아미노산이 분해되어 포도당으로 전환되어야 하는데 이때 총에너지의 10% 정도가 낭비될 뿐만 아니라 질소노폐물인 요소가 생성되어 소변으로 배출된다. 따라서 다량을 단백질에 의존 시 탈수현상이 초래될 위험이 있으며, 따라서 단백질이 열량영양소이긴 하지만 단백질의 주요 목적인 단백질 합성 이외의 에너지원으로 쓰이는 것은 낭비가 될 뿐만 아니라 몸에도 무리를 줄 수가 있기 때문에 운동 시의 에너지원으로 쓰이는 단백질은 총열량의 7~20% 이상 넘지 않는 것이 좋다.

4) 비타민과 무기질

조절영양소인 비타민과 무기질은 말 그대로 열량영양소가 아니기 때문에 직접 에너지를 내는 영양소는 아니다. 즉 열량영양소가 대사될 때에 각 단계마다 필요한 효소가 있는데 이 효소를 돕는 영양소로서 무기질과 비타민이 사용된다는 말이다. 따라서 적재적소에 필요한 비타민과 무기질이 부족할 때에 그 대사는 지연되거나 대사가 되지 못함으로써 인체가 원하는 영양을 공급해줄 수 없게 되어 영양 부족이나 불균형을 초래함으로 쉽게 피로를 느끼며 피로 회복 또한 늦어지게 된다.

한국인의 경우 주식이 쌀이기 때문에 운동을 함으로써 열량섭취가 증가하면 열량대사를 위해 무기질과 비타민이 비례적으로 증가되어야만 한다. 특별히 운동 시에는 땀을 많이 흘리게 됨으로써 염화나트륨이 수분과 동시에 땀으로 배설 (고온다습환경에서 운동 시 1일 200mg 이상 손실)되어 결핍되기 쉽기 때문에 수분과 염분의 공급이 필요할 뿐만 아니라 동시에 적정 영양소도 제때에 공급되어져야만 한다. 또한 대부분 운동선수의 경우 성장기인 경우가 많기 때문에 뼈의 발육에 관련된 영양소는 물론 빈혈에 주의를 기울이지 않으면 안 된다.

5) 수분

운동을 하지 않는 일반적인 사람의 경우 갈증은 수분필요를 아는 척도가 될 수도 있으나, 운동선수의 경우 갈증에만 의존했다가는 낭패를 보기 쉽다. 왜냐하면 갈증을 일으키는 메커니즘은 체수분의 손실에 의한 것이 아니라 소금농도에 의해 반응하는 두뇌세포에 의해 조절되기 때문이다. 즉 혈액 중의 소금농도는 운동에 의한 체수분 감소속도보다 더 느리기 때문에 두뇌는 체수분이 많이 손실될 때까지도 갈증반응을 나타내지 않게 되므로 땀을 많이 흘리며 운동을 하는 사람의 경우 실질적으로 탈수를 예방하려면 목이 마를 때까지 기다리지 말고 미리 일정량의 수분을 계속적으로 공급함이 중요하다. 특히 운동과 관련된 수분의 기능은 열이 올랐을 때에 피부를 통해 땀을 증발시켜 체온을 식혀줌으로써 체온이 오르지 못하게 하는 데 아주 중요하다. 따라서 지나치게 많은 땀을 흘리고 수분을 보충해 주지 않는 한 탈수상태를 유발하고 결국 신체의 냉각기능은 상실케 되어 위험을 초래하므로 수분을 적절히 보충해야만 한다.

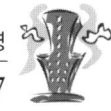
6) 스포츠음료

스포츠음료란 수분과 당, 전해질이 들어있는 음료를 지칭하는데 요즈음 이 음료가 운동경기력 향상과 관련하여 논란의 여지가 많다. 아직까지 밝혀진 바로는 10%의 당이 포함된 음료는 수분흡수속도와 동일하게 흡수되어 혈액으로 들어가기 때문에 고갈된 탄수화물을 보충할 수 있어서 오랜 시간 운동을 하는 선수 (예 : 마라톤)에게 운동능력을 향상시킬 수 있다는 보고가 있고, 단기간의 운동에는 스포츠음료보다 찬물이 더 빨리 흡수된다고 한다. 그리고 땀을 지나치게 많이 흘렸을 때(3.5 ℓ 이상)를 제외하고는 운동 중 전해질의 보충은 불필요하다고 알려져 있다.

3. 운동과 식사관리

1) 단시간의 경기

운동하는 사람으로서 누구나가 알고 있어야 할 식사원칙은 운동 전(경기 2~3시간 전) 충분한 식사를 함으로써 에너지를 공급하는 데 지장이 없으면 된다. 그러나 짧은 시간에 어떤 경기의 승부를 내야만 하는 상황에 있을 때(예 : 높이뛰기, 단거리뛰기)에는 심장 또는 폐에서의 산소 공급보다 근육운동이 더 빠르기 때문에 단시간이라도 이때에는 축적된 글리코겐과 혈당이 에너지의 주 공급원이므로 필요 시에 저장된 에너지를 신속히 제공할 수 있도록 간이나 근육에 에너지가 충분히 저장된 상태여야 하며 이때를 운동 전 최적 상태라고 할 수가 있다. 이를 위해서는 평소 일반인의 영양권장량보다 조금 풍성하게 식사를 하도록 하되, 단시간일 때 특별히 당질과 수분을 충분히 보충하고 몸이 무겁게 느껴지지 않도록 유의해야 한다. 그리고 운동경기 전의 식사는 300kcal 정도로 가볍게 하되, 최소 2시간 이상 지난 후 운동을 하는 것이 좋다고 알려져 있다.

2) 중시간의 경기

수영 같이 10분 이상 지속되는 경기에서는 근육운동을 필요로 하기 때문에 식사 외에 반드시 비축된 영양소가 충분량 있어야만 한다. 따라서 경기 시작 2~3일 전에 고당질 식사로 근육의 글리코겐 저장량을 비축함이 중요하다.

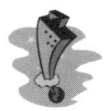
3) 장시간의 경기

휴식이 불가능한 오랜 시간 지구력을 요하는 마라톤 같은 운동을 할 때에는 체내에 비축되어 있는 영양소가 얼마인가에 따라 그날의 승부가 결정이 된다 해도 과언이 아닐 만큼 중요하기 때문에 이때에는 특별히 글리코겐을 체내에 저장하는 프로그램인 글리코겐 부하과정과 축적된 지방을 이용한다. 왜냐하면 이때의 운동은 호흡과 혈액순환에 의해 산소요구량을 맞추어 갈 수 있으므로 축적된 글리코겐과 지방이 에너지 공급원으로 쓰이기 때문이다. 따라서 운동 초기에는 글리코겐이 에너지 요구량의 40% 정도를 공급하고 2시간 정도 후까지 운동이 지속될 경우는 축적된 지방이 에너지원으로 쓰이게 된다.

4. 운동과 질환

1) 비만

비만은 비만 그 한 가지 만으로도 여러 가지 건강문제를 일으킨다. 왜냐하면 비만상태에서는 혈액량과 그에 따른 심박출량의 증가로 인해 혈압이 높아지고, 그 외에도 혈중지질, 혈당이 증가하기 때문인데, 이러한 심혈관계 위험인자들과 비만과의 관계는 남녀 모두에게서 강하게 나타나고 있다. 따라서 성인병을 차단하려면 먼저 비만이 되지 않도록 유의하여야만 한다. 그러나 일단 비만이 되었다 하면 식사를 차츰 감량하되 반드시 따라야 하는 것이 운동이다. 왜냐하면 규칙적인 운동은 식욕을 조절함은 물론 기초대사량을 증가시켜 활동으로 인한 열량소비를 증가시킴으로써 비만으로부터 탈출할 수 있고, 동시에 비만으로 인해 생긴 질병도 감소되기 때문이다. 체중감량을 위해 운동 시 주의할 것은 과격한 운동보다는 빠른 걸음이나 등산 등과 같은 중간 정도의 운동을 최소 30분 이상씩 1주에 4번 이상 규칙적으로 함으로써 에너지원을 피하지방에서 쓰도록 유도해야 한다.

2) 심혈관계질환

심장혈관계는 펌프작용을 하는 심장과 혈액을 운반하는 혈관으로 구성되어 있는데 심장혈관계가 원활히 유지되기 위해서는 먼저 심장근육이 잘 발달되어야 하고, 심장에서 뿜어내는 혈액을 잘 운반할 수 있도록 혈관이 튼튼해야만 한다. 그런데 운동은 심장의 근육을 향상시킴은 물론 심장이 커지고 강해져 적은 노력으로도 많은 혈액을 뿜어낼 수 있어 심장 박동수의 감소를 가져오는 이점이 있으며, 따라서 혈액순환이 원활히 되도록 돕는다. 또한 운동은 말초조직에 있는 콜레스테롤을 간으로 운반하도록 돕는 HDL-cholesterol을 증가시켜 준다는 보고가 있어 심장 혈관계질환을 예방할 수 있는 주요 인자로 알려져 있다.

3) 골다공증

골다공증은 뼈의 화학적 조성에는 이상이 없으나 단위 용적당 골질량이 감소되어 치밀한 뼈 조직이 엉성하게 되는 질병, 즉 뼈 조직이 약화되었음을 의미하는데, 운동을 하면 운동 중에 근육이 뼈에 주는 자극이 있게 되고 이 자극이 클 때에 칼슘축적 농도를 높여 뼈를 강하게 하기 때문에 최근 문제가 되고 있는 폐경기 이후 여성의 골다공증을 예방할 수 있다.

4) 당뇨병

운동을 하면 말초조직의 인슐린에 대한 감수성이 높아진다. 특히 근육에서의 포도당 이용이 왕성해지므로 인슐린의 사용량을 감소시킨다고 알려져 있으며 특별히 당뇨병 중에서도 성인형 당뇨의 발병률을 감소시킨다.

 나에게 맞는 운동량은 어느 정도가 적당할까요?

운동이 부족하여 여러 가지 문제를 수반하게 되는 현대인은 무조건 많은 운동을 열심히 하면 좋을 것으로 기대하고 있기 때문에 무리한 운동을 쉼 없이 하는 경우를 많이 볼 수가 있다. 그러나 무리한 운동은 그 사람에게 운동이 아니라 노동이라는 사실이다. 따라서 정확한 측정은 전문기관에서 직접 측정을 받아 자신에게 맞는 운동량과 종류를 선택하는 것이 좋으나 이것이 번거롭다면 빠르게 걷기 등의 쉬운 운동(가급적 실내가 아닌 실외환경)으로부터 시작하되 너무 힘이 들지 않는 한도 내에서 땀이 적당히 날 정도의 양이 가장 적당하다고 볼 수 있으며, 무엇보다도 규칙적으로 하는 것이 중요하다.

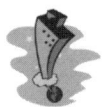
5) 암

운동은 엔돌핀의 생성을 도와 정신적으로 안정되게 하며, 생리적으로는 면역 기능을 증진시켜줌으로써 암세포를 억제하는 데 도움을 준다.

6) 기타

규칙적인 운동은 면역기능을 증진시켜 병의 감염률을 낮추게 됨은 물론 소화기능을 좋게 하여 위장질환으로부터 보호하며, 뇌를 자극하여 세로토닌과 엔돌핀의 생성을 촉진시키기 때문에 성취감과 평안함을 주어 정신건강에 매우 이롭고, 기억력을 좋게 하여 치매를 예방하며, 외모를 개선시켜 자신감을 갖게 한다.

제4부 올바른 식사계획

제 1 장

올바른 식생활

건강한 삶을 유지하기 위해 사람들은 많은 시간을 투자하고 있으며, 이것은 우리가 매일 섭취하는 식품과 깊은 관계가 있다. 따라서 현대인들에게 올바른 식품 선택은 매우 중요하며 올바른 식사계획을 통해 균형된 식생활을 유지하는 것은 매우 중요하다. 그러나 어느 한 가지 식품만을 섭취함으로써 이러한 목적을 충족시킬 수 있는 것은 없다. 유아에게 필요한 모든 것을 거의 다 갖추고 있는 모유에도 철분과 비타민 D가 부족하고, 육류도 훌륭한 단백질을 제공하지만 칼슘을 적게 함유하고 있으며, 달걀은 비타민 C가 거의 들어 있지 않다. 따라서 다양한 식품을 균형있게 섭취하는 것이 중요하다.

올바른 식생활이란 제 때에, 다양한 식품들을 골고루, 자신의 체중과 활동량에 알맞게, 싱겁게 그리고 온 가족이 한 자리에 모여 즐겁게 먹는 것이다. 최근 식생활의 서구화, 불규칙한 식사, 폭식, 잦은 외식과 결식 등 잘못된 식생활로 각종 성인병이 증가하고 있다. 이러한 질환은 식습관의 불균형으로 생긴 것이므로 식습관의 개선을 통한 올바른 식생활을 영위해야만 나아질 수 있다.

1. 한국인을 위한 바람직한 식생활 지침

보건복지부는 2005년에 만성질환의 주요 원인이 되는 국민들의 부적절한 식생활 습관을 개선하기 위해서 국민건강증진종합계획(health plan 2010) 중 영양개선사업의 일환으로 우리 국민의 질병양상과 식생활 특성에 맞는 "한국인을 위한 식생활 목표"와 "한국인을 위한 식생활 지침"을 설정, 발표하였다. "한국인을 위한 식생활 목표"는 국민의 바람직한 식생활 습관을 구축하고 당면한 건강, 영양문제를 최소화시켜, 궁극적으로 건강증진과 개인의 삶의 질 향상에 기여하게 하기 위한 것이며, "한국인을 위한 식생활 지침"은 식생활 목표 달성을 위한 개인의 실천을 유도하기 위해 구체적인 내용으로 가능한 한 영양소가 아닌 식품을 기본으로 한 내용으로 정하여졌다.

1) 한국인을 위한 식생활 목표 10가지

첫째. 에너지와 단백질은 권장량에 알맞게 섭취한다.

둘째. 칼슘, 철, 비타민 A, 리보플라빈의 섭취를 늘린다.

셋째. 지방의 섭취는 총에너지의 20%를 넘지 않도록 한다.

넷째. 소금은 1일 10g 이하로 섭취한다.

다섯째. 알코올의 섭취를 줄인다.

여섯째. 건강 체중($18.5 \leq BMI \langle 25$)을 유지한다.

　　BMI(body mass index : 신체질량지수) = 체중(kg) ÷ 신장(m)^2

일곱째. 바른 식사습관을 유지한다.

여덟째. 전통 식생활을 발전시킨다.

아홉째. 식품을 위생적으로 관리한다.

열번째. 음식의 낭비를 줄인다.

표 1-1 나의 식습관 평가

평소 식사습관과 생활습관을 해당란에 표시하세요.

나는 평소에...	예 (×5점)	가끔 (×3점)	아니오 (×1점)
규칙적인 식생활			
1. 하루에 3끼를 먹는다.			
2. 아침식사를 제대로 먹는다.			
3. 정해진 시간에 식사한다.			
4. 여유있게 천천히 식사한다.			
5. 과식하지 않는다.			
균형 잡힌 식생활			
6. 곡류 음식을 매끼 먹는다(밥, 빵류, 면류, 감자 등).			
7. 육류 반찬을 매끼 먹는다(어류, 달걀, 콩, 두부 포함).			
8. 채소 반찬을 매끼 먹는다(김치 제외).			
9. 기름을 넣어 조리한 음식을 매끼 먹는다.			
10. 우유를 매일 마신다.			
11. 과일을 매일 먹는다.			
12. 매끼 골고루 식사한다(곡류+육류+채소류).			
성인병과 식생활			
13. 가공식품을 자주 먹지 않는다.			
14. 단 음식을 많이 먹지 않는다.			
15. 싱겁게 먹는다.			
16. 동물성 기름을 자주 먹지 않는다(삼겹살, 갈비포함).			
17. 외식을 자주 하지 않는다.			
18. 군것질을 자주 하지 않는다.			
19. 운동을 매일 한다(1시간 이상).			
식생활 태도			
20. 영양지식을 실생활에 활용한다.			
총갯수	( )개	( )개	( )개
총점(100점 만점)			( )점

1. 총점을 계산한다.
2. 나의 식생활습관을 평가한다.
   총점 70점 이상 : 식생활습관이 바람직하여 영양상태가 양호함
   총점 69~30점 : 보통의 식생활습관을 보이나 '예'의 방향으로 개선해야 함
   총점 29점 이하 : 식생활습관이 나쁜 편으로 영양상태가 불량함. 적극 개선 필요

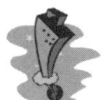
2) 한국인을 위한 식생활 지침 7가지

첫째. 곡류, 채소 · 과일류, 어육류, 유제품 등 다양한 식품을 섭취하자.

둘째. 짠 음식을 피하고, 싱겁게 먹자.

셋째. 건강 체중을 위해 활동량을 늘리고, 알맞게 섭취하자.

넷째. 식사는 즐겁게 하고, 아침을 꼭 먹자.

다섯째. 술을 마실 때는 그 양을 대폭 제한하자.

여섯째. 음식은 위생적으로, 필요한 만큼 준비하자.

일곱째. 밥을 주식으로 하는 우리 식생활을 즐기자.

2. 한국인을 위한 연령층별 식생활 지침

연령층별 식생활 지침은 "한국인을 위한 식생활 지침"을 근간으로 한 세부 실천사항으로서, 성인, 노인, 영 · 유아, 어린이, 청소년, 임신 · 수유부를 위한 식생활 지침의 6가지로 구분하여 다음과 같이 제시하였다.

1) 성인을 위한 식생활 지침

첫째. 채소, 과일, 우유 제품을 매일 먹자 : 여러 가지 채소를 매일 먹는다. 다양한 제철 과일을 먹는다. 우유, 요구르트, 치즈 등 우유 제품을 간식으로 먹는다. 지방이 많은 고기와 튀긴 음식을 적게 먹는다. 고기는 기름을 떼어 내고 먹는다. 튀기거나 볶은 음식을 적게 먹는다. 등 푸른 생선을 자주 먹는다.

둘째. 짠 음식을 피하고, 싱겁게 먹자 : 장아찌, 젓갈과 같은 짠 음식을 적게 먹는다. 음식을 만들거나 먹을 때 소금이나 간장을 적게 사용한다. 국과 찌개의 국물을 적게 먹는다.

셋째. 활동량을 늘리고, 알맞게 섭취하자 : 운동은 1회 30분 이상, 1주 3~4회 이상 실천한다. 생활 속에서의 신체 활동을 늘린다. 단 음식과 단 음료를 제한한다. 건강 체중을 유지한다.

넷째. 술을 마실 때는 그 양을 대폭 제한하자 : 되도록 음주를 피한다. 남자는 하루 2잔, 여자는 1잔 이내로 제한한다(2잔은 소주로는 3잔, 맥주로는 2캔, 양주

로는 2잔에 해당된다). 임신부나 청소년은 절대 술을 마시지 않는다.

다섯째. 세끼 식사를 규칙적으로 즐겁게 하자 : 아침을 거르지 않는다. 저녁 식사는 가족과 함께 즐겁게 한다.

여섯째. 음식은 먹을 만큼 준비하고, 위생적으로 관리하자 : 음식은 먹을 만큼 만들거나 주문한다. 남은 음식은 바로 냉장 보관하고, 오래 두지 않는다.

일곱째. 밥을 주식으로 하는 우리 식생활을 즐기자 : 밥과 다양한 반찬을 갖춘 식사로 영양의 균형을 유지한다.

2) 노인을 위한 식생활 지침

첫째. 채소, 고기나 생선, 콩 제품 반찬을 골고루 먹자 : 다양한 채소 반찬을 매끼 먹는다. 고기나 생선, 달걀, 콩 제품 반찬을 매일 먹는다.

둘째. 우유 제품과 과일을 매일 먹자 : 우유, 요구르트나 두유를 매일 먹는다. 다양한 제철 과일을 먹는다.

셋째. 짠 음식을 피하고, 싱겁게 먹자 : 장아찌, 젓갈 같은 짠 음식을 적게 먹는다. 음식을 만들거나 먹을 때 소금이나 간장을 적게 사용한다. 국과 찌개의 국물을 적게 먹는다.

넷째. 많이 움직여서 식욕과 적당한 체중을 유지하자 : 자신에게 알맞은 운동을 규칙적으로 한다. 많이 걷고 움직이는 생활을 한다.

다섯째. 술은 절제하고, 물을 충분히 마시자 : 되도록 술을 마시지 않는다. 술을 마실 때는 하루 1잔 이내로 제한한다(1잔은 소주로는 1.5잔, 맥주로는 1캔, 양주로는 1잔에 해당된다). 물을 자주 마신다.

여섯째. 세 끼 식사와 간식을 꼭 먹자 : 세끼 식사를 규칙적으로 한다. 조금씩 자주 먹는다.

일곱째. 음식은 먹을 만큼 준비하고, 오래 된 것은 먹지 말자 : 음식은 한꺼번에 많이 만들지 않는다. 남은 음식은 바로 냉장 보관하고, 오래 된 것은 버린다.

3) 영·유아를 위한 식생활 지침

첫째. 생후 6개월까지는 반드시 모유를 먹이자 : 생후 1년까지는 모유를 먹이는 것이 좋다. 모유를 먹일 수 없는 경우에만 조제유를 먹인다. 조제유는 정해진 양을 물에 타서 안고 먹인다. 잠잘 때는 젖병을 물리지 않는다.

둘째. 이유식은 성장단계에 맞추어 먹이자 : 집에서 만든 이유식을 먹인다. 신선한 재료를 위생적으로 조리한다. 이유식은 간을 하지 않고 조리한다. 이유식은 숟가락으로 떠 먹인다.

셋째. 곡류, 과일, 채소, 생선, 고기 등 다양한 식품을 먹이자 : 다양한 조리법으로 만들어 먹인다. 싱겁고 담백하게 조리한다. 안전한 식품을 사용한다.

4) 어린이를 위한 식생활 지침

첫째. 채소, 과일, 우유 제품을 매일 먹자 : 여러 가지 채소를 매끼 먹는다. 우유를 매일 2컵 이상 마신다.

둘째. 고기, 생선, 달걀, 콩 제품을 골고루 먹자 : 고기, 생선이나 달걀을 매일 먹는다. 콩이나 두부를 매일 먹는다.

셋째. 매일 밖에서 운동하고, 알맞게 먹자 : 매일 걷기, 줄넘기, 뛰어놀기 등의 운동을 한다. 나이에 맞는 키와 몸무게를 안다.

넷째. 아침을 꼭 먹자 : 하루에 두 끼 이상을 밥으로 먹는다. 좋아하는 반찬만 골라 먹지 않는다.

다섯째. 간식은 영양소가 풍부한 식품으로 먹자 : 간식으로는 과일과 우유가 좋다. 과자나 음료수, 패스트푸드를 적게 먹는다. 불량식품을 먹지 않는다.

여섯째. 음식을 낭비하지 말자 : 음식은 먹을 만큼 덜어서 먹고, 남기지 않는다.

일곱째. 식사예절을 지키자 : 음식을 먹기 전에 손을 씻는다. 제자리에 앉아서 바른 자세로 먹는다.

5) 청소년을 위한 식생활 지침

첫째. 채소, 과일, 우유 제품을 매일 먹자 : 다양한 채소와 과일을 먹는다. 우유를 매일 2컵 이상 마신다.

둘째. 튀긴 음식과 패스트푸드를 적게 먹자 : 스낵류와 튀긴 음식, 햄버거, 피자 등 패스트푸드를 적게 먹는다. 가공식품과 인스턴트식품을 적게 먹는다.

셋째. 건강 체중을 바로 알고, 알맞게 먹자 : 내 키에 맞는 체중을 안다. 활동량을 늘리고 매일 운동한다. 무리한 다이어트를 하지 않는다.

넷째. 음료로는 물을 마시자 : 술은 절대 마시지 않는다. 탄산음료를 적게 먹

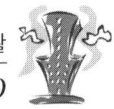

는다. 물을 자주 마신다.

다섯째. 아침을 꼭 먹자 : 아침을 거르지 않는다. 저녁을 제 시간에 먹는다. 한꺼번에 많이 먹지 않는다.

여섯째. 위생적인 음식을 선택하자 : 불량식품을 먹지 않는다. 가공식품의 영양표시와 유통기한을 확인한다.

일곱째. 밥을 주식으로 하는 우리 식생활을 즐기자 : 하루에 두 끼 이상을 밥으로 먹는다. 밥과 다양한 반찬을 갖추어 먹는다.

6) 임신, 수유부를 위한 식생활 지침

첫째. 우유 제품을 매일 3회 이상 먹자 : 우유를 매일 3컵 이상 마신다. 요구르트, 치즈, 뼈째 먹는 생선 등을 자주 먹는다.

둘째. 고기나 생선, 채소, 과일을 매일 먹자 : 다양한 채소와 과일을 매일 먹는다. 살코기, 등 푸른 생선 등을 자주 먹는다. 달걀과 콩 제품을 자주 먹는다.

셋째. 짠 음식을 피하고, 싱겁게 먹자 : 장아찌, 젓갈 같은 짠 음식과 가공식품을 적게 먹는다. 음식을 만들거나 먹을 때 소금이나 간장을 적게 사용한다.

넷째. 술은 절대로 마시지 말자 : 술은 절대로 마시지 않는다. 커피, 콜라, 차, 초콜릿 등 카페인 함유식품을 적게 먹는다.

다섯째. 안전한 식품을 선택하고, 위생적으로 관리하자 : 신선한 재료를 위생적으로 조리한다. 가공식품이나 인스턴트식품을 적게 먹는다.

여섯째. 임신부는 적절한 체중증가를 위해 알맞게 먹자 : 세 끼 식사와 간식을 즐겁게 먹는다. 일상적인 활동과 가벼운 운동을 규칙적으로 한다.

일곱째. 수유부는 모유 수유를 위해 알맞게 먹자 : 음식과 물을 충분히 섭취하여 모유 부족을 예방한다.

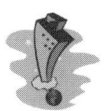

• 영양사가 권하는 건강을 위한 5대 식사지침

자료 : 대한영양사회

제때에

신체리듬에 맞춰 규칙적으로 식사하는 것은 아주 중요하다. 특히 아침식사는 자동차에 시동을 걸듯이 인체에 시동을 걸어주므로 꼭 챙겨 먹는 것이 좋다.

▷ 아침을 거르면?

· 혈당치 저하로 무기력해지며 집중력이 떨어짐.

· 과식으로 이어져 영양불균형을 초래함.

· 이러한 불규칙적인 식사를 계속하면 소화기 관련 질환의 발병으로 건강을 해친다.

골고루

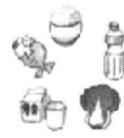

영양소는 한 가지 식품에 균형있게 함유되어 있는 것이 아니라 여러 종류의 식품에 골고루 포함되어 있으므로 영양적으로 균형잡힌 식사를 하려면 다양한 식품을 선택해 부족되는 영양소가 없도록 해야 한다.

알맞게

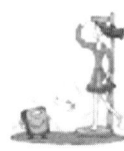

표준체중을 유지하기 위해 하루에 필요한 적정열량을 섭취하는 것은 비만과 성인병을 예방하는 기본 노력이다.

▷ 표준체중이란?

· 여자 : 키(m) × 키(m) × 21

· 남자 : 키(m) × 키(m) × 22

예 키 160cm인 성인여자의 표준체중은 1.6 × 1.6 × 21 = 53.8kg이다.

싱겁게

소금의 과잉섭취는 고혈압을 비롯한 순환기계질환의 주요 원인이다. 건강을 위해 소금 섭취를 하루 10g 이하로 줄이자.

▷ 한국인 평균 하루 소금 섭취량 : 20g

▷ 세계보건기구(WHO)권장량 : 10g 이하

▷ 생리적 하루 필요 소금량 : 5g

※ 소금을 줄이려면 소금절임·가공·인스턴트 식품의 섭취를 줄이고 외식의 빈도를 줄이는 것이 좋다.

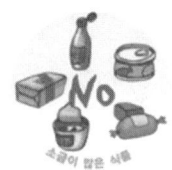

▶ 소금은 어떤 식품에 많은가?

· 소금에 절인 식품 : 젓갈류, 장아찌, 자반고등어, 굴비

· 훈연·어육식품 : 햄, 소시지, 베이컨, 훈연연어

· 소금이 많이 첨가된 스낵식품 : 포테이토칩, 팝콘, 크래커 등

· 인스턴트식품 : 라면, 즉석식품류, 통조림식품

· 가공식품 : 치즈, 마가린, 버터, 케첩

즐겁게

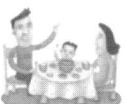

식사는 가능한 한 여럿이 함께 하는 것이 좋다. 더욱이 가족끼리 즐겁게 하는 식사는 그 자체가 즐거움이고 그 자체가 성인병 관리가 되는 것이다. 또한, 가족이 모인 식탁은 육체의 영양뿐 아니라 마음의 영양을 풍부히 얻는 장이 될 수 있다. 여기서 생기는 가족간의 단단한 유대와 예의범절은 어디에서도 얻을 수 없다.

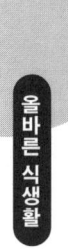

제 2 장

올바른
식생활

바람직한 식사구성

올바른 식사계획을 위해서는 여러 가지 식품을 골고루 섭취하여 균형있는 영양소의 섭취를 해야 하는데, 어떤 식품에 어떤 영양소가 함유되어 있으며, 어떤 음식들을 먹어야 영양소를 골고루 섭취할 수 있는지를 알기란 쉽지 않다. 따라서 다섯 가지 기초식품군, 식품구성탑, 식품교환표를 이용해서 영양소의 구성이 비슷한 식품끼리 묶어서 일반인들이 쉽게 이해하고 활용할 수 있도록 다음과 같이 고안되었다.

1. 다섯 가지 기초식품군

식품 중에는 영양소를 골고루 가지고 있는 식품도 있지만 대개는 나누어 가지고 있다. 그러므로 주요 영양소의 성분이나 하는 일이 비슷한 식품끼리 크게 다섯 가지로 분류하여 모아 놓은 것을 다섯 가지 기초식품군이라고 하는데, 크게 단백질, 칼슘, 비타민과 무기질, 당질, 지방 식품으로 분류한다.

단백질은 우리 몸을 구성하는데, 혈액, 근육 등의 세포를 만들고 체내에서 소화·흡수되어 에너지를 공급한다. 하루 단백질 필요량의 1/3 정도는 1군에 포함되어 있는 양질의 동물성 단백질로 섭취해야 한다.

칼슘은 골격과 치아를 구성하는 주성분으로 특히 성장기 어린이나 청소년, 임산부, 갱년기 여성에게 중요하다. 칼슘은 근육이나 신경운동을 도와주어 신경안정 효과도 가지며, 피를 응고시키는 작용도 한다.

표 2-1 다섯 가지 기초식품군과 주요 영양소

기능별	군별	식품별	주요 영양소	식품명
체조직 구성 식품	1	고기, 생선, 달걀, 콩류	단백질	쇠고기, 돼지고기, 닭고기, 토끼고기, 생선, 조개, 두부, 굴, 콩, 땅콩, 된장, 달걀, 햄, 베이컨, 소시지, 치즈, 생선묵 등
	2	우유, 유제품, 뼈째 먹는 생선	칼슘	우유, 아이스크림, 요구르트, 요플레, 분유, 멸치, 뱅어포, 잔새우, 사골 등
생리 작용 조절 식품	3	채소(담색채소, 녹황색채소), 과일류	비타민과 무기질	시금치, 당근, 쑥갓, 상추, 풋고추, 부추, 깻잎, 토마토, 배추, 무, 양파, 파, 오이, 양배추, 콩나물, 숙주, 사과, 귤, 감, 딸기, 배, 포도, 참외, 수박, 과일주스, 과일통조림, 미역, 다시마, 파래, 김, 톳 등
열량 식품	4	곡류, 감자류	당질	쌀, 보리, 콩, 팥, 옥수수, 밀, 토란, 밥, 밀가루, 감자, 고구마, 미숫가루, 국수, 떡, 빵, 과자 등
		당류		초콜릿, 설탕, 꿀, 캔디 등
	5	유지류	지방	참기름, 콩기름, 옥수수기름, 채종유, 쇠기름, 돼지기름, 면실유, 들기름, 올리브유, 쇼트닝, 버터, 마가린, 잣, 깨, 호두 등

비타민과 무기질은 아주 적은 양이지만 우리 몸의 생리기능을 조절하는 중요한 영양소이다. 특히 비타민은 체내에서 거의 합성되지 않으므로 반드시 음식물을 통해서 섭취해야 하고, 부족 시 결핍증을 유발한다.

당질은 단백질과 같이 체내에서 연소하여 에너지를 공급한다. 쓰고 남은 에너지는 글리코겐의 형태로 간과 근육에 저장되었다가 피하지방이 되므로 과다한

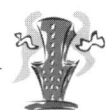

섭취는 비만의 원인이 될 수 있다.

지방도 단백질, 당질과 함께 열량원으로 쓰인다. 지방은 다른 영양소에 비해 높은 열량을 내며, 지용성 비타민의 흡수를 돕고 만복감을 준다. 그러나 과다한 지방섭취는 동맥경화증, 고혈압 등의 원인이 될 수 있으므로 주의를 기울여야 한다.

2. 식품구성탑과 식사구성안

식품구성탑은 균형된 식생활을 하기 위하여 각 식품군이 차지하는 중요성을 쉽게 이해할 수 있도록 우리나라 고유의 탑 모양의 그림으로 표시한 것이다. 식품구성탑은 우리가 주로 먹고 있는 식품들을 그 종류와 영양소 함유량에 따라 비슷한 것끼리 묶어서 다섯 가지 식품군으로 나누어 놓고, 넓이가 다른 5층으로 이루어진 탑에 다섯 가지 식품군의 위치를 정해 놓은 것이다. 각 식품군이 배치된 층의 크기와 위치는 실제 식생활에서 차지하는 중요성과 양을 개념적으로 표현하고 있다.

다섯 가지 기초식품군에 속해 있는 식품을 매일 골고루 섭취하면 하루에 필요한 모든 영양소의 거의 대부분을 섭취할 수 있으며, 균형있는 식사구성, 기호, 식습관에 따른 여러 가지 다양한 식단 계획이 가능하다.

각 식품군이 차지하고 있는 면적에 비례하여 섭취량을 결정하면 된다. 즉 한국인의 식생활에서 주식으로 가장 많이 섭취하는 곡류와 전분류가 맨 아래층, 열량이 거의 없고 건강을 위해 양적으로 많이 섭취하도록 권장하는 채소와 과일류는 2층에, 양질의 단백질 식품으로 일정량 섭취해야 하는 고기, 생선, 달걀, 콩류는 3층에, 한국인에게 가장 부족하기 쉬운 무기질인 칼슘의 섭취를 위해 우유와 유제품을 4층에 그리고 고열량 식품으로 소량 섭취하도록 권장하는 유지와 당류를 가장 면적이 작은 맨 위층에 배치하여 식품분류별 섭취량에 대한 개념적 이해와 실천을 돕고 있다.

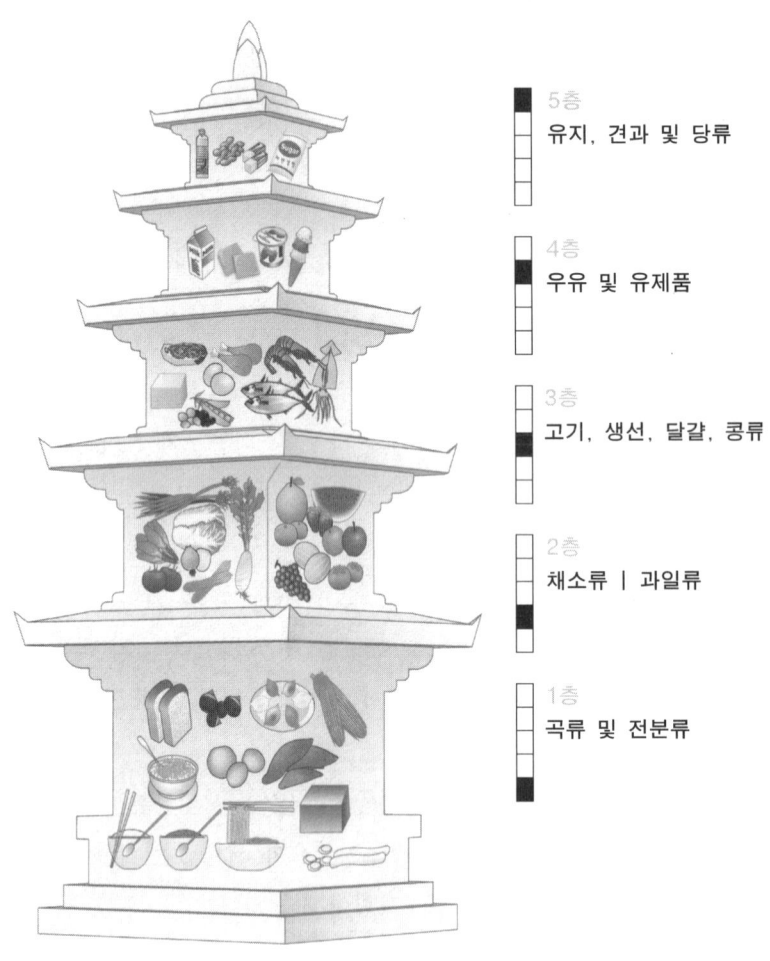

5층
유지, 견과 및 당류

4층
우유 및 유제품

3층
고기, 생선, 달걀, 콩류

2층
채소류 | 과일류

1층
곡류 및 전분류

그림 2-1 한국의 식품구성탑

자료 : 한국인 영양섭취기준

　　미국 농무성(USDA)에서는 1992년 미국인에게 권장되는 식품의 구성과 식품
섭취빈도를 〈그림 2-2〉와 같이 피라미드로 표시하였다. 이를 한국의 식품구성탑
과 비교해 보면 미국의 식품 피라미드에서 한국의 식품구성탑의 3층과 4층을 합
쳐 놓은 것을 제외하고는 식품군별로 유사한 배치를 보이고 있음을 알 수 있다.
식문화의 차이는 다소 있겠지만, 균형있는 영양소의 섭취를 위한 식품의 구성과
식품섭취량이나 빈도에 있어서는 큰 차이가 없다.

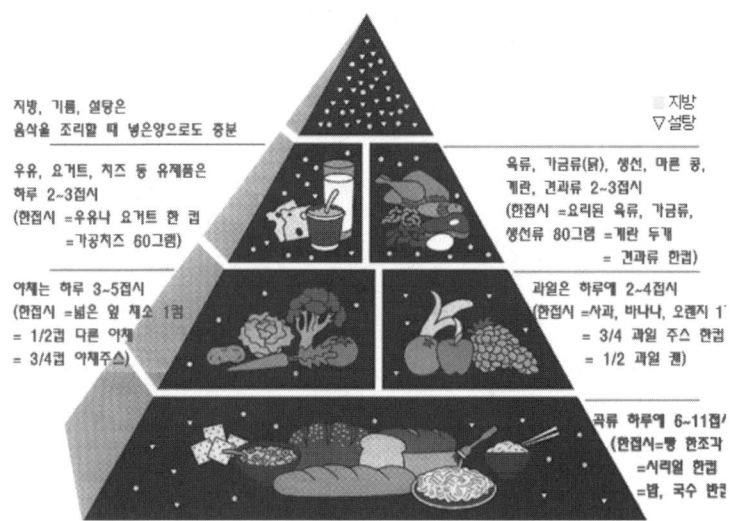

그림 2-2 미국의 식품피라미드

3. 식품교환표와 식사구성안

식품교환표는 대한영양사회에서 우리가 일상생활에서 섭취하고 있는 식품들을 영양소의 구성이 비슷한 것끼리 6가지 식품군으로 나누어 묶은 표이다. 6가지 식품군은 곡류군, 어육류군, 채소군, 지방군, 우유군, 과일군이다. 균형잡힌 식사가 되기 위해서는 6가지 식품군을 골고루 섭취해야 한다. 곡류군은 주식, 어육류군과 채소군은 부식, 지방군은 조리용 기름, 우유군과 과일군은 간식으로 이용하면 쉽게 식사를 계획할 수 있다.

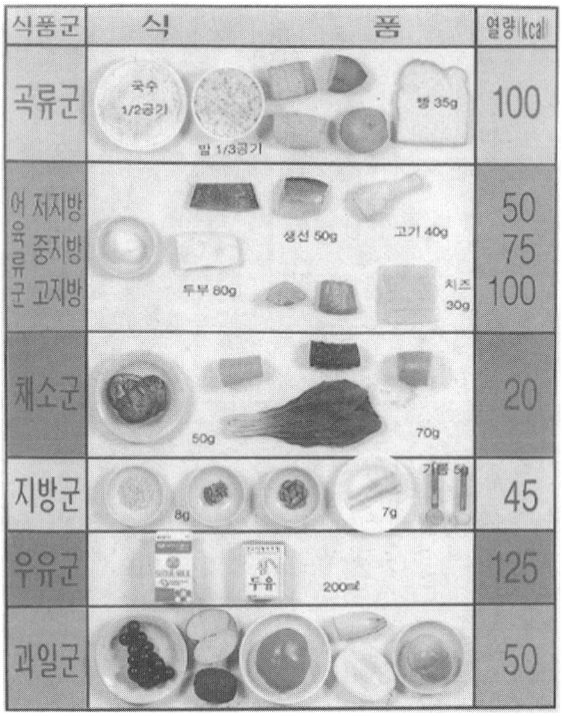

식품군	식			품	열량(kcal)
곡류군	국수 1/2공기			빵 35g	100
	밥 1/3공기				
어 저지방 육 중지방 류 고지방 군		생선 50g 두부 80g	고기 40g	치즈 30g	50 75 100
채소군	50g		70g		20
지방군	8g	7g	기름 5g		45
우유군		두유 200㎖			125
과일군					50

그림 2-3 식품교환표

자료 : 대한영양사회

같은 식품군 안에 있는 식품들은 영양소의 구성이 비슷하므로 열량이 같으면 서로 바꾸어 먹을 수 있다. 이를 위하여 1회 섭취량이나 거래단위 등을 기준으로 영양소 함량이 동일한 중량을 결정하였으며 그 양을 '1교환단위'라고 한다. 표에 나타난 식품의 분량은 각 식품의 1교환 단위를 표시한 것이다. 같은 식품군 내에서 같은 교환단위끼리는 서로 자유롭게 바꾸어 먹을 수 있다.

• 식사계획 시 주의할 점

대한영양사회에서는 건강을 지킬 수 있는 올바른 식사계획을 위하여 식사계획 시 주의할 점들을 식품선택, 조리, 외식할 때로 구분하여 알기 쉽게 제시하였다.

식품을 선택할 때

◦ 가공식품 대신 가능한 제철에 나는 신선한 식품을 이용한다.

◦ 섬유소가 많이 들어있는 식품을 선택한다. 정제된 곡류보다는 도정이 덜 된 곡류를, 주스나 통조림보다는 생과일을, 채소즙보다는 생채소를 선택하면 섬유소의 섭취가 많아진다.
◦ 콜레스테롤과 포화지방산이 많은 식품은 가급적 피한다.
◦ 식품의 구입 시 제조일, 식품내용, 성분을 확인한다.

조리할 때

◦ 조리하기 전에 식품의 무게를 달아보는 습관을 길러서 1교환단위에 익숙해 지도록 한다.
◦ 고기류는 기름을 떼어내고 닭고기는 껍질을 벗긴 후 조리한다.
◦ 소금, 간장의 사용량을 줄인다.
◦ 버터, 돼지기름 등의 동물성 기름 대신 식물성 기름을 사용한다.
◦ 설탕대신 식초, 겨자, 계피, 생강, 레몬 등의 향신료나 양념류를 적절히 사용 하여 음식 맛의 효과를 높인다.
◦ 음식의 단맛을 내기 위해 아스파탐(그린스위트, 화인스위트 등)을 사용할 경우 높은 온도에서는 단맛이 감소하므로 식은 후에 넣는다.

외식할 때

◦ 아침 식사는 반드시 섭취하며, 가급적 외식의 횟수를 줄인다.
◦ 본인의 허용 열량에 맞는 음식을 선택한다.
◦ 외식에서 부족한 식품은 다른 끼에 보충하도록 한다.
◦ 다양한 식품선택으로 영양소를 균형있게 섭취한다.
◦ 동물성 지방이 많이 함유된 식품의 선택을 피한다.
◦ 자극적인 음식, 짠 음식, 지나치게 단 음식은 피한다.
◦ 매일의 식사량은 항상 일정하게 한다.

그 밖에 비교적 자유롭게 먹을 수 있는 식품과 주의해야 할 식품을 제시하였 는데, 열량이 비교적 적어 자유롭게 이용할 수 있는 식품으로는 음료수로 홍차, 녹차, 토닉워터, 다이어트 콜라, 다이어트 사이다 등이 있으며, 오이, 배추, 상추, 양상추, 버섯 등의 푸른 잎 채소류, 김, 미역, 다시마, 우무, 한천 등의 해조류와

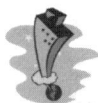

기름기를 걷어낸 맑은 육수, 맑은 채소국, 곤약 등이 있다. 주의해야 할 식품으로
는 대체로 설탕이 많이 들어있는 식품이나 술 등이 있는데, 이들은 열량은 많이
내고 다른 영양소는 없으므로 되도록 피하는 것이 좋다. 특히 설탕, 사탕, 꿀, 껌,
잼, 엿, 술, 단 쿠키, 파이류, 케이크, 초콜릿, 양갱, 젤리, 과일통조림, 시럽, 조청,
모과차, 유자차, 초코우유, 가당연유, 가당요구르트, 약과, 꿀떡 등은 피해야 하는
식품으로 제안하였다.

4. 1인 1회 분량

바람직한 식사구성을 하기 위해서는 영양소 구성에 따른 식품의 종류도 중요
하지만 1회 섭취 분량 또한 알고 있어야 한다. 따라서 편의상 각 식품군의 대표
적인 식품들에 대하여 1인 1회 분량을 〈표 2-2〉와 같이 설정하였다. 이는 우리나
라 사람들이 통상적으로 1회에 섭취하는 양과 가장 가까운 양을 기준으로 설정
한 것이다. 대부분의 식품군에서는 평균 에너지 함량을 고려하였고, 고기, 생선,
달걀, 콩류의 경우 에너지 외에 단백질 함량도 고려하였다. 제시된 식품분량은
가식부를 기준으로 하였다.

또한 새롭게 설정된 한국인의 영양섭취기준을 만족하는 1일 식사 구성의 예를
〈표 2-3〉과 〈표 2-4〉에 제시하여 일반인들이 쉽게 이해할 수 있도록 하였다.

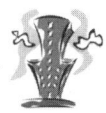

표 2-2 식품군별 대표식품의 1인 1회 분량

식품군	1인 1회 분량					
	(Ⅰ)			(Ⅱ)		
곡류 및 전분류	밥 1공기 (210g)	국수 1대접 (건면 90g)	식빵 2쪽 (100g)	떡 2편 절편(50g)	밤(대) 3개 (60g)	씨리얼 1접시 (30g)
고기, 생선, 계란, 콩류	육류 1접시 (생 60g)	닭고기 1조각 (생 60g)	생선 1토막 (생 50g)	콩 (20g)	두부 2조각 (80g)	달걀 1개 (50g)
채소류	콩나물 1접시 (생 70g)	시금치나물 1접시 (생 70g)	배추김치 1접시 (생 40g)	오이소박이 1접시 (생 60g)	버섯 1접시 (생 30g)	물미역 1접시 (생 30g)
과일류	사과(중) 1/2개 (100g)	귤(중) 1개 (100g)	참외(중) 1/2개 (200g)	포도 1/3송이 (100g)	오렌지주스 1컵 (100g)	
우유 및 유제품류	우유 1컵 (200g)	치즈 1장 (20g)	호상요구르트 1/2컵 (110g)	액상요구르트 3/4컵 (1500g)	아이스크림 (100g)	
유지, 견과 및 당류	식용유 1작은술 (5g)	버터 1작은술 (5g)	마요네즈 1작은술 (5g)	땅콩 (10g)	설탕 1큰술 (5g)	

자료 : 한국인 영양섭취기준

표 2-3 1일 식단(2,000kcal) 구성의 예

식품군 및 권장 섭취횟수 / 식단	밥 (곡류 및 전분류 Ⅰ) 5	단백질반찬 (고기·생선·계란·콩류) 5	채소반찬 (채소류) 7
아침	수수밥 미역국 갈치조림 콩나물무침 도라지생채	수수밥 210g ①	갈치(小) 1토막 50g ①	미역국 ① 콩나물무침 ⓪⑤ 도라지 생채 ①
점심	흰밥 북어국 두부구이 시금치나물 배추김치	흰밥 210g ①	북어 15g ① 두부 2쪽 80g ①	북어국 무 ⓪⑤ 시금치나물 ① 배추김치 ①
저녁	보리밥 얼갈이국 제육볶음¹⁾ 채소쌈 오이생채	보리밥 210g ①	제육볶음 120g ②	얼갈이국 ⓪⑤ 모듬채소쌈 ① 오이생채 ⓪⑤

	곡류 및 전분류 Ⅱ 1	우유 및 유제품 1	과일류 2
간식	인절미 50g 우유 1컵 귤 1개 사과 1/2개	인절미 50g ①	우유 1컵(200mL) ①	귤 1개(100g) ① 사과 1/2(100g) ①

* 유지, 견과, 당류(4servings)는 조리 시 소량씩 사용됨.
¹⁾ 제육볶음에 사용된 돼지고기의 지방함량이 높아 유지류를 추가 사용한 것으로 간주하여 다른 음식 조리 시 기름 사용량이 적은 조리법을 선택함.
① 권장섭취횟수(1회 분량수)
자료 : 한국인 영양섭취기준

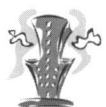

표 2-4 1일 식단 구성(표 2-3)의 식사 사진 예

	식사전	간식사진	메뉴
아 침	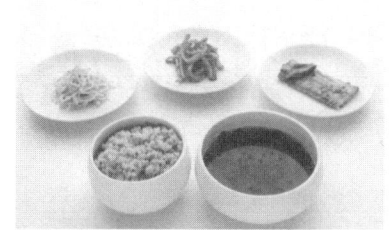	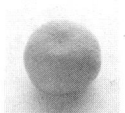	수수밥 미역국 갈치조림 콩나물무침 도라지생채 귤
점 심	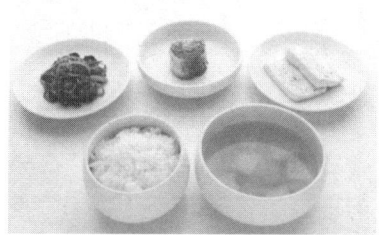	 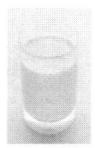	흰밥 북어국 두부구이 시금치나물 배추김치 우유, 인절미
저 녁	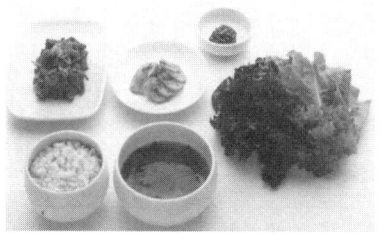	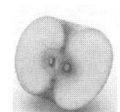	보리밥 얼갈이국 제육볶음 채소쌈 오이생채 사과

자료 : 한국인 영양섭취기준

5. 식품의 눈대중량

식사를 계획하고 식품을 조리하는 과정에서 식품재료와 양념의 양에 대한 개념은 매우 중요하다. 그러나 조리과정을 일일이 저울이나 계량컵, 계량스푼 등의 계량도구를 사용하여 양을 측정하는 것은 가정에서 실천하기에 너무 번거로우므로 계량도구가 없이도 양을 측정할 수 있도록 자주 사용하는 식재료와 양념의 목측량을 익혀두면 편리하다.

표 2-5 자주 사용하는 양념의 중량

식 품 명	1컵(g)	1큰술(g)	1작은술(g)
물, 식초	200.0	15.0	5.0
간장	230.0	17.0	5.7
기름	130.0~150.0	10.0~12.0	3.3~4.0
참기름	190.0	12.8	3.5
꿀, 물엿, 조청	292.0	18.0	6.0
소금(일반 정제염)	130.0	2.7	1.0
설탕	150.0	12.5	4.2
밀가루	105.0	8.0	3.0
녹말가루	110.0	7.2	3.0
화학조미료	140.0	10.5	3.5
고추장	260.0	17.2	5.7
된장	280.0	18.0	6.0
고춧가루	80.0	6.0	2.0
후춧가루	120.0	9.0	3.0
깐 마늘	110.0	-	-
깐 생강	115.0	-	-
파·마늘·생강 다진 것	120.0	9.0	3.0
통깨	90.0	7.0	3.0
깨소금	120.0	8.0	3.0

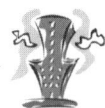

표 2-6 자주 사용하는 식품의 목측량

식품군	식품명	계량	중량(g)	식품명	계량	중량(g)
곡류	백미, 찹쌀	1컵	160	팥	1컵	165
	강낭콩	1컵	160	녹두	1컵	170
	압맥	1컵	180	참깨	1컵	120
	밀, 대두	1컵	110	들깨	1컵	110
각종 가루	밀가루	1컵	105	도토리전분	1컵	130
	잣가루	1컵	90	콩가루(볶은 것)	1컵	85
	엿기름가루	1컵	115	거피팥고물	1컵	114
건과, 견과류	건포도	1컵	120	오미자	1컵	40
	대추	1컵	70	잣	1컵	140
	깐 호두	1컵	80	밤(깐 것)	1컵	160
채소	배추	1통	1,300 ~ 1,800	오이	1개	150
	무	1개	700 ~ 1,000	호박	1개	300
	감자	1개	150 ~ 180	양파	1개	160
	고구마	1개	250	풋고추	1개	10
	연근	1뿌리	170	가지	1개	100
	마늘	1통	30	쑥갓	1단	230
	생강	1통	30	시금치	1단	250
	당근	1개	100	상추	1묶음	200
	양배추	1통	800	콩나물	1봉	300
	양상추	1통	400	더덕	5개	120
	토마토	1개	150	표고버섯(날 것)	5개	85
	대파	1뿌리	40	느타리버섯(날 것)	5개	85
	숙주나물	1봉	300	양송이버섯	1봉	200
과일류	사과	1개	200	참외	1개	600
	배	1개	220	복숭아	1개	140
	감	1개	150	키위	1개	100
	귤	1개	100	포도	1송이	200
	수박	1통	2,000			
육류	다진 육류	1컵	200	닭	1마리	1,200
어패류	낙지	1마리	140	고등어	1미	600
	꽃게	1미	300	동태	1미	500
	갈치	1미	450	굴	1컵	200
	조갯살	1컵	200	정어리	1미	150
	조기	1미	400	북어	1미	150
	새우살	1컵	120	마른 멸치	1컵	50
	뱅어포	1장	20	오징어	1미	500
기타	달걀	1개	55	생크림	1컵	180
	메추리알	1개	15	우유	1컵	200
	두부	1모	250	치즈	1장	20
	김	1장	5	불린 미역	1컵	150

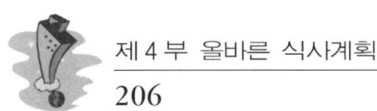

또한 계량을 위한 계량컵과 계량스푼이 없을 때 〈그림 2-4〉와 같이 가정에서
흔히 구할 수 있는 도구를 이용한 계량법을 알아두는 것도 도움이 될 것이다.

액체재기	
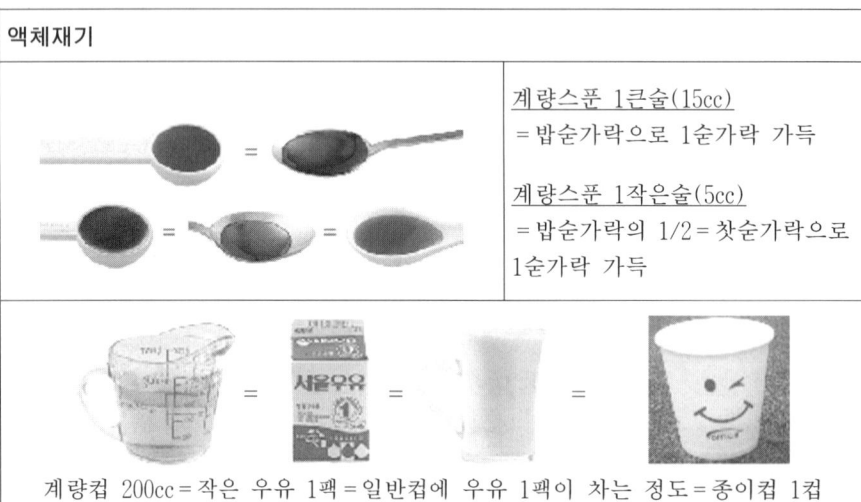	계량스푼 1큰술(15cc) = 밥숟가락으로 1숟가락 가득 계량스푼 1작은술(5cc) = 밥숟가락의 1/2 = 찻숟가락으로 1숟가락 가득

계량컵 200cc = 작은 우유 1팩 = 일반컵에 우유 1팩이 차는 정도 = 종이컵 1컵

가루재기	
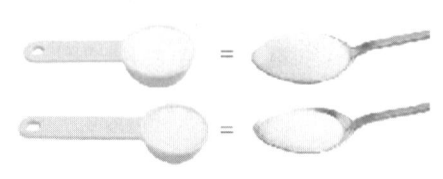	계량스푼 1큰술(15g) = 밥숟가락에 수북이 담은 정도 계량스푼으로 1작은술(7.5g) = 밥숟가락의 가장자리가 차지 않게 담은 정도

1. 소금이나 설탕 '약간' → 엄지와 검지로 쥔다.
2. 소금이나 설탕 '1줌' → 엄지, 검지, 중지로 쥔다.
3. 후춧가루 약간 → 2~3회 뿌리는 정도

그림 2-4 계량도구가 없을 때의 계량법

제 5 부   식품재료와 관리

제 1 장

식품의 영양

1. 식물성 식품

1) 곡 류

쌀은 크게 일본형(japonica)과 인도형(indica)으로 구분되는데, 일본형은 쌀의 입자가 둥글고 짧으며 단단하여 밥을 지으면 점성이 높고, 인도형은 쌀알이 길고 가늘며 부서지기 쉽고 점성이 낮다. 탈곡에 의해 겉껍질인 왕겨를 벗긴 것을 현미라 하고 현미를 도정한 것을 백미라 하는데, 현미는 전분을 주성분으로 하여 단백질, 지방, 비타민 등이 함유되어 있고, 정백미는 대부분이 전분이며 다른 성분은 적어 현미가 영양적으로 더 우수하다고 볼 수 있다. 현미의 표피는 섬유질이 풍부하여 물이 통하기 어려워 소화가 좋지 않고 조리시간도 길지만 백미는 소화가 더 잘 된다.

쌀은 다른 곡류에 비해 단백질 조성이 좋으나 라이신, 트레오닌, 트립토판 등의 필수아미노산이 부족하여 단백가가 낮으므로, 아미노산이 풍부한 콩류와 함께 섞어 먹거나 육류, 생선, 달걀, 우유 등의 동물성 단백질로 보충하여야 한다.

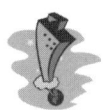
쌀의 지방은 아주 소량이지만 불포화지방산의 함량이 높아 미강유를 추출하여 시판되기도 하며, 저장 중 쉽게 변패하게 하는 요인이 되어 신선할 때는 좋은 밥맛을 내지만, 시간이 오래되면 밥에서 이상한 냄새가 나게 하여 밥맛을 저하시키는 요인이 되기도 한다.

쌀에는 비타민 B군이 주로 함유되어 있고 그 외의 비타민 함량은 적은데, 비타민 B군 또한 외피와 배아 부분에 주로 함유되어 있어 곡류가 체내에서 대사될 때 도움을 줄 수 있으나 소화와 밥맛이 좋지 않다는 이유로 도정을 하기 때문에 백미에는 그 함량이 적다. 그나마 백미에 남아있는 비타민 B군도 도정하고 물에 씻고 밥을 짓는 동안에 감소한다. 비타민 B_1은 우리나라 사람들의 주식인 밥의 대사를 위해 필수적인 조효소역할을 하는 비타민으로, 부족되면 결핍증인 각기병(beriberi)이 발생할 수 있는데, 권태감, 피로감, 식욕부진에서 심하게는 다리가 무겁고 기운이 없으며 근육에 경련이 일어나고 마비되는 다발성 신경염의 증상을 보인다. 이를 막기 위해 쌀이나 보리에 부족한 필수아미노산과 비타민이 풍부한 두류와 같은 잡곡을 섞어서 밥을 지어 먹거나 콩자반 등을 반찬으로 먹으면 서로 부족한 영양소의 상호 보완효과로 식품의 질을 최대로 높일 수 있기 때문에 잡곡밥을 권장한다. 쌀은 무기질 전체로 볼 때 인의 함량이 높아 산성식품이다.

2) 감자류

감자류에는 고구마, 감자, 토란, 돼지감자, 타피오카 등이 있는데, 전분이 많아 열량원으로 좋으나 일반적으로 수분이 많아 저장이 어렵다. 감자나 고구마는 미숙한 상태일 때는 당을 함유하나 성숙함에 따라 전분으로 바뀌어 분이 많이 피는 파삭한 상태가 된다. 무기질 중 칼륨과 칼슘이 많아 알칼리성 식품이며, 비타민 B_1과 C가 비교적 많은 것이 특징이다. 특히 황색이 짙은 고구마는 카로틴의 좋은 급원이 된다. 감자는 여러 가지 영양소를 골고루 함유하는데, 특히 아미노산의 조성이 우수해 모든 필수아미노산을 골고루 가지고 있다. 감자에 우유나 치즈를 곁들여 먹으면 우유는 칼슘을, 감자는 마그네슘을 공급하기 때문에 영양상 서로 보완이 되어 좋다.

3) 두류

콩은 양질의 단백질이 풍부하여 '밭에서 나는 쇠고기'라고 불린다. 풋완두콩은

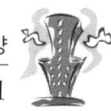

비타민 C 함량이 풍부하여 채소로 취급되어 진다. 쌀을 주식으로 하는 우리나라
에서는 두류가 식물성 단백질의 급원으로 중요한 위치를 차지하고 있어 옛부터
우리나라에서는 두류의 조리법이 발달하여 여러 가지 형태의 음식을 만들어 이
용하여 왔다.

대두와 땅콩은 지질함량이 높아 기름을 짜서 식용유로 널리 이용되며, 팥, 녹
두, 완두 등은 전분이 풍부하여 떡이나 과자류의 소로 쓰이거나 묵 또는 양갱을
만드는 데 쓰인다. 또한 탈지 대두에서 단백질을 분리하여 육류와 유사한 조직
으로 만들어 육류대용품으로 쓰고 있는데, 이를 조직콩단백(textured soy
protein, TSP)이라고 한다. 햄버거 패티나 쇠고기 완자전을 만들 때 갈은 쇠고기
와 섞어 만들 수 있으며, 다량 조리 시 쇠고기 대용으로 사용하면 영양적으로나
경제적으로 바람직하다. 이 제품은 사용 시 물에 담가 불린 다음 다른 재료와 섞
어 사용하면 된다. 두류는 곡류와 비교하여 칼슘, 인, 철분이 더 많이 함유되어
있고, 비타민 B군과 비타민 E가 풍부하며, 비타민 C는 없으나 콩나물, 숙주나물
은 발아과정에서 비타민 C가 합성되어 비타민 C의 공급원이 되기도 한다. 또한
콩은 식이섬유를 다량 함유하여 변비, 치질 등의 질환을 예방하는 데 효과가 있
으며 암을 유발하는 화합물의 활성을 방해하는 protease inhibitor를 많이 함유하
여 암예방에 효과가 있는 반면 당분을 분해하는 효소가 부족하여 장내 가스를
유발시킬 수 있다.

또한 콩은 특히 칼슘의 급원식품으로 우리 식단에서 두유, 두부, 된장, 청국장
등으로 많이 이용되는데, 내부에 단백질의 소화를 저해하는 항트립신인자
(trypsin inhibitor)와 saponin, aflatoxin, hematoglutin 같은 유해물질이 있어 날
것으로 먹는 것 보다는 익혀서 먹는 것이 효과적이다.

4) 채소류

채소류는 수분이 80~95%로 높은 반면, 단백질이나 지방함량은 매우 낮고 비
타민, 무기질, 섬유소가 다량 함유되어 있어 저칼로리 식품이다.

또한 채소류는 과일보다 섬유소, 비타민, 무기질의 함량이 풍부한데, 녹색 채
소의 잎에는 철분, 비타민 B_2, 비타민 C, 비타민 A의 전구체인 카로틴이 함유되
어 있으며, 특히 완숙한 후 수확한 채소류에는 비타민 C 함량이 더 많다.

녹황색 채소 또는 유색과일은 카로틴이 풍부하게 많이 들어있어 활성산소의 차단에 좋은 비타민 A의 급원으로서 우수하다고 알려져 있으며, 비타민 C, 셀레늄 등도 풍부하여 각종 암세포의 증식을 막는 물질로도 새롭게 인식되고 있다. 그리고 녹황색 채소 뿐 아니라 모든 과일이 지니고 있는 색은 자신을 환경으로 부터 보호하고자 하는 방어 시스템의 하나이기 때문에 골고루 많이 섭취하는 것이 스트레스나 과로로 인한 다량의 비타민, 무기질 소모에 대처하여 건강을 지킬 수 있는 방법이다.

시금치, 근대와 같은 채소에는 수산(oxalic acid)이 함께 들어있어 칼슘을 불용성으로 결합하므로 체내에서 이용되지 못해 흡수는 그다지 좋지 않다. 또한 일반적으로 섬유소 함량이 높아 장을 자극하여 변통을 원활하게 해주고 콜레스테롤을 감소시키는 효과가 있으므로 암을 비롯한 각종 순환계나 대장 등의 질환에 매우 유익하다. 당근에는 비타민 A가 상당량 들어있으며, 무, 풋고추 등에는 비타민 C 함량이 풍부하다. 특히 무의 껍질부분과 색이 짙은 무청에 많은 영양소가 함유되어 있다.

5) 과일류

과일의 성분은 과일의 종류에 따라 차이가 있다. 일반적으로 수분이 85~90%로 즙이 많고 단백질과 지방 함량은 아주 적어 열량은 100g당 50kcal 정도에 지나지 않는다. 그러나 예외적으로 아보카도나 성숙한 올리브에는 지방 함량이 높아 올리브는 기름을 짜기도 한다. 단백질 함량은 곶감은 6.5%, 대추 2.4%, 견과류는 5% 이상으로 특히 호두는 28%에 이르며, 호두는 예외적으로 거의 60%의 지질을 함께 가지고 있어 오래 보관하려면 냉동보관하는 것이 좋다.

특히 성숙한 과일에는 단맛성분으로 다량의 당분이 들어있는데, 포도당, 과당, 자당 등이 10~20% 들어있다. 또한 유기산이 많은 과즙을 많이 함유하고 있어 신맛이 있으며, 에스테르를 함유하고 있어 방향과 상쾌한 맛을 준다.

과일은 영양적으로 비타민과 무기질의 좋은 급원으로 비타민 C, 철분, 인 등이 풍부한데, 성숙한 과일 중에서도 미숙한 것을 수확하여 익힌 것보다 나무에서 익은 것이 그리고 온실에서 자란 것보다 자연재배한 것의 비타민 C 함량이 더 높다. 딸기, 감귤류에는 비타민 C가 많이 들어있으며, 황색을 띠고 있는 감,

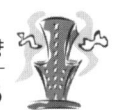

살구, 황도 등은 카로틴을 많이 함유하고 있어 비타민 A의 효과가 비교적 높다. 무기질로는 칼륨과 칼슘이 많은데, 과일 중 바나나의 칼륨함량이 가장 높아 혈압이 높은 사람에게는 나트륨과 길항작용을 하므로 혈압을 낮춰 주는 효과가 있다. 오렌지, 자몽, 무화과는 과일 중 칼슘함량이 높은 편이다.

또한 과일에는 섬유소가 많이 함유되어 있어 장벽을 자극하여 변통을 원활하게 하므로 변비를 예방하고 이로 인한 여러 가지 대장계통의 질병을 막아준다.

2. 동물성 식품

1) 육류

보통 지방 함량이 고기의 품질에 큰 영향을 주는데, 일반적으로 암컷은 수컷보다 지방 함량이 높고, 여름보다 겨울에 높으며, 큰 것이 어린 것보다 또한 잘 먹고 운동량이 적으며 빠르게 성장한 동물일수록 지방 함량이 높다. 지방조직의 색은 동물의 나이에 따라 바뀌며 나이를 더 먹은 동물의 지방은 카로티노이드 색소가 축적되므로 더 노랗게 된다. 특히 육류의 지방은 포화지방산이 많아 고혈압이나 동맥경화 등 순환기계질환과 관계가 깊어 특히 비만인 사람은 주의해야 하지만 돼지고기의 경우는 불포화지방산인 필수지방산(리놀레산, linoleic acid)이 쇠고기나 양고기에 비해 5배 이상 많이 들어있다.

동물이 운동하는 데 사용되는 근육은 다른 근육보다 결합조직이 더 발달되어 있어 질기지만, 돼지는 거의 운동을 시키지 않으므로 결합조직이 덜 발달하여 고기가 연하다. 결합조직은 물을 가하고 가열하면 콜라겐이 분해되고 젤라틴화하여 연화되므로, 질긴 고기는 물을 붓고 습열조리하면 콜라겐의 분해로 부드러워진다.

뼈의 상태는 동물의 나이에 따라 다른데, 어린 동물의 뼈는 연하고 분홍빛을 띠며 성숙한 동물의 뼈는 단단하고 백색이다.

육류는 여러 종류의 비타민을 함유하는데 살코기는 비타민 B_1, B_2, 나이아신과 같은 비타민의 좋은 급원이다. 돼지고기에는 특히 비타민 B_1이 풍부하고, 간과 콩팥은 비타민 B_2의 좋은 급원이며, 나이아신 또한 풍부하다. 간은 비타민 A의 가장 좋은 급원이기도 하다. 육류는 이 외에도 철분, 아연, 인, 황과 같은 무기

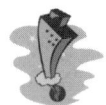
질을 공급해주는 대표적인 산성식품인데, 육류를 조리할 때 물에 용해되는 무기질은 국물을 먹음으로써 섭취할 수 있다.

닭고기는 단백질로 필수아미노산을 많이 함유하고 있으며 지방은 불포화지방산이 많은데, 지방은 어린 것일수록 적고, 부위별로 보면 껍질에 가장 많으며, 근육, 특히 가슴살에는 거의 없어 냉채 등에 적합하다. 또한 비타민 B_1, B_2, 나이아신 등과 같은 비타민 B군의 좋은 공급원이 된다. 다른 육류에 비해 근육섬유가 가늘고 연하여 소화·흡수가 빠르며 특히 가슴살은 더 부드럽고 섬유의 길이가 짧다.

2) 어패류

어류의 단백질은 일반적으로 15~20% 정도 들어있고, 오징어, 문어, 새우, 게, 조개류 등에는 10% 정도 들어있는데, 이들은 육류단백질과 대체할 만큼 품질 면에서 뛰어나다.

어류는 지방함량이 매우 다양하므로 지방함량에 따라 저지방, 중지방, 고지방 어류로 분류할 수 있다. 저지방 어류는 지방함량이 5% 미만인 것으로 농어, 도미, 대구, 넙치, 동태, 조기, 가자미 등이 있으며, 중지방 어류는 지방함량이 5~15%인 것으로 고등어, 연어, 빙어 등이 여기에 속하고, 고지방 어류는 지방함량이 15~20%인 것으로 은대구, 정어리 등이 있다. 우리나라에서는 지방함량이 5% 이하인 흰살 생선과 지방함량이 5~20%인 붉은살 생선으로 구분하기도 하는데, 대부분 향미 성분이 유지에 녹기 때문에 흰살 생선보다는 붉은살 생선이 독특한 향미를 더 많이 가지고 있다.

어패류는 가장 맛있는 시기가 있다. 이는 계절에 따라 다르며 지방함량에 따라서도 영향을 받는다. 지방이 증가하면 향미성분도 증가하고 맛이 좋아지기 때문이다. 일반적으로 산란기 전에는 산란준비를 위해 먹이를 많이 먹기 때문에 살이 찌고 지방이 증가하여 맛이 좋아진다. 방어, 삼치, 전어, 메기, 병어, 조기, 넙치, 가자미, 오징어 등은 늦은 가을 또는 한겨울부터 이른 봄에 걸쳐 맛이 좋다. 날치, 성대 등은 봄에 맛이 좋고, 민어, 준치, 농어, 돔 등은 여름에 맛이 좋다. 이들 대부분은 산란기가 되면 급속히 맛이 떨어지는데, 미꾸라지, 갯장어, 가다랭이 등은 여름인 산란기에 다른 생선과 달리 맛이 좋아진다.

대부분의 어류는 비타민 B군의 좋은 급원이나 생 것에는 티아미나아제 (thiaminase)라는 효소가 들어있어 티아민을 파괴시켜 흡수되지 못하게 하므로 생선회와 같이 날 것으로 먹는 경우에는 티아민이 체내에서 이용될 수 없다. 그러나 이 효소는 가열하면 변성되어 불활성화된다.

뼈째 먹는 생선은 칼슘과 인 그리고 굴, 조개와 같은 패류는 철, 아연, 구리의 좋은 급원이다. 해수어는 요오드의 훌륭한 급원으로 굴, 조개, 가재 등에서도 많은 양이 발견된다. 어류 역시 인과 황이 많으므로 강한 산성식품이다.

3) 우유류

우유는 수분 85~89%, 단백질 2.7~4.4%, 지질 2.8~5.2%, 젖당 4.0~4.9%, 무기질 0.5~1.1%를 함유하는데, 소의 품종, 우유 분비시기, 사료, 계절, 소의 나이, 건강상태 등에 따라 변할 수 있다. 특히 가장 변화가 있는 것이 지방이고 다음이 단백질이다. 우유의 단백질은 양은 적으나 필수아미노산 함량이 풍부한 양질의 단백질이다. 우유의 단백질 중 카제인에는 트립토판이라는 필수아미노산이 많이 함유되어 있는데, 이것은 뇌 속의 신경 전달 물질인 세로토닌을 만들어 주므로 저녁에 우유를 마시면 수면에 도움을 줄 수 있다고 한다.

원유를 살균처리한 시판 백색우유를 지방의 함량에 따라 분류하면 지방함량이 3.0 이상되는 전유(whole milk), 지방함량을 높인 고지방우유(high fat milk), 지방함량을 2.0 이하로 낮춘 저지방우유(low fat milk), 지방을 제거한 탈지우유로 구분한다.

우유 중의 당질은 주로 젖당이며, 인체의 소장에서 정상적으로 생성되는 효소인 락타아제(lactase)는 젖당을 단당으로 분해한다. 그러나 어떤 사람들은 이 효소가 적게 분비되거나 생성되지 못하여 우유를 마시면 젖당이 거의 소화·흡수되지 않고 그대로 장속에 머물러 있다가 대장으로 내려가기 때문에 장관 내 세균의 작용을 받아 분해되어 유산, 탄산가스 등을 생산하므로 설사를 하거나 복통을 일으키기도 하는데, 이러한 현상을 유당불내증(lactose intoelerance) 또는 젖당소화장애증이라 한다. 이러한 증세가 있는 사람은 한 번에 마시는 우유의 양을 적게 마시거나 요구르트와 같은 발효유제품 또는 숙성치즈를 먹으면 도움이 된다. 발효 유제품 중에는 젖당함량을 감소시킨 것도 있다.

무기질은 비교적 골고루 함유하고 있는 편이나 철분과 구리가 적게 들어있어 우유만을 유아에게 먹이면 빈혈을 일으킬 수 있다. 우유 중에는 비타민 A, B₁, B₂, 나이아신 등이 풍부하게 함유되어 있는데, 비타민 A는 녹색풀을 먹고 자란 젖소의 우유가 건초를 먹고 자란 젖소의 우유보다 더 풍부하게 들어있어 여름에 더 풍부하다. 특히 성장에 도움이 되는 비타민 B₂는 다른 비타민들보다 더 많은 양 들어있으며 열처리에도 비교적 안정하여 매우 좋은 급원이 된다. 그러나 비타민 D는 필요량에 비해 소량 들어있어 비타민 D 강화우유가 시판되고 있다.

4) 난 류

난류는 우유와 함께 가장 영양가가 높아 완전식품으로 불리는 식품이다. 달걀의 단백질은 전란에 12.7%가 함유되어 있으며, 필수아미노산 함량이 풍부하여 양질의 단백질 식품으로 알려져 있는데, 달걀 흰자에 적은 양 함유되어 있는 아비딘(avidin)은 달걀 흰자를 생 것으로 많이 섭취할 때 수용성 비타민인 비오틴(biotin)과 결착하여 비오틴의 체내 흡수를 방해한다. 그러나 익힐 경우에는 아비딘이 불활성화되어 문제가 되지 않는다.

달걀의 지질은 난황에 농축되어 들어있다. 특히 난황의 지방은 소화성이 좋은 유화지방으로 마요네즈의 유화제로 사용된다. 그러나 난황에는 콜레스테롤이 많아 비만, 고지혈증, 고콜레스테롤증과 같은 혈관 순환기계질환 환자는 유의해야 한다.

달걀의 난황에는 인, 요오드, 아연, 철이 함유되어 있으나, 난황의 철은 철흡수를 방해하는 난황 단백질인 포스비틴(phosvitin) 때문에 잘 흡수되지 않으며, 난백에는 유황성분이 많이 함유되어 있어 달걀을 은제품에 담았을 때 검게 변하는 원인이 되고, 달걀을 지나치게 오래 삶았을 때 난황 주변을 검게 만든다. 칼슘은 껍질에 많아서 김치를 담글 때 또는 화분에 껍질을 넣으면 김치가 쉽게 시지 않고 화초가 싱싱하게 오래 간다.

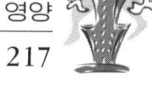

3. 기 타

1) 버섯류

버섯류는 엽록소를 갖지 않는 은화식물인 균류의 한 종류이다. 균류는 주로 그늘진 숲속이나 낙엽층에 묻혀 산속에서 나무와 공생하거나 기생하며 자란다. 송이는 소나무, 표고는 참나무나 상수리나무, 느타리는 미루나무, 팽이는 팽나무가 있는 곳에서 볼 수 있다. 버섯은 수분 90%, 당질 5.1%, 단백질 2%, 지질 0.3% 등으로 이루어져 있는데, 저칼로리 식품이면서 다양한 비타민과 무기질이 풍부하게 함유되어 있다. 버섯에는 비타민 B_1과 niacin이 많이 들어있고, 비타민 D의 전구체인 ergosterol도 함유하는데, 말린 버섯에 그 함량이 더 풍부하다. 또한 필수아미노산인 라이신과 트립토판이 많이 함유되어 있으며, 식이섬유가 풍부해 다이어트, 고혈압, 당뇨병, 암 등에 효능이 있는 것으로 알려져 있다.

2) 해조류

해조류의 주성분은 탄수화물, 단백질, 무기질, 비타민이며, 소량의 지질을 함유하고 있다. 탄수화물의 대부분이 소화율이 좋지 않으므로 에너지원으로서의 의의는 적어 다이어트 식품이며, 식품으로서의 가치는 오히려 통변을 조절하는 정장작용과 무기질과 비타민의 공급원에 있다.

김, 파래, 미역 등은 특히 단백질을 많이 함유하고 있으며, 맛성분인 유리아미노산도 풍부하여 좋은 맛을 낸다. 김은 소화율이 70% 정도로 다른 해조류에 비해 비교적 높으며, 무기질의 보고라 할 정도로 무기질을 골고루 함유하고 있다. 김은 단백질 중 특히 타우린이 많이 함유되어 있는데, 김의 단백질은 동물실험 결과 상당히 우수하나 소화되지 않는 다당류와 공존하므로 사람에게 그다지 큰 의의는 없다.

해조류는 10~40%의 무기질이 들어있는 좋은 급원식품으로 특히 요오드가 많고 나트륨, 칼륨, 칼슘, 인, 철도 풍부하게 함유되어 있다. 미역은 칼슘과 요오드가 풍부한 알칼리성 식품으로 미끈미끈한 점액성분인 알긴산이 많아 정장작용을 한다. 엽록소를 가지는 녹조류와 갈조류는 카로틴을 많이 함유하고 있어

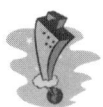
비타민 A의 효력을 내며, 비타민 B_1, B_2, B_{12}, C, 나이아신 등이 다량 함유되어 있다.

3) 유지류

식용유지라 함은 상온에서 액체상태인 유(oil)와 고체인 지(fat)를 모두 말하는 것으로 열량을 많이 냄은 물론 음식의 맛을 내게 하는 맛성분으로 조리할 때에 적절히 첨가함으로써 맛을 향상 시킬 수 있다. 또한 지방은 1g당 9kcal를 내는 높은 열량원인데, 지방을 열량원으로 사용할 때에는 비타민 B_1의 작용을 받지 않기 때문에 비타민 B_1의 절약작용이 있고, 지용성 비타민의 흡수를 도우며, 세포막의 주요 구성분인 필수지방산을 공급함으로써 피부병 예방은 물론 성장을 돕는다.

일반적으로 동물성 지방은 포화지방산 함량이 높고 식물성 지방은 불포화지방산 함량이 높다. 그러나 예외적으로 과자류에 많이 이용하는 코코넛 기름과 팜유에는 포화지방산이 많이 함유되어 있다. 동물성 지방에만 콜레스테롤을 함유하며 식물성 기름에는 콜레스테롤이 없는데, 올리브유에는 혈청 콜레스테롤을 낮추는 중요한 역할을 하는 지방산이 많이 함유되어 있다. 또한 동물성 지방보다는 콩기름, 면실유, 샐러드유, 옥수수유, 참기름 등의 식물성 지방이 필수지방산을 많이 가지고 있어 여러 성인병을 예방하는 효과가 있으므로 권장되고 있다. 특히 들기름에는 ω-3 계열인 필수지방산 리놀렌산이 많이 함유되어 있어 훌륭한 식품으로 인정받고 있으나, 산패가 빨리 일어나므로 시원한 곳에 보관해야 한다.

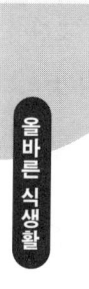

제 2 장

식품의 올바른 구입

1. 식품감별법

식재료를 선택할 때 정해진 가격 내에서 맛있고 영양가 있는 것을 선택하여 올바르게 구입하는 것은 매우 중요하다. 올바른 식품에 대한 지식을 가지고 형태, 색, 크기, 신선도, 유통기한 등에 따라 식품의 품질을 구별할 수 있는 능력을 갖추어야 한다. 신선하고 좋은 식품을 구입하면 조리과정에서 버리게 되는 부분이 적을뿐 아니라 맛도 우수하다. 그러나 부패된 식품이나 시든 식품을 구입하면 식중독을 일으킬 염려도 있고 영양상 손실이 많게 된다. 따라서 올바른 식품 감별법에 대한 정확한 지식을 가지고 있으면 식품의 구입에 도움이 된다.

1) 신선한 채소류의 선택

신선한 채소라야 영양소 함량이 높으며 조리 후 맛도 좋아진다. 채소를 고를 때 신선한 상태를 감별할 줄 아는 것이 중요하다. 예를 들어, 채소 자체의 색이 선명하고 광택이 있으며 모양이 고르고 단단하여 잎에 힘이 있는 것이 싱싱한 것이다. 파는 줄기가 곧고, 흰색과 초록색 부분의 경계가 분명하며 초록색이 선명한 것이 좋다. 양파는 껍질이 투명하고 단단한 것을 고른다. 당근은 마디가 없

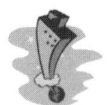
고 모양이 둥글며 잘랐을 때 단단한 심이 없는 것이 좋다. 싱싱한 오이는 표면의 눈이 거칠고 뾰족하게 튀어나와 있으며, 색이 짙고 꼭지가 싱싱하며 광택이 있어야 한다. 호박, 양배추 등은 크기에 비해 무게가 무거울수록 좋은 것이므로 무거운 것을 골라야 단단하고 맛도 좋다. 반면 가지는 가벼울수록 부드럽고 맛이 좋은데 꼭지에 가시가 적은 것을 골라야 한다. 감자는 껍질에 흠이 없고 알이 굵은 것으로, 빛깔이 양호하고, 싹이 나지 않으며, 외피에 물기가 없는 것으로 고른다. 고구마는 흠이 없고 패임이 적으며 통통하고 육질이 단단한 단맛이 많은 적자색이 좋다. 분질의 고구마는 잘랐을 때 흰 가루가 묻어 나오는 것이다.

2) 신선한 육류의 선택

육류를 구입할 때에는 조리 용도에 맞는 부위를 결정한 후 경제력에 따라 육질등급을 선택하는 것이 중요하다. 이때 진열장에 비치되어 있는 식육판매표시판에서 사고자 하는 부위명과 용도, 고기의 등급, 100g당 가격, 원산지(국내산, 수입육), 품종 등을 확인한다. 축산물 등급판정소에서는 소비자들이 고기를 선택할 때 품질을 쉽게 판별할 수 있도록 등급을 구분하여 상품에 표기하고 있다.

쇠고기의 선택

쇠고기의 경우 육질은 근내지방도, 육색, 지방색, 조직감, 성숙도에 따라 고기 품질을 $1^{++} \cdot 1^{+} \cdot 1 \cdot 2 \cdot 3$등급으로 구분하여 소비자가 고기의 좋고 나쁨을 쉽게 구별하도록 하였고, 육량은 도체중량, 등지방두께, 등심단면적을 종합적으로 고려하여 고기 양의 많고 적음을 표시하는 기준으로 A · B · C등급으로 구분하고 있다. 따라서 소비자들은 구입하고자 하는 고기의 용도에 적합한 부위와 육질등급($1^{++} \cdot 1^{+} \cdot 1 \cdot 2 \cdot 3$등급)을 고려하여 구매하는 것이 좋다.

쇠고기는 〈그림 2-1〉과 같이 근내지방이 섬세하고 고르게 분포되어 있는 것이 부드럽고, 맛이 좋고 연하며, 다즙성이 풍부하다. 쇠고기의 색은 선홍색을 띠면서 윤기가 나는 것이 좋은데, 처음 고기 덩어리를 썰면 암적색을 나타내다가 공기 중에 30분 정도 노출되면 헤모글로빈이 산소와 결합하여 선홍색이 되고, 시간이 오래될수록 고기색은 갈색으로 변한다. 또한 나이가 많거나 운동량이 많은 부위일수록 고기색은 짙어진다.

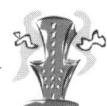
표 2-1 쇠고기의 등급

구 분		육질등급					
		1^{++}등급	1^{+}등급	1등급	2등급	3등급	등외
육량등급	A 등급	1^{++}A	1^{+}A	1A	2A	3A	
	B 등급	1^{++}B	1^{+}B	1B	2B	3B	
	C 등급	1^{++}C	1^{+}C	1C	2C	3C	
	등외	D					

자료 : 축산물등급판정소

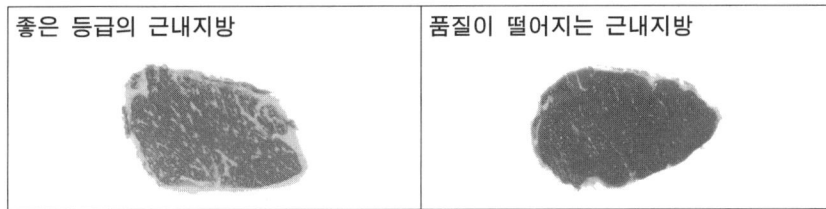

그림 2-1 쇠고기의 근내지방
자료 : 축산물등급판정소

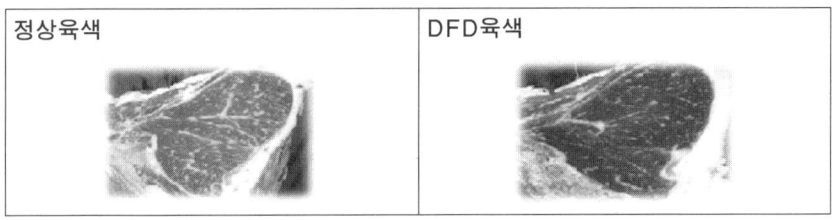

그림 2-2 쇠고기의 고기색깔
자료 : 축산물등급판정소

쇠고기의 지방색은 우유빛을 나타내면서 윤기나는 것이 좋은데, 사료, 나이, 영양섭취 상태 등에 따라 진한 노란색을 보이거나 푸석푸석한 것도 있다.

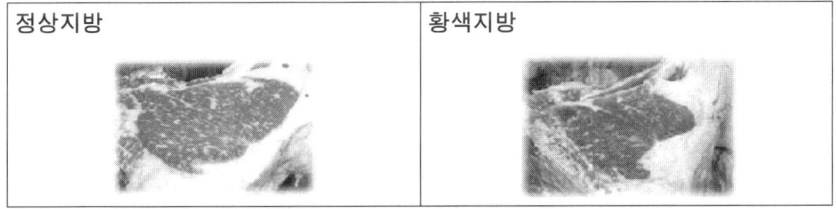

그림 2-3 쇠고기의 지방색
자료 : 축산물등급판정소

• 쇠고기 등급표시 요령

현재 쇠고기의 대분할부위인 등심, 채끝과 소분할부위인 윗등심살, 아래등심살, 꽃등심살, 살치살, 채끝살은 육질등급을 표시하여 판매하며, 기타 부위의 등급표시는 식육판매업소에서 자율적으로 표시하여 판매한다.

표 2-2 쇠고기의 등급표시

	도체육질등급	식육판매업소 표시
	1^{++} 등급	1^{++} 등급 또는 특상등급(1^{++})
A	1^{+} 등급	1^{+} 등급 또는 특상등급(1^{+})
1+	1 등급	1등급 또는 특상등급(1)
소	2 등급	2등급 또는 상등급
	3 등급	3등급 또는 중등급
	등외등급	등외등급

자료 : 축산물등급판정소

돼지고기의 선택

돼지고기의 품질은 쇠고기와 같이 근내지방도, 고기색, 지방색, 수분삼출도 등에 의해 결정되며 소비자들은 육질등급을 보고 선택하는 것이 중요하다. 돼지고기는 근내지방이 섬세하고 고르게 분포되어 있을수록 맛이 부드럽고 좋으며, 육색은 옅은 선홍색을 띠면서 윤기가 나는 것이 좋다. 돼지고기는 대체로 쇠고기보다 색깔이 옅으며, 〈그림 2-4〉와 같이 스트레스를 많이 받은 돼지고기(PSE육 : 물돼지고기)는 육색이 창백하고 탄력성이 적어 물렁거리며 육즙이 많이 흘러나오므로 구입 시 주의가 필요하다. 지방이 지나치게 무르거나 노란색을 띠는 고기는 좋지 않다.

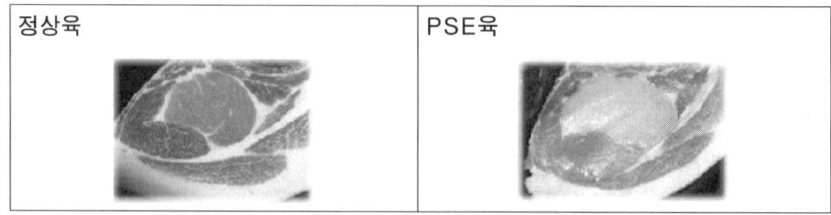

정상육	PSE육

그림 2-4 돼지고기의 근내지방

자료 : 축산물등급판정소

◦ **돼지고기 등급표시 요령**

현재 돼지고기의 등급표시는 식육판매업소에서 자율적으로 표시하는데, 표시 형태는 다음과 같다.

표 2-3 **돼지고기의 등급표시**

	도체육질등급	식육판매업소 표시
	A등급	A등급
	B등급	B등급
	C등급	C등급
	D등급	D등급
	E등급	E등급

자료 : 축산물등급판정소

③ **닭고기의 선택**

닭고기는 살코기와 지방층이 고루 발달된 것으로 겉껍질의 변색이나 유통과정에서 잘못된 흔적이 없는 것을 선택해야 한다. 신선한 고기 색깔은 분홍색이고 다리는 붉고 윤기가 있는 것을 택한다. 어린 닭일수록 고기가 연하고 맛이 담백하다. 닭고기는 무게별로 규격화하여 표기하는데, 품질등급은 $1^+ \cdot 1 \cdot 2$ 등급, 중량규격은 5개로 구분한다.

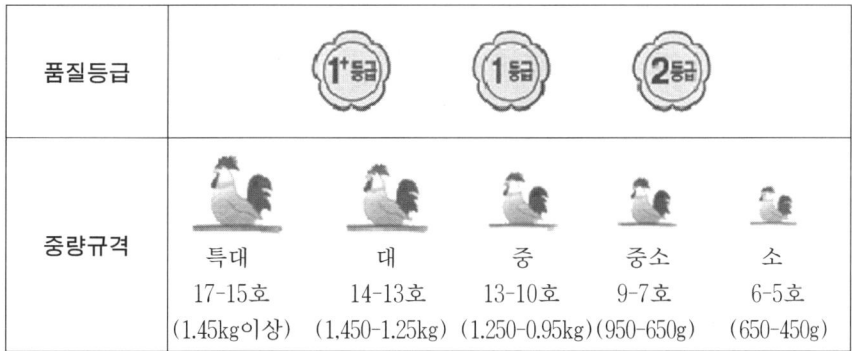

그림 2-5 **닭고기의 품질등급과 중량규격**

자료 : 축산물등급판정소

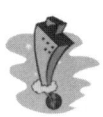

축산물 등급판정소는 닭고기의 소비형태가 통닭에서 부분육 위주로 변화됨에 따라 2005년 2월부터 닭고기 소비확대와 소비자의 신뢰도를 높이기 위해 시범적으로 닭고기 부분육에도 등급판정표시를 하여 판매하기로 하였다. 닭고기 부분육의 품질등급 종류는 1^+등급, 1등급의 두 가지이다.

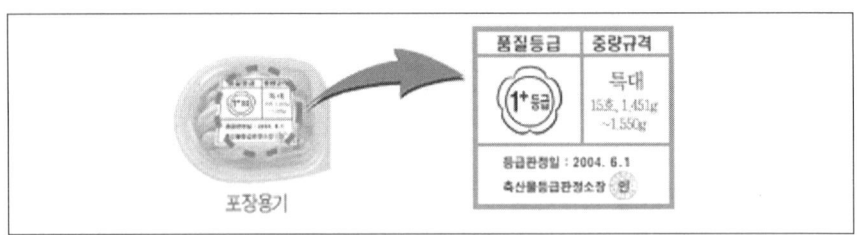

그림 2-6 닭고기의 포장용기 등급표시 예
자료 : 축산물등급판정소

3) 신선한 달걀의 선택

달걀은 품질에 따라 등급을 구분하고, 중량별로 규격화되어 있으며, 위생적으로 세척하고 코팅하여 등급판정일자를 표기한다. 품질등급은 1^+·1·2·3 등급, 중량규격은 5개로 구분한다. 건강하고 젊은 닭에서 생산된 것이 좋은 달걀인데, 등급판정일자로 신선도를 알 수 있으며, 깨지거나 실금이 생긴 달걀은 좋지 않다.

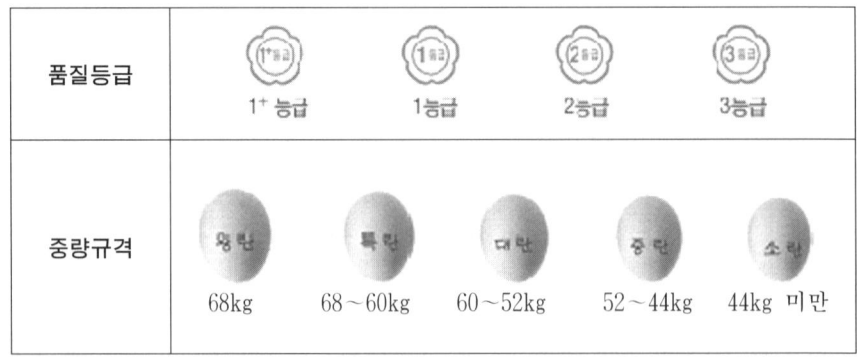

그림 2-7 달걀의 품질등급과 중량규격
자료 : 축산물등급판정소

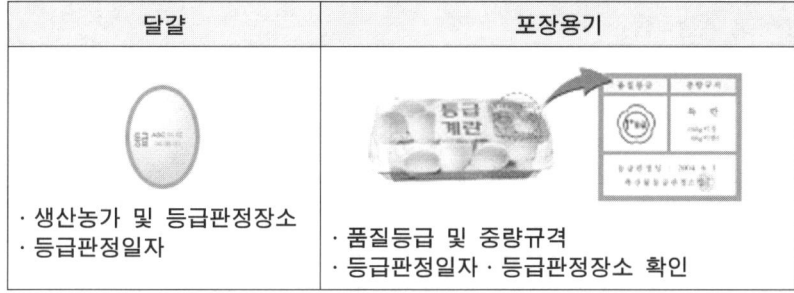

달걀	포장용기
· 생산농가 및 등급판정장소 · 등급판정일자	· 품질등급 및 중량규격 · 등급판정일자 · 등급판정장소 확인

그림 2-8 달걀의 포장용기 등급표시 예

자료 : 축산물등급판정소

4) 신선한 어류의 선택

생선은 육류와 마찬가지로 일정시간이 지나면 근육이 굳어지는 사후경직상태로 된다. 일반적으로 사후 1~4시간에 최대 경직상태를 유지하며, 이때 신선도가 가장 좋고 품질이 뛰어나 맛이 좋은 것으로 알려져 있다. 사후경직상태가 풀리면 근육이 연화되기 시작하여 신선도가 저하되고 부패할 수 있다. 따라서 신선한 생선을 구매하기 위해서는 감별법을 잘 알아야 한다.

아가미는 색이 선명하고 선홍색으로 단단하여야 하며, 근육을 손으로 눌렀을 때 단단하고 빳빳하며 외형이 확실한 것이 좋다. 눈알에 막이 덮인 듯 뿌옇고 탁하면 신선도가 나쁜 것이고, 맑고 광채가 있으며 움푹 들어가지 않고 돌출되어 투명한 것은 신선도가 좋은 것이다. 생선의 머리부터 꼬리까지 모양이 반듯한 것이 좋다. 생선은 표면에 특유의 광택이 있고, 지느러미와 투명한 비늘이 단단하게 붙어 있으며, 복부를 눌렀을 때 손가락자국이 남아 있거나 내장이 밀려나오지 않고, 팽팽하게 탄력이 있는 것이 신선한 것이다. 또한 고기를 잘게 썰어 겉부분이 활 모양으로 말려들면 좋은 것이며, 비린내가 심하고 살이 물렁거리면서 뼈에서 쉽게 떨어지면 신선도가 저하된 것이다.

5) 계절식품

우리나라는 사계절의 기온차이로 인하여 생산되는 식품의 종류가 계절에 따라 다르다. 계절식품은 영양가가 높고 식품의 향기와 맛이 좋을뿐 아니라 가격 면에서도 비교적 싸므로 계절식품을 많이 이용하는 것이 좋다. 특히 생선, 채소, 과일은 계절에 따라 생산되는 종류가 다양하므로 잘 알아두어 활용하면 유용하다.

표 2-4 계절식품

시기 내용	제철식품
1월	채　소 : 우엉, 연근, 당근 해산물 : 굴, 패주, 가자미, 도미, 대구, 정어리, 삼치, 대하, 문어, 해삼, 　　　　명태, 빨간 도미, 옥돔, 아귀, 개조개, 청어, 꽃게, 방어 과　일 : 귤, 레몬
2월	채　소 : 쑥갓, 고비, 봄동, 참취, 순무, 달래, 양파, 원추리, 냉이 해산물 : 청각, 다시마, 파래, 전복, 굴, 꼬막, 홍어, 홍합, 가자미, 명태, 　　　　삼치, 대구 과　일 : 귤, 레몬
3월	채　소 : 봄동, 돌미나리, 달래, 냉이, 씀바귀, 고들빼기, 쑥, 땅두릅, 쪽 　　　　파, 원추리, 고사리 해산물 : 물미역, 톳, 파래, 굴, 바지락, 대합, 조기, 모시조개, 피조개, 　　　　도미, 꼬막, 임연수어, 갈치 과　일 : 금귤
4월	채　소 : 양상추, 껍질콩, 머위, 죽순, 더덕, 취, 쑥, 상추, 봄동, 두릅, 　　　　아스파라거스, 고사리, 쑥갓, 쪽파 해산물 : 도미, 전갱이, 조기, 뱅어포, 병어, 키조개, 김, 갈치, 고등어, 　　　　꽃게, 주꾸미, 삼치, 방어, 파래, 바지락, 대합 과　일 : 딸기
5월	채　소 : 양배추, 마늘, 완두, 미나리, 참취, 도라지, 상추, 양파, 부추, 　　　　고구마순, 더덕, 마늘쫑, 파, 고사리, 쑥갓 해산물 : 오징어, 잔새우, 멍게, 참치, 준치, 홍어, 넙치, 멸치, 고등어, 　　　　전갱이, 대합, 조기, 민어, 양미리, 황석어 과　일 : 딸기, 앵두
6월	채　소 : 셀러리, 껍질콩, 오이, 양파, 근대, 부추, 감자, 마늘, 아스파 　　　　라거스, 양배추, 아욱, 도라지, 상추, 알감자, 열무, 완두, 풋 　　　　고추 해산물 : 흑돔, 전복, 민어, 병어, 준치, 삼치, 전갱이, 바닷가재, 홍어, 　　　　갈치, 오징어, 장어, 생멸치 과　일 : 토마토, 참외, 매실
7월	채　소 : 부추, 양상추, 가지, 피망, 애호박, 열무, 꽈리고추, 감자, 깻 　　　　잎, 근대, 노각, 느타리버섯, 풋고추, 콩나물 해산물 : 장어, 홍어, 농어, 갑오징어, 병어, 전갱이, 민어, 문어, 성게 과　일 : 수박, 참외, 산딸기, 자두, 아보카도, 복숭아

(계속)↓

시기\내용		제철식품
8월	채　소 :	오이, 풋고추, 옥수수, 양배추, 깻잎, 감자, 고구마순, 열무, 고구마, 마늘, 강낭콩, 근대, 느타리버섯, 붉은 고추, 상추
	해산물 :	전복, 성게, 잉어, 장어, 전갱이, 준치, 대합, 민어, 해파리
	과　일 :	멜론, 복숭아, 포도, 수박, 토마토
9월	채　소 :	표고버섯, 느타리버섯, 풋콩, 토란, 당근, 붉은 고추, 감자, 고구마, 도라지, 아욱, 인삼, 가지, 싸리버섯
	해산물 :	해파리, 준치, 꼬막, 대합, 고등어, 참게, 꽁치, 연어, 전어
	과　일 :	배, 사과, 포도, 석류, 무화과, 밤
10월	채　소 :	송이버섯, 느타리버섯, 양송이버섯, 싸리버섯, 고들빼기, 팥, 홍고추, 무, 늙은 호박, 토란, 마늘
	해산물 :	고등어, 청어, 전어, 대하, 홍합, 도미, 꽃게, 정어리, 미꾸라지
	과　일 :	사과, 감, 밤, 대추, 은행, 도토리, 유자, 오미자, 모과
11월	채　소 :	브로콜리, 배추, 연근, 당근, 우엉, 파, 늙은호박, 무
	해산물 :	옥돔, 방어, 연어, 참치, 갈치, 참돔, 대구, 성게, 오징어, 굴, 대합, 삼치, 도미
	과　일 :	배, 사과, 귤, 키위, 감, 대추, 유자, 오미자, 모과
12월	채　소 :	콜리플라워, 산마, 무, 당근, 생강, 연근
	해산물 :	굴, 홍게, 영덕게, 꽃게, 방어, 넙치, 복어, 맛살조개, 가오리, 가자미, 낙지, 주꾸미, 문어, 꼬막, 미역, 김, 홍어, 정어리
	과　일 :	귤, 바나나, 감

2. 조리용도별 식품의 선택

1) 밀가루의 용도별 선택

　밀가루에는 다른 곡류와 달리 점탄성을 가지는 글루텐이라는 단백질이 들어 있다. 글루텐 함량에 따라 강력분, 중력분, 박력분의 세 가지로 구분한다. 강력분은 글루텐 함량이 12~16%이며, 제빵 시 많이 부푼다. 주로 마카로니, 스파게티, 피자, 식빵, 국수 등을 만들 때 이용한다. 박력분은 글루텐 함량이 8~11%이며, 점탄성이 약하고, 주로 케이크나 쿠키, 튀김옷 등을 만들 때 이용하는 것이 좋다.

중력분은 글루텐 함량이나 특성이 강력분과 박력분의 중간 정도인 밀가루로 두 가지 밀가루 모두를 대신하여 사용할 수 있다. 가장 일반적인 밀가루이며, 우리나라에서 시판되는 밀가루는 대부분 중력분인데, 가정에서 다목적용으로 이용한다.

2) 채소류의 용도별 선택

콩류는 지방과 단백질이 많고 탄수화물이 적은 대두, 땅콩 등과 지방질이 적고 탄수화물이 많은 팥, 완두, 강낭콩, 녹두 등으로 구분할 수 있는데, 전자는 기름을 짜내거나 된장 등을 만드는 데, 후자는 밥에 올려 먹거나 죽, 떡, 묵을 쑤는 등에 이용할 수 있다.

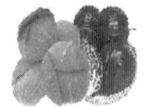

양배추는 원래 원시형 케일로부터 분화 성립된 채소로 케일이 비결구형인 데 비해 결구형이다. 모양이 납작한 녹색종은 살이 단단하여 오래 두고 먹거나 익혀 먹는 데 적합한 반면, 통이 동그란 백색종 양배추는 살이 연해 샐러드와 같은 생식용으로 적당하다. 또한 색이 일명 적채라 불리는 붉은 양배추는 자색 색소가 들어있어 샐러드에 많이 이용한다. 양배추는 비타민 U 함량이 풍부해 위궤양에 도움이 된다.

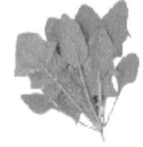

시금치는 우리나라 재래종은 11~2월경에 생산되며, 산지에서는 동초로 불리는데, 잎의 모양은 뾰족하여 각이 지고, 키가 작고 밑둥이 붉으며 단 맛이 있다. 비타민 C 함량이 개량종보다 많고 국이나 나물과 같이 익혀 먹는 데 적합하다. 개량종은 잎사귀가 둥글고 줄기가 길고 수분함량이 높으며 생식용으로 하기에 적합하다.

호박은 동양계 호박(C. moschata. Duch), 서양계 호박(C. maxima. Duch), 멕시코 북부와 북아메리카 서부가 원산지인 페포계 호박(C. pepo. L)으로 분류할 수 있다. 동양계 호박으로는 연한 녹색의 긴 애호박, 동그란 풋호박, 늙은 호박이 있는데, 애호박과 풋호박은 찌개나 나물 등에 많이 이용되며, 늙은 호박은 떡이나 죽 등의 용도로 많이 쓰인다. 서양계 호박인 단호박은 짙은 녹색으로 비타민 A 함량이 풍부하고, 밤과 고구마를 섞어 놓은 듯한 단 맛이 강해 쪄 먹는 데 적합하다. 우리나라에서 생산되는 페포계 호박은 쥬키니 호박이라 불리는 길고 짙은 녹색의 호박으로 저장성이 좋아 찌개, 나물, 전 등에 다양하게 이용되나 맛이 떨어져 애호박과 풋호박이 출하되면 수요가 줄어든다.

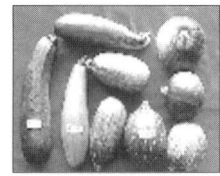

쥬키니, 애호박, 풋호박

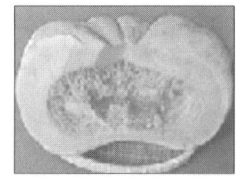

늙은 호박

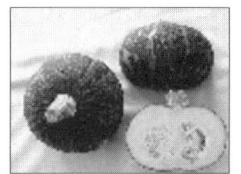

단호박

그림 2-9 호박의 종류

자료 : 원예연구소 채소육종과

오이는 취청오이, 백다다기오이, 가시오이, 피클오이, 노각 등으로 분류할 수 있다. 취청오이는 청오이라고도 하며 가시오이와 비슷하지만, 좀 더 색이 짙고 껍질이 두꺼우며 크기와 길이가 크고 길며 윤기가 나면서 매끈하다. 주로 생것을 썰어 먹거나 볶아서 나물을 만든다. 절임이나 오이소박이를 담그면 맛이 좋으며, 향이 짙어 생채나 냉채에도 적당하다. 백다다기오이는 흔히 조선오이, 토종오이, 백오이, 다다기오이 등으로 부르는데, 이름처럼 색이 희어 연녹색을 띤다. 크기가 작고 껍질이 얇으며 육질이 부드러워 그대로 먹는 것이 좋다. 쓴맛이 덜하고 아삭아삭해 물김치나 오이소박이, 생채, 샐러드 등을 만들면 맛있으며, 오이지나 피클 등 절임 요리에도 좋다. 가시오이는 길쭉하고 겉에 오톨도톨한 돌기가 많이 돋아있다. 씹는 맛이 좋아 무침, 냉채, 샐러드 등으로 먹는다. 특히 비빔국수 등에 고명으로 얹어 먹으면 좋다. 피클오이는 주청오이라고도 하며 길이가 9~12cm 정도로 작고 단단하여 주로 피클 등 가공 저장용으로 이용된다. 그 밖에 완전히 자라 누렇게 된 오이인 노각이 있는데, 누런 겉껍질을 깎아 버리고 속을 채썰어 고추장에 무쳐 먹으면 아삭아삭 맛이 좋다.

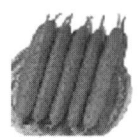

취청오이

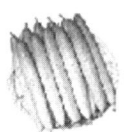

백다다기오이

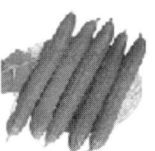

가시오이

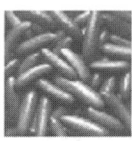

피클오이

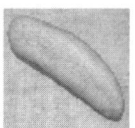

노각

그림 2-10 오이의 종류

양파는 모양이 약간 길쭉한 것은 맛이 순하므로 생식용에 적합하며, 납작한 양파는 매운 맛이 강해 익혀 먹는 음식에 사용한다.

무는 봄 무, 여름 무, 가을 무 등의 품종이 있는데, 모양이 둥글고 키가 작은 조선무는 가을 무로 살이 단단해 김치나 깍두기, 동치미 등에 적당하고, 봄 무는 가을무와 모양은 크게 다르지 않으나 색이 희고 크기가 크고 육질이 가벼우며 수분이 많아 생채용으로 적당하다. 길쭉한 왜무는 단무지, 짠지 등으로 이용하면 좋다.

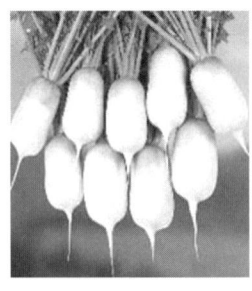
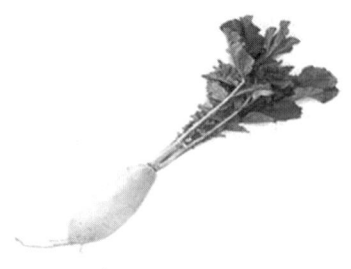

가을 무   단무지무

그림 2-11 무의 종류

감자는 살이 노란 것일수록 전분 함량이 낮고 단백질과 당분 함량이 높은 점질감자(waxy potato)인데, 이는 전분이 적어 먹을 때 촉촉하고 끈기있게 느껴지는 차진 감자이다. 가열하면 자체의 모양을 잘 보존하게 되므로 샐러드나 조림, 국 또는 모양이 중요한 음식을 만들 때 쓰며, 튀김을 하면 당 함량이 많아 감자가 익기도 전에 갈색으로 변하기 때문에 적합하지 않다. 반면, 전분이 많고 당 함량이 적은 감자는 분질감자(mealy potato)로 파삭하며 구이, 튀김, 매쉬드 포테이토 또는 쪄 먹는 데 적합하다.

3) 육류의 부위별 조리용도

육류도 부위에 따라 육질의 특성이 다르고 맛이 다르므로 부위와 부위의 명칭을 알고 조리용도에 따라 선택하는 것이 현명하다. 가장 많이 이용하는 쇠고기, 돼지고기, 닭고기를 중심으로 부위별 명칭과 조리용도를 알아보면 다음과 같다.

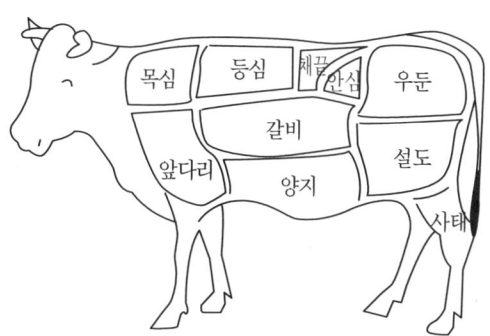

그림 2-12 쇠고기의 부위

표 2-5 쇠고기의 부위명과 조리용도

구분	대분할 부위명	소분할 부위명	용도
쇠 고 기	안심	안심살	스테이크, 로스구이
	등심	윗등심살, 아래등심살, 꽃등심살, 살치살	스테이크, 로스구이
	채끝	채끝살	스테이크, 로스구이
	목심	목심살	구이, 불고기
	앞다리	꾸리살, 갈비덧살, 부채살, 앞다리살	육회, 탕, 장조림, 불고기
	우둔	우둔살, 홍두깨살	산적, 장조림, 육포, 불고기
	설도	보섭살, 설깃살, 도가니살	산적, 장조림, 육포
	양지	양지머리, 업진살, 차돌백이살, 치마살	국거리, 스튜, 찜
	사태	아롱사태, 뭉치사태, 앞사태, 뒷사태	육회, 탕, 스튜, 찜
	갈비	갈비, 마구리, 토시살, 안창살, 제비추리	찜, 탕, 구이
	10개 부위	29개 부위	

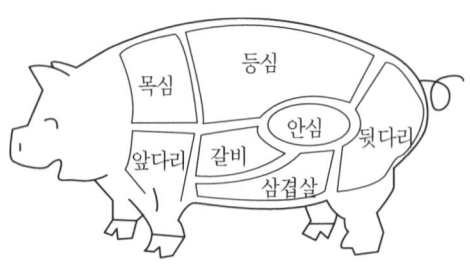

그림 2-13 돼지고기의 부위

표 2-6 돼지고기의 부위명과 조리용도

구분	대분할 부위명	소분할 부위명	용 도
돼 지 고 기	안심	안심살	로스구이, 주물럭, 스테이크
	등심	등심살	돈까스(pork cutlet), 잡채
	목심	목심살	구이, 주물럭, 보쌈
	앞다리	앞다리살, 사태살	불고기, 찌개, 보쌈, 완자
	뒷다리	볼기살, 설깃살, 도가니살, 보섭살, 사태살	돈까스, 장조림, 탕수육
	삼겹살	삼겹살, 갈매기살	로스구이, 베이컨
	갈비	갈비	찜, 구이
	7개 부위	12개 부위	

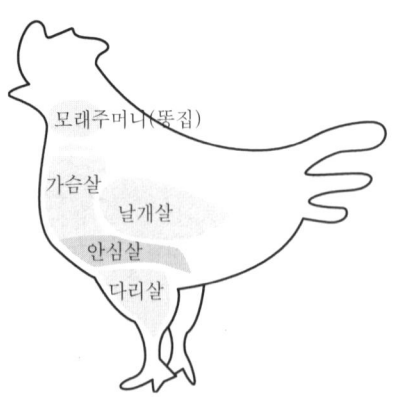

그림 2-14 닭고기의 부위

표 2-7 닭고기의 부위명과 조리용도

구분	대분할 부위명	소분할 부위명	용도
닭고기	가슴	가슴살, 안심	스테이크, 튀김, 불고기, 치킨커틀렛, 샐러드,
	다리	윗다리(넓적다리), 아랫다리(북채)	튀김, 볶음, 구이, 닭갈비
	날개	윗날개(봉), 아랫날개(윙)	국물요리, 튀김, 볶음
	기타	근위	볶음, 조림, 소금구이
3개 부위	6개 부위		

3. 국산과 수입산의 감별법

외국산 수입 농산물 등 수입식품은 생산에서 소비까지의 시간이 너무 길기 때문에 식품의 변패를 방지하고 유통기한을 연장시키기 위해 많은 양의 농약과 살충제, 기타 여러 가지의 식품첨가물이 사용된다. 따라서 소비자는 안심하고 먹을 수 있는 식품을 고를 수 있는 능력을 갖추어야 한다. 식품의 원산지를 표기하도록 하고 있으나 제대로 표기되지 않은 경우가 많아 국립농산물품질관리원 홈페이지에서 국산 농산물 판별법을 소개하고 있다.

고사리의 경우 시중에 나오는 것은 대부분 수입품이다. 줄기의 자른 부분으로 차이를 구별하는데 외국산은 줄기를 칼로 자른 것처럼 매끈하지만 국산은 손으로 자르기 때문에 면이 고르지 않다. 국산 도라지는 비교적 길이가 짧고 동그랗게 말리지 않은 것으로 외국산과 쉽게 구별된다. 색깔도 국산은 흰색을 띠지만 외국산은 노란빛이 돈다.

국산 참조기의 경우 등쪽은 회색을 띤 황금색이고 배쪽은 선명한 황금색을 띠며, 지느러미도 노란색을 띠고 안구 주위가 노란 것이 특징이다.

국산 소갈비는 짝갈비 형태로 유통되며 지방이 흰색이고, 갈비에 덧살이 붙어있어 두께가 두껍다. 그러나 수입산은 한 덩어리에 3~5개의 갈비가 붙어 있고 호주산은 지방이 노란색을 띤다. 국산 쇠고기 등심은 모양이 다양하고 겉에 칼자국이 많으며 자른 면에 떡심이 들어있는데, 수입산은 떡심이 없고, 겉이 매끄럽다.

국산 닭고기는 목이 붙어있으나 수입산은 목이 제거된 채로 판매된다. 곱창의 경우 두께가 두껍고 부드러우며 연한 붉은색을 띠는 것은 국산이며, 두께가 얇고 질기며 진한 붉은색을 띠는 것은 수입산이다. 국산 삼겹살은 자른 면이 고르고 완전한 삼겹살 형태가 나타나며, 수입산에 비하여 1.5~2배 정도 두껍고 지방의 폭이 넓다. 또한 오돌뼈가 선명하게 나타나는데, 수입산은 오돌뼈가 일부 제거된 것이 있다. 국산 족발의 경우 칼로 잘라 자른면이 고르지 않으며 발톱이 붙어있으나, 수입산은 냉동상태에서 톱으로 잘라 자른 면이 고르고 발톱을 완전히 제거하였으며 발가락 사이를 갈라 놓은 것이 많다.

4. 가공식품과 포장

최근 산업의 발달과 함께 다양한 형태의 식품이 나오면서 식품포장재도 여러 가지 종류가 개발되었다. 현재 사용되는 식품의 포장재료를 분류하면 종이류, 플라스틱제품인 합성수지류, 통조림이나 알루미늄 등의 금속류, 목재류 등이 있다. 식품의 저장수명은 포장상태에 따라 달라질 수 있으며, 포장방법에 따라 주의할 점이 있으므로 특징을 알아두는 것이 좋다.

1) 플라스틱 포장재

요즈음 가장 널리 이용되는 포장재의 하나이다. 폴리에틸렌, 폴리프로필렌, 폴리에스테르, 폴리아미드 등이 있다.

2) 알루미늄

가볍고 취급이 용이하며 열전달이 잘 되고 싼 반면에 산, 알칼리, 염분에 약해서 부식의 위험이 있다. 알루미늄은 식품에도 자연적으로 존재하는데, 이는 식물이 토양이나 물로부터 알루미늄을 취할 수 있기 때문이며, 식품제조과정 중에도 첨가될 수 있고, 일부 제산제 성분 중에도 함유되어 있어 장기간 복용하면 골다공증, 알츠하이머를 유발할 가능성이 있는 것으로 알려져 있다. 영국의 식품규격청은 알루미늄 평균 섭취량을 정기적으로 측정하고 있는데, 세계보건

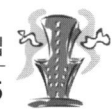

기구(WHO)에서 규정한 성인 1일 알루미늄 최대허용섭취량인 70mg 이내에 있는 것으로 나타나 대체로 안전하다고 보고하였다. 단, 산, 알칼리, 염분에 약해서 토마토, 양배추, 과일류와 같은 산성식품을 조리 또는 저장할 때에는 알루미늄 제품을 사용하지 않는 것이 좋다.

3) 발포 스틸렌 수지

즉석라면 같이 뜨거운 물만 부으면 즉석에서 먹을 수 있는 용기의 재질인 스틸렌 수지는 항상 소량의 스틸렌모노머가 포함되어 있고 톨루엔이나 벤젠 등의 화학물질도 소량 들어있어 반복 사용하는 경우에는 인체에 축적되어 영향을 줄 수 있으므로 사용을 제한하는 것이 좋다.

4) 캔

캔은 통조림, 맥주, 커피 등에 다양하게 사용되고 있는데, 캔 속의 납성분은 독성을 주는 중금속으로 한 번 체내에 들어오면 축적된다. 캔을 개봉한 뒤에는 납과 주석의 농도가 크게 증가하므로 다른 용기에 옮겨 냉장보관하는 것이 좋다.

5) 랩

식품의 포장이나 전자레인지용 가공식품에 널리 사용되는 랩(wrap)의 원재료는 염화비닐계(PVC)와 폴리에틸렌계(PE)로 구분된다. 염화비닐계 랩은 폴리에틸렌계 랩보다 점착성이 더 좋은데, 이는 대부분 DEHA(디에틸헥실아디페이트)를 유연성과 탄성을 부여하는 첨가제로 사용해 왔기 때문이다. 그러나 이 물질이 내분비계 장애물질로 랩을 씌워, 특히 기름기가 많은 음식물을 가열하는 과정에서 환경호르몬 물질이 용출된다는 지적에 따라 안정성이 확인되지 않아 이를 대체한 가소제를 사용한 식품포장용 랩을 생산할 방침이라 한다. 그러나 안전한 사용을 위해서는 폴리에틸렌계 랩이라 하더라도 가능하면 음식물을 포장하는 것 외에 가열하는 용도로는 사용하지 않는 것이 바람직하다. 특히 기름은 물과 달리 온도가 쉽게 상승하므로, 기름으로 조리한 음식을 랩으로 싸서 전자레인지에 데우는 일은 삼가야 한다. 따라서 기름기가 많은 음식물을 전자 레인지에서 조리할 경우 반드시 전자레인지용 그릇에 뚜껑을 덮어 사용하고, 뚜껑이 없을 때에는 음식물에 랩이 닿지 않게 주의해야 한다.

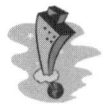

6) 레토르트 식품

레토르트 식품(retort pouch food)은 자장, 카레 등에 이용되고 있는데, 1950년 미국에서 개발되었으며 제조방법은 통조림과 비슷하다. 외층에는 폴리에스테르 피막, 중층에는 공기와 광선을 차단하는 알루미늄 호일, 내층에는 접촉성과 가열, 밀봉이 용이한 폴리프로필렌 피막의 유연한 포장 주머니(pouch)에 식품을 넣어 밀봉한 후 가압솥에서 100℃ 이상의 습열로 살균한 것이다. 레토르트 식품은 무균적이므로 방부제 등을 첨가할 필요가 없고, 냉장, 냉동하지 않아도 된다.

5. 식품표시제도와 유통기한

1) 식품표시제도

식품의 포장에는 우리가 흔히 알고 있는 유통기한이나 원재료 함량 등에 관한 정보 이외에도 중요한 정보가 많이 있다. 만일 우리가 지방이나 열량이 적은 식품을 선택하고 싶거나 건강한 식사를 계획하고자 할 때에도 식품의 포장지를 살펴보면 유용하다.

식품표시제도(food labeling)는 정부가 식품 생산자와 판매자에게 가격, 품질, 성분, 성능, 효력, 제조일자, 유효기간, 사용방법, 영양가치 등에 관한 각종 식품정보를 제품의 포장이나 용기에 문자, 숫자, 도형을 사용하여 표기하는 제도이다.

영양표시제도(nutrition labeling)는 식품표시 항목 중의 하나로, '영양'에 대한 적절한 정보를 소비자에게 전달해 줌으로써 소비자들이 식품의 영양적 가치를 근거로 합리적인 식품선택을 할 수 있도록 돕기 위한 제도이다.

영양표시제도는 소비자가 자신의 건강에 적합한 제품을 선택할 수 있도록 도와주며, 생산자가 자사 제품이 가진 영양적 특성을 소비자에게 알릴 수 있도록 한다. 또한 소비자가 자신의 건강에 적합한 제품을 선택하기 위해 영양표시를 활용하게 되면 건강에 중요한 영양소의 섭취를 조절할 수 있게 됨으로써 질병의 발생과 치료에도 영향을 미칠 수 있다.

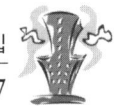
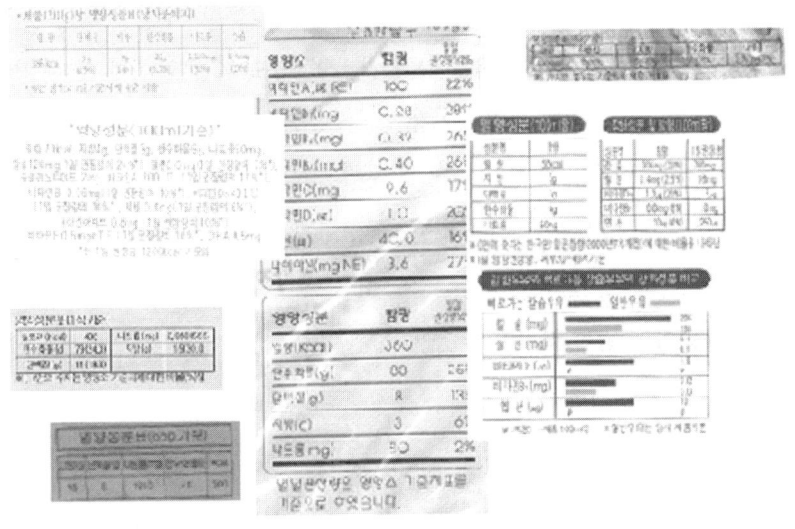

그림 2-15 시판되는 가공식품의 영양표시 사례들
자료 : 식품의약품안전청

영양성분 표시

우리나라에서는 열량, 탄수화물, 단백질, 지질, 나트륨의 5가지 항목의 명칭과
함량을 반드시 표시하도록 되어 있고, 그 외 비타민, 무기질, 식이섬유, 당류, 지
방산, 콜레스테롤은 선택적으로 표시할 수 있다.

영양성분의 표시기준량은 100g(치즈, 수프믹스), 1인분량(시리얼, 스낵류), 포
장단위(레토르트 식품) 등으로 식품의 종류에 따라 다르며, 1인분량은 설정되어
있지 않다.

영양강조 표시

영양표시에는 영양소의 함량을 강조하여 표시하는 것도 있다. 또한 '무지방',
'저칼로리', '비타민 C 첨가', '칼슘강화' 등과 같이 일일이 영양표시된 수치를 읽
지 않고도 제품의 영양적 특성을 금방 알 수 있도록 표시한 것도 있다. 이러한
표현도 영양표시의 한 방법으로 영양강조 표시라고 한다. 이러한 표현을 사용하
기 위해서는 기본적으로 영양성분 표시를 하고, 추가적으로 표시할 수 있다.

즉 제품에 함유된 영양소의 양이 일정 기준보다 많거나 적으면 일정한 기준에
따라 '무', '저', '고', '풍부', '함유' 등의 표시를 사용할 수 있다. 또한 열량을 비롯

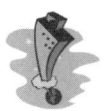

하여 다량 영양소 함량이 다른 제품의 표준값과 비교하여 최소 25% 이상 차이가 있고, 미량 영양소의 경우 최소 1일 권장량의 10% 이상 차이가 있는 경우에는 '덜', '더', '감소', '라이트', '강화', '첨가' 등으로 표시할 수 있다. 표지 뒷면에 적힌 영양표시를 읽는 대신 제품 앞면에 크게 적힌 '저열량'이나 '저염' 용어 만으로 선택하더라도 열량이나 나트륨 섭취를 줄이는 방법이 된다.

 무가당과 무당의 차이는 무엇일까요?

> '무가당'은 제조공정 중에 당을 추가적으로 첨가하지 않은 것이라는 의미이고, '무당'은 제품 안에 당이 없다는 의미이다. 따라서 '무가당' 주스에도 당은 많이 들어있을 수 있다.
> 콜레스테롤은 동물성 식품에만 들어있다. 따라서 모든 식용유는 '무콜레스테롤' 식품이고, 간장에는 보통 나트륨 양이 많기 때문에 나트륨 함량을 줄인 제품을 개발하더라도 여전히 나트륨의 함량이 많아 이럴 경우에는 저염 간장이 아니고 '염감소' 간장이 된다.

영양표시의 수치

영양표시의 수치를 읽을 때에는 우선 표시된 함량이 제품 100g(mL) 당인지, 1회분량 당인지를 확인해야 한다. 그 다음 영양소별 함량과 1일 영양소 기준치에 대한 비율을 확인한다. 한 제품의 수치에 너무 민감할 필요는 없으며, 전체적으로 균형을 맞추는 것이 더 중요하다.

표 2-8 영양소 함량 강조표시 기준표

영양성분	강조 표시	표시조건
열량	저	식품 100g당 40kcal 미만 또는 식품 100mL당 20kcal 미만일 때
	무	식품 100mL당 4kcal 미만일 때
지방	저	식품 100g당 3g 미만 또는 식품 100mL당 1.5g 미만일 때
	무	식품 100g당 또는 식품 100mL당 0.5g 미만일 때
포화지방	저	식품 100g당 1.5g 미만 또는 식품 100mL당 0.75g 미만이고, 열량의 10% 미만일 때
	무	식품 100g당 0.1g 미만 또는 식품 100mL당 0.1g 미만일 때
콜레 스테롤	저	식품 100g당 20mg 미만 또는 식품 100mL당 10mg 미만이고, 포화지방이 식품 100g당 1.5g 미만 또는 식품 100mL당 0.75g 미만이며, 포화지방이 열량의 10% 미만일 때
	무	식품 100g당 5mg 미만 또는 식품 100mL당 5mg 미만이고, 포화지방이 식품 100g당 1.5g 또는 식품 100mL당 0.75g 미만이며 포화지방이 열량의 10% 미만일 때
당류	무	식품 100g당 또는 식품 100mL당 0.5g 미만일 때
나트륨	저	식품 100g당 120mg 미만일 때
	무	식품 100g당 5mg 미만일 때
식이섬유	함유 또는 급원	식품 100g당 3g 이상 또는 식품 100kcal당 1.5g 이상일 때
	고 또는 풍부	식품 100g당 6g 이상 또는 식품 100kcal당 3g 이상일 때
단백질	함유 또는 급원	식품 100g당 1일 영양소 기준치의 10% 이상, 식품 100mL당 1일 영양소 기준치의 5% 이상일 때 또는 식품 100kcal당 1일 영양소 기준치의 5% 이상일 때
	고 또는 풍부	식품 100g당 1일 영양소 기준치의 20% 이상, 식품 100mL당 1일 영양소 기준치의 10% 이상일 때 또는 식품 100kcal당 1일 영양소 기준치의 10% 이상일 때
비타민 또는 무기질	함유 또는 급원	식품 100g당 1일 영양소 기준치의 15%이상, 식품 100mL당 1일 영양소 기준치의 7.5% 이상일 때 또는 식품 100kcal당 1일 영양소 기준치의 5% 이상일 때
	고 또는 풍부	식품 100g당 1일 영양소 기준치의 30% 이상, 식품 100mL 당 1일 영양소 기준치의 15% 이상일 때 또는 식품 100kcal당 1일 영양소 기준치의 10% 이상일 때

자료 : 식품의약품안전청

표 2-9 영양표시의 내용

영양표시 제목	'영양성분', '영양정보', 'nutrition facts'라고 표시한다. 보통 제품의 뒷면에 표시되어 있다.
표시영양소의 종류	영양성분으로 열량, 탄수화물, 단백질, 지방, 나트륨 함량을 기본적으로 표시하고, 그 외 비타민, 무기질, 식이섬유, 당류, 지방산, 콜레스테롤은 선택적으로 표시할 수 있다.
영양소함량	식품의 단위중량(표시기준분량)당 포함된 각 영양소들의 함량을 표시한 것이다.
단위중량 (표시기준분량)	식품의 단위중량은 표시된 영양소함량의 기준량으로 한다. 보통 100g당, 100mL당, 1회분량 당으로 표시되어 있다.
%영양소 기준치	1일 영양소 기준치에 대한 비율. 하루에 섭취해야 할 영양권장량에 비해 얼마나 들어있는지를 표시한 것.

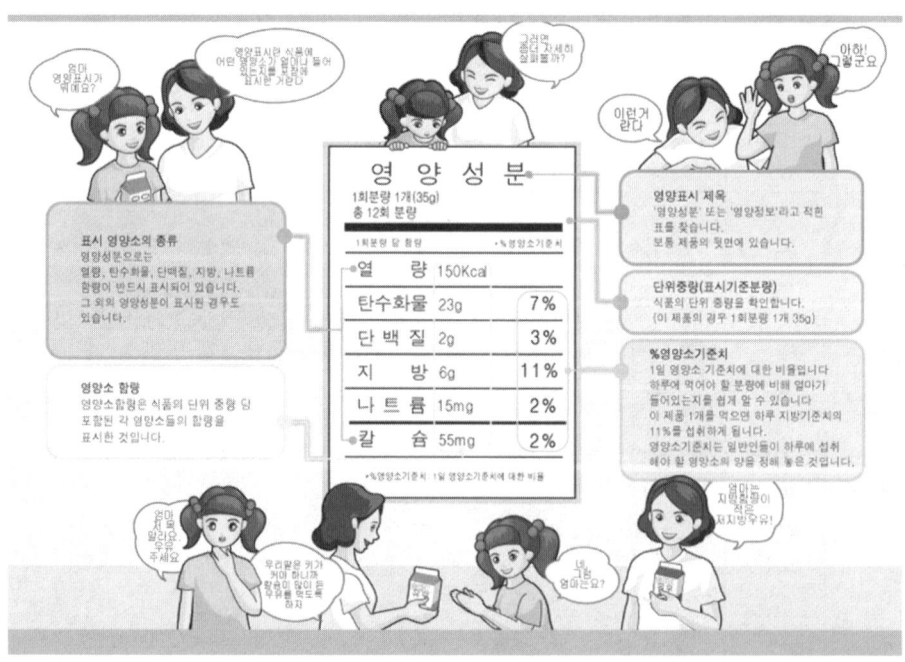

그림 2-16 식품영양표시의 예와 해석법
자료 : 식품의약품안전청

1일 영양소 기준치에 대한 비율은 일반인들이 하루에 섭취해야 하는 각 영양소량에 대한 비율을 적은 것이므로, 이 수치를 살펴보면 다른 제품에 들어있는 특정한 영양소의 상대적 함량을 더 쉽게 비교할 수 있고, 보다 빠르고 쉽게 자신에게 적합한 제품을 고르는 데 이용할 수 있다. 일반적으로 지방이나 나트륨과 같은 영양소는 영양소 기준치의 100% 이상을 넘지 않도록 주의하고, 칼슘 등의 영양소는 영양소 기준치의 100% 이상을 섭취할 수 있도록 노력하는 것이 필요하다.

영양표시의 활용법

처음에는 자신의 건강에 중요한 한두 가지 영양소만 읽는 것이 좋다. 식품을 선택할 때 꼭 영양표시를 읽고 자신과 가족의 건강에 가장 중요한 영양소를 중심으로 살펴보자. 건강한 사람이라면 열량, 지방, 콜레스테롤 등과 같이 일반적으로 건강을 위해 적게 섭취하는 것이 좋은 성분이 적은 제품으로 또는 비타민, 칼슘, 철분 등 가능한 많이 섭취하기를 권장하는 성분이 많은 제품을 선택하면 된다. 비만이 문제라면 열량, 고혈압이 걱정이라면 나트륨 함량, 어머니가 유방암에 걸린 가족력이 있다면 지방 함량, 골다공증이 걱정이면 칼슘을 중점적으로 읽으면 된다.

■ **영양표시 어떻게 활용할까요?**

식품 구입 시 영양표시 내용을 일일이 확인하는 것이 실제적으로 쉬운 일은 아니다. 그럴 때에는 자신이나 가족의 건강에 가장 중요한 영양소를 중점적으로 보면 된다.

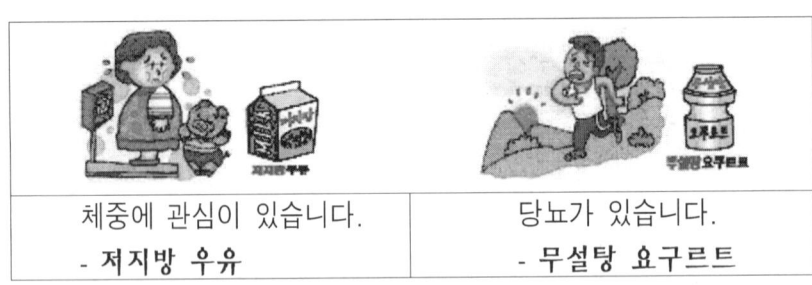

체중에 관심이 있습니다.	당뇨가 있습니다.
- 저지방 우유	- 무설탕 요구르트

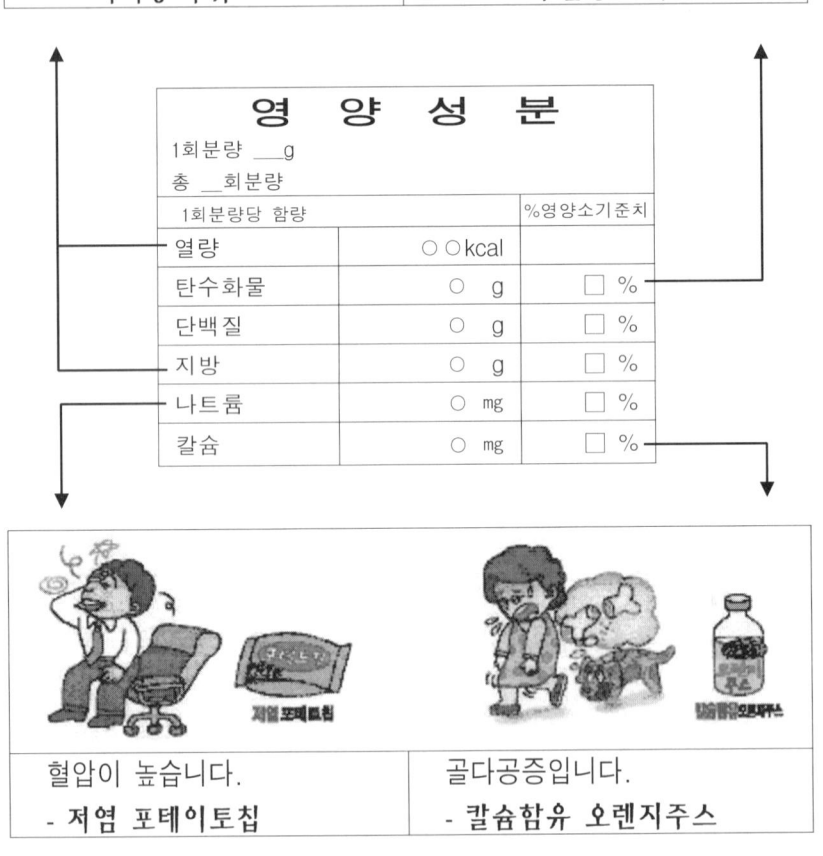

그림 2-17 식품영양표시의 활용법

자료 : 식품의약품안전청

※ 다음의 문제를 읽고 정답을 표시해 주세요.

1. 당신이 지금 골다공증 예방을 위해 칼슘을 섭취하고 싶다면 다음의 식품 중 칼슘섭취에 도움이 된다고 생각되는 식품 3가지를 골라보세요.

　① 우유　　　② 사과　　　③ 멸치　　　④ 칼슘첨가 오렌지주스

2. 다음의 영양소 중에서 건강한 식생활을 위해 적게 먹어야 되는 영양소는 무엇인가요?

　① 콜레스테롤　② 칼슘　　③ 섬유소　　　④ 비타민 C

3. 다음 식품 중에서 건강한 식생활을 위해 많이 먹어야 되는 식품은 무엇인가요?

　① 과자　　　② 채소나 과일　③ 햄이나 소시지　④ 라면

4. 비만인 사람은 영양성분표를 볼 때 어떤 영양소를 가장 자세히 보아야 할까요?

　① 열량　　　② 단백질　　③ 비타민　　　④ 나트륨

5. 당신의 아버지가 고혈압이라면 다음 중 어떤 영양소에 가장 신경을 써야 할까요?

　① 비타민 A　② 엽산　　　③ 철분　　　④ 나트륨

※ 다음 표는 식품의 포장에 있는 영양성분표입니다.

6~8번 문제는 옆에 있는 영양성분표를 보고 대답해 주십시오.

자! 이제까지 배운 내용을 점검해 볼까요?

영양성분

총 12회 분량　1회 분량 1봉지(35g)당

영양소 함량		%영양소기준치
열량	150kcal	
탄수화물	23g	7%
단백질	2g	3%
지방	6g	11%
나트륨	15mg	2%
칼슘	55mg	2%

※%영양소기준치: 1일 영양소기준치에 대한 비율

6. 왼쪽과 같이 영양표시가 된 제품이 있습니다. 이 제품 2봉지를 먹으면 몇 kcal의 열량을 섭취하는 것입니까?　　kcal

7. 이 제품 1봉지를 먹으면 단백질 1일 영양소 기준치의 몇 %를 섭취하게 되는 것입니까?　　%

8. 이 제품으로 칼슘의 1일 영양소 기준치를 10% 충족하려면 몇 봉지나 먹어야 합니까?　　개

본 자료는 2002년도 식품의약품안전청의 "영양표시제도 활성화사업"의 일환으로 제작된 것입니다. KHIDI 한국보건산업진흥원

자료 : 식품의약품안전청

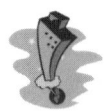
2) 유통기한

식품을 구매할 때 가장 중요하게 고려하는 표시사항은 유통기한이다. 유통기한이란 식품의 제조, 유통업자가 소비자에게 식품을 유통하거나 판매하는 것을 허용하는 최종일이다. 따라서 유통기한 내의 식품을 구입해야 하며, 식품의 제조, 유통업자는 유통기한이 지난 식품을 판매해서는 안 된다. 유통기한이 지난 식품의 가식성 여부는 식품의 저장수명(shelf life)에 따라 다르나, 구입한 식품은 유통기한 내에 소비하는 것이 바람직하다. 모든 식품은 유통기한을 정하여 표시해야 하는 대상이며, 유통기한의 표시는 '--년--월--일까지', '----.--.--까지' 또는 '----년--월--일까지'로 표시한다. 제조일을 표시하는 경우에는 '제조일로부터 --일까지', '제조일로부터 --월까지' 또는 '제조일로부터 --년까지'로 표시해야 하며, 도시락류는 '--월--일--시까지' 또는 '--일--시까지'로 표시한다.

또한 유통기한의 표시방법은 나라별로 차이가 있어 수입식품 구매 시에 주의가 필요하다.

 수입식품의 유통기한 표시는 어떻게 할까요?

> 1. 제조일자 표시 : 'manufacturing'의 약자인 M(FG), 'product'를 뜻하는 PR(O)D.
>
> 예 PRD 07042003은 2003년 4월 7일 제조되었다는 뜻.
>
> 2. 소비기한, 품질유지기한, 유통기한 표시 : 'best before'의 약자로 BE, BBE는 가장 좋은 품질을 유지하는 기한, 'expire'에서 온 EXP, EXPIRY DATE 역시 유통기한을 의미한다.
>
> 예 EXP 15062004는 2004년 6월 15일까지 유통기한임을 뜻한다.

표 2-10 유통기한 관련 표시법의 종류

용 어	해 설
품질유지기한 (best-before date, 상미기간)	최상의 품질유지 가능기한으로, 표시된 저장조건 하에서 그 품질이 완전한 시장성이 있고 표시한 특정한 품질이 유지되는 최종일자를 보증하는 날짜이다. 품질유지기한이 지난 식품이라도 일정기간 동안 소비할 수 있다. 일본에서는 상미기간으로 표시하고 있으며, 이는 품질보존기간이라고도 지칭하는 개념으로 품질유지기간과 같은 의미로 사용하고 있다.
최종 판매일자 (sell-by-date)	소비자에게 판매를 위해 제공할 수 있는 최종일자. 가정에서 통상적인 저장기간이 남아있는 날짜로 현재 우리나라가 적용하고 있는 유통기한과 가장 유사한 개념이다.
최종 권장사용일자 (use-by-date, expiration date, 소비기한)	표시된 저장조건 하에서 그 일자 이후에는 소비자가 통상 기대하고 있는 품질특성을 가지지 못할 수 있는 추정기간의 최종일을 보증하는 날짜. 이 이후의 식품은 시장성이 없다고 보아야 하며 이 개념을 사용하는 대표적인 제품은 이유식이다.
포장일자 (date of packing)	식품이 궁극적으로 팔리게 될 용기에 포장된 날짜이다.
제조일자 (date of manufacture)	식품공전에 규정된 제품으로 식품을 제조한 날짜이다.
유통기간 (shelf-life)	식품의 특수성을 고려한 가장 종합적인 의미의 유통기간이다.
소비기한 (use by date)	정해진 조건 하에서 보관했을 때 위생상의 안전성이 보장된 최종일로 소비기한이 지난 식품은 소비할 수 없음.

자료 : 식품의약품안전청

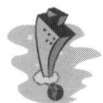
【 국적별 수입식품 유통기한 해독법 】

1. 올리브 벨리(이탈리아산 병조림)

09 :32 LT148 31/01/2006

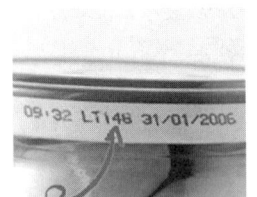

09:32는 생산된 시간으로 오전 9시 32분에 만들어진 제품이라는 뜻. LT148은 제조 공장의 생산라인 코드이고, 2006년 1월 31일까지 유통기한이라는 뜻.

2. 네리와사비(일본산 향신료)

MANUFACTURING DATE 2004.1.21, CONSUME BEFORE 2005.1.20

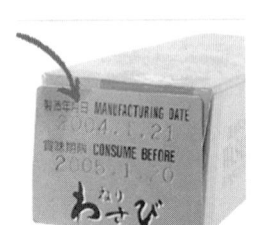

MANUFACTURING DATE는 제조일로 2004년 1월 21일 제조된 것이고, CONSUME BEFORE는 유통기한으로 2005년 1월 20일 전까지 사용하라는 뜻.

3. 칵테일소스(독일산 소스)

EXP 15.04.2004, PRD 07.04.2003 20 :10

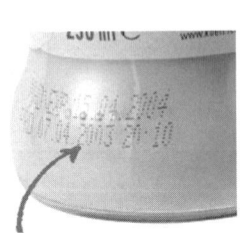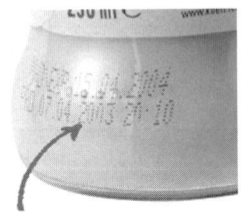

EXP는 'expire'(끝나다)에서 온 것으로 유통기한을 의미. 그 뒤 숫자는 일, 월, 년도의 순서로 읽어나가면 된다. PRD는 'product'(생산하다)로 제조일을 뜻하고 맨 끝의 20:10은 생산된 시간을 의미. 따라서 이 제품은 2004년 4월 15일까지가 유통기한이고, 2003년 4월 7일 오후 8시 10분에 생산된 것이다.

4. 정글 바나나(체코산 젤리)

15.10.04, 15.04.03, E102, E133

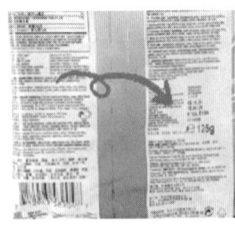

일, 월, 년도의 순서로 앞의 날짜인 2004년 10월 15일은 유통기한, 뒤의 날짜인 2003년 4월 15일은 제조일이며, 뒤의 E102, E133은 제조 공장 생산라인 코드다.

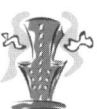
5. 람부탄 파인애플(태국산 통조림)

PROD 2003/06/18, EXP 2006/06/17

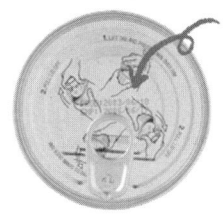

PROD는 PROD DATE로 'product'를 뜻하므로 제조일을 의미하고 EXP는 유통기한을 뜻하므로 2003년 6월 18일에 제조되어 2006년 6월 17일까지가 유통기한.

6. 코코넛 크림 파우더(태국산 파우더)

MFG 20/06/2000

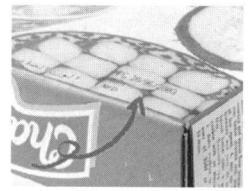

MFG는 'manufacture'(제조하다)에서 나온 것으로 제조일을 나타내는데, 숫자 앞에 M으로 표기되기도 한다. 2000년 6월 20일에 만들어진 제품.

7. 누텔라 헤이즐럿 스프레드(호주산 초코크림)

BEST BEFORE 28.08.04 L240TL 13:04

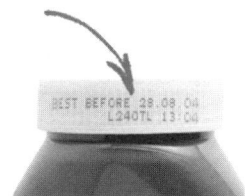

BEST BEFORE는 'BE'나 'BBE'를 알기 쉽게 풀어 쓴 경우로, 가장 좋은 품질을 유지하는 기간, 즉 유통기한은 2004년 8월 28일까지이고, L240TL은 생산라인 코드이며, 13:04는 생산 시간으로 오후 1시 4분을 의미.

8. 스위트콘(태국산 옥수수)

PRD 2002 08 16, BBE 2005 08 16

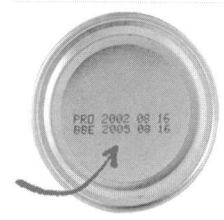

PRD가 숫자 앞에 쓰여 2002년 8월 16일에 제조된 제품이며, BBE는 'best before'로 가장 좋은 품질을 유지하는 기간, 즉 2005년 8월 16일까지 유통기한.

6. 건강기능식품

최근 건강에 관한 관심이 높아지면서 건강지향적 식품들이 많이 나오고 있다. 그러나 기능성이 없는 건강식품들이 범람하여 소비자들이 현혹되어 무분별하게 구입함으로써 막대한 경제적 손실은 물론 부작용 등으로 오히려 건강을 해치는 사례도 나오고 있어 건강기능식품에 대한 올바른 지식이 필요하다.

1) 건강기능식품의 정의

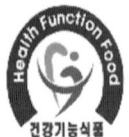

건강기능식품은 인체에 유용한 기능성을 가진 원료나 성분을 사용하여 제조한 식품으로서 식품의약품안전청장이 기능성이 있다고 인정하는 식품을 말하며 그 이외에는 건강기능식품이라고 할 수 없다.

2) 건강기능식품의 종류

현재는 건강보조식품, 특수영양식품, 인삼제품류로 그 유형을 나누고 있지만 앞으로 「건강기능식품에 관한 법률」이 전면 시행되면 이를 한데 묶어 '건강기능식품'이라고 통합 분류한다. 현재는 제품에 건강보조식품(예 클로렐라가공식품)이라는 표시가 있고, 권장섭취량, 섭취방법, 원재료명, 함량, 신고번호 등이 표시되어 있으며, 앞으로는 「건강기능식품」 이라고 표시하므로 이를 확인하여야 한다.

건강기능식품의 종류로는 영양보충용제품, 인삼제품, 홍삼제품, 뱀장어유제품, EPA/DHA함유제품, 로얄제리제품, 효모제품, 화분제품, 스쿠알렌함유제품, 효소제품, 유산균함유제품, 클로렐라제품, 스피루리나제품, 감마리놀렌산함유제품, 배아유제품, 배아제품, 레시틴제품, 옥타코사놀함유제품, 알콕시글리세롤함유제품, 포도씨유제품, 식품추출물발효제품, 뮤코다당·단백제품, 엽록소함유제품, 버섯제품, 알로에제품, 매실추출물제품, 자라제품, 베타카로틴함유제품, 키토산함유제품, 키토올리고당함유제품, 글루코사민함유제품, 프로폴리스추출물제품이 있다.

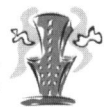

7. 친환경농산물

친환경농산물이란 환경을 보전하고 소비자에게 보다 안전한 농산물을 공급하기 위해 농약, 화학 비료, 사료 첨가제 등 화학자재를 전혀 사용하지 않거나 최소량만을 사용하여 생산한 농산물을 말한다. 정부가 부여하는 친환경농산물 인증은 하나의 마크 아래 총 4종류이다. 유기농산물, 전환기 유기농산물, 무농약농산물, 저농약농산물이다.

친환경농산물의 경우 국가인증 제품과 영농조합 등에서 국가에 신고한 제품 등 두 종류가 있는데, 포장지에 모두 '친환경농산물'로 표시되지만 국가인증 제품이 훨씬 믿을 만하다. 포장지에 친환경 인증마크와 인증번호가 함께 표기된 것이 정부가 인증한 제품으로 '위해요소중점관리(HACCP)' 인증과 '우수농산물관리(GAP)' 인증이 있다. HACCP는 주로 위생관리시스템을 잘 갖춘 가공 업체에서 파는 쇠고기나 유제품 등에 부여된다. GAP는 이런 시스템을 생산 단계에서부터 적용한 제품에 부착하는 까다로운 품질보증 마크이다.

1) 친환경농산물의 종류

유기농산물 : 3년 이상 유기합성농약과 화학비료를 일체 사용하지 않고 재배한 것을 말한다.

전환기 유기농산물 : 전환기간(1년) 이상을 유기합성농약과 화학비료를 일체 사용하지 않고 재배한 것을 말한다.

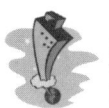
무농약농산물 : 유기합성농약은 일체 사용하지 않고, 화학비료는 가급적 권장 시비량의 1/3 이내 사용한 것을 말한다.

저농약농산물 : 화학비료는 가급적 권장 시비량의 1/2 이내 사용, 농약 살포 횟수는 농약안전사용기준의 1/2 이하이며, 사용시기는 안전사용기준 시기의 2배 수를 적용하고, 제초제는 사용하지 않아야 한다. 잔류농약은 식품의약품안전청 장이 고시한 농산물의 농약잔류허용기준의 1/2 이하이어야 한다.

2006년부터는 이들 중 농약과 화학비료를 사용하지 않은 기간에 의해 구분되는 유기농산물(3년 이상)과 전환기 유기농산물(1년 이상)이 '유기농산물'로 통합되어 친환경농산물 표시인증의 종류가 4종에서 3종으로 축소될 예정이다.

 포도, 오렌지, 귤, 감 등에 묻어있는 흰 얼룩은 농약일까요?

오렌지는 운반 도중 수분증발을 막기 위하여 인체에 무해한 식용 왁스를 발라 공기와의 접촉을 차단한다. 또한 포도의 흰 얼룩은 대부분 효모균으로 포도주를 담글 때 이것을 닦아내면 안 된다. 귤 껍질이나 감의 흰 얼룩은 과일 속 포도당 성분이 껍질 밖으로 빠져나와 공기와 만나 가루로 건조된 것으로 농약이 아니다.

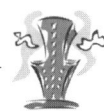
우리나라에서는 특정지역에서 생산·가공한 농·축·수산물 중에서 고품질 식품을 엄선하여 승인하고, 생산과 유통과정을 점검하여 품질을 인증하는 품질 인증제도를 실시하고 있다. 농산물의 경우 사과, 쌀 등과 같은 1차 농산물에는 '品'자 마크, 가공식품에는 KS 마크, 전통식품에는 물레방아 마크를 부착하여 정 부가 1년간 품질을 인증하게 된다.

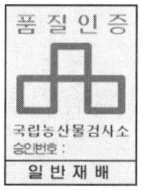
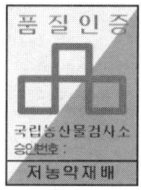
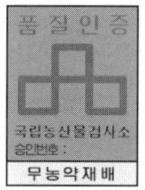
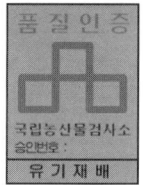

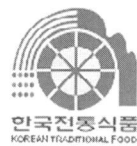

그림 2-18 농산물의 품질인증 마크

 시판되는 채소, 과일의 잔류농약 함량은 어느 정도일까요?

> 국립농산물품질관리원과 식품의약안전청에서는 시판되는 채소, 과일이 잔류농약허용기준을 초과하는지 검사하는데, 우리나라의 잔류농약허용기준 불합격률은 1998년 3.1%에서 2004년 1.3%로 대폭 낮아졌다. 잔류농약허용기준이란 농산물을 씻거나 가공하지 않은 상태로 먹는다고 가정하고 그 농산물을 평생동안 먹어도 안 전한 만큼의 양을 말한다.

2) 유전자재조합식품

유전자재조합식품이란 식량증산, 영양성분의 개선, 저장성, 병충해 내성향상 등을 위하여 생물공학 기법으로 처리한 생물체로부터 유래한 식품으로, 유전자 재조합 기술을 이용하여 만든 새로운 농·축·수산물 중 안전성이 확인되어 식 품 또는 식품첨가물로 이용할 수 있는 것을 말한다.

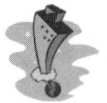
표시대상식품은 식품의 제조·가공 시에 많이 사용한 5가지 주요 원재료 중 한 가지라도 유전자변형 농산물(콩, 옥수수, 콩나물)을 원료로 사용한 식품이며, 2001년 7월부터 유전자재조합된 콩, 옥수수를 원료로 만든 식품은 '유전자재조합식품'이라는 표시를 하도록 하고 있다. 현재 유럽 연합, 일본, 호주, 우리나라, 뉴질랜드 등에서 시행되고 있고, 우리나라에서는 2002년 1월부터 유전자재조합식품표시제가 본격적으로 시행되고 있다.

【 유전자재조합식품의 표시방법 】

주 표시면이나 원재료명 옆에 유전자재조합식품임을 표시한다.

① 제품의 주표시면 :

[유전자재조합식품] 또는 [유전자재조합 ○포함식품]으로 표시.

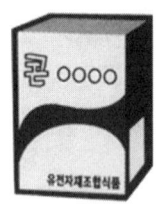

② 원재료명 옆에는 괄호로

콩(유전자재조합) 또는 콩(유전자재조합된 콩), 옥수수(유전자재조합) 또는 옥수수(유전자재조합된 옥수수)로 표시.

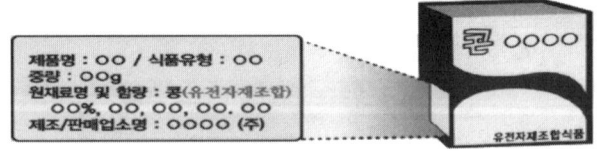

제품의 원료가 유전자재조합 원료인지를 알 수 없는 경우에는 [유전자재조합 ○○포함가능성 있음]으로 표시할 수 있다. 단, 유전자재조합식품이 아니거나 제품에 유전자재조합 DNA나 외래 단백질이 남아있지 않은 식용유나 간장 등의 경우에는 유전자재조합 표시를 하지 않는다.

제 3 장

올바른
식생활

식품의 보관방법

1. 식품의 보관 시 일반원칙

식품은 보관하는 방법에 따라 신선도와 저장수명이 차이가 난다. 따라서 식품마다 올바른 보관방법을 알아두는 것이 좋다.

일반적으로 먼저 들어온 식품은 먼저 사용하며, 식품의 날짜를 기록하든지 나중에 구입한 식품을 뒤쪽으로 저장하는 선입선출(first-in, first-out)의 원리를 따른다. 모든 식품은 반드시 깨끗한 보관용기에 뚜껑을 덮어두거나 위생적으로 잘 포장하여 내용물이 노출되지 않도록 한다. 식중독의 원인이 되기 쉬운 육·어류와 그 가공품, 우유와 유제품 등은 구입, 보관, 관리에 유의하여야 한다.

2. 재료별 식품의 보관방법

식품을 구입하여 조리할 때까지 되도록 영양손실이 없고 벌레 등이 침입하지 못하도록 잘 보관해야 하는데, 식품은 종류에 따라 보관장소를 분류하여야 한다.

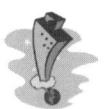
식품을 보관할 장소는 적당한 온도와 습도가 유지되며, 햇볕이 잘 들고, 통풍이 잘 되며, 세균 번식이 잘 되지 않는 곳이어야 한다.

1) 채소류의 보관

2~3일간 사용하지 않을 채소는 물에 씻지 않고 냉장고에 보관하는데, 냉장고에서 물기가 없어져 건조되는 것을 막기 위하여 뚜껑이 있는 용기나 플라스틱 봉지 또는 냉장고의 채소서랍에 보관해야 한다. 파, 마늘, 피망, 오이, 시금치 등은 물기가 없이 보관해야 하며 씻었을 때에는 비닐 팩에 넣어 밀봉한 다음 냉장 보관 한다. 감자, 양파, 고구마 등은 껍질이 있는 상태로 직사광선을 피해 양파망 등에 넣어 서늘하고 건조한 곳에 저장하고, 껍질을 벗긴 감자는 식초물에 담가 보관하면 좋다. 배추, 무, 시금치 등의 채소는 신문지로 말아 두면 싱싱함이 오래 가며, 양배추는 자른 심 부분에 젖은 키친타올을 끼워 보관한다. 생강은 껍질을 벗겨 냉동보관하고, 파는 신문지에 싸서 보관하는데, 녹색부분이 먼저 시들게 되므로 먼저 먹는다.

2) 과일류의 보관

덜 익은 과일은 익을 때까지만 상온에 보관하였다가 곧 냉장시킨다. 사과와 함께 넣으면 에틸렌가스가 나와 다른 과일을 빨리 익게 하므로, 다른 채소나 과일과 접촉하지 않도록 주의한다. 또한 파인애플, 바나나, 멜론, 망고 등의 열대과일은 냉장고에 보관하면 냉해를 입으므로, 상온의 통풍이 잘 되는 곳에 보관해야 한다.

3) 건어물의 보관

멸치 · 미역 · 다시마 · 북어 · 오징어 등의 건어물은 종이에 싸서 밀폐하거나 밀폐 용기에 넣어 냉동보관하면 곰팡이가 생기지 않고 장기간 보관할 수 있다.

4) 달걀의 보관

달걀의 앞쪽인 둥근 쪽에는 호흡을 하는 기실이 있으므로 껍질의 둥근 쪽을 위로 보관해야 달걀이 신선도를 유지한다. 2주 안에 사용하는 것이 좋으며, 깨진 달걀이나 쓰다 남은 달걀은 빨리 사용하는 것이 좋다.

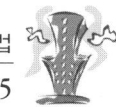

5) 육류의 보관

쇠고기나 돼지고기 등의 육류는 공기와 만나면 색깔이 변하고 가장자리가 딱딱해져 맛이 없어진다. 이것을 방지하기 위해서 고기 표면에 식용유를 바르고, 한 번 먹을 만큼씩 분할하여 호일에 싼 다음 냉장고에 보관한다. 갈은 고기인 경우 저장기간이 더 짧으므로 먼저 먹어야 한다. 1~2일 안에 먹을 것은 냉장보관하며, 만약 더 오랫동안 보관할 것이라면 랩에 싼 다음 냉동보관한다.

6) 생선류의 보관

생선은 구입한 후 즉시 조리하는 것이 가장 좋으며, 보관 시에는 내장을 제거하고 소금물로 깨끗이 씻어 물기를 없앤 다음 다른 식품과 분리하여 보관하는데, 한 번 먹을 만큼씩 포장하여 보관한다. 2~3일 안에 먹을 것은 냉장보관하며, 그 이상 보관할 것은 냉동보관 한다. 냉동생선은 구입한 뒤 가정에서도 냉동고에 보존해야 하며, 조리하기 전까지 계속 냉동상태로 두어야 한다.

7) 조개류의 보관

조개류는 소금물에 담가 해감시켜 모래를 제거하고 물기를 뺀 다음 비닐 팩에 넣어 냉장고나 냉동고에 보관한다.

8) 조미료의 보관

조미료인 설탕·소금·후추·깨·기름 등은 매일 사용하는 것이므로 조그만 용기에 담아서 주방에서 사용하도록 하고, 나머지는 건조하고 그늘진 곳에 보관한다. 날씨가 아주 무덥고 습기가 많으면 향신료, 밀가루는 냉장고에 보관하여 벌레가 생기지 않게 한다. 깨소금과 고춧가루는 잘 싸서 냉동고에 보관하면 오래 사용할 수 있고, 향과 고운 색도 보존된다. 토마토케첩은 사용 후 입구를 깨끗이 닦아 보관해야 곰팡이가 생기는 것을 막을 수 있으며, 일단 사용한 식초는 냉장보관하면 향을 유지할 수 있다.

9) 포도주의 보관

포도주 병은 뉘어서 보관하면 좋다. 포도주 마개는 대부분 코르크로 되어 있는데, 코르크는 공기를 흡수하는 성질이 있어서 포도주 병을 세워두면 마개가 수축해 틈이 벌어지고 흡수된 공기 중의 산소가 포도주를 산화시켜 술맛이 시어진다.

10) 먹다 남은 음식의 보관

참치 캔 등 각종 통조림, 병조림, 즉석 카레 등의 파우치 제품은 서늘한 곳에 직사광선을 피해 상온에서 1년간 보관이 가능하며, 개봉 후에는 플라스틱이나 유리 용기에 옮겨 냉장보관해야 한다. 잼, 젤리, 시럽, 꿀, 피넛버터 등도 일단 개봉 후에는 냉장시켜야 곰팡이가 안 생긴다.

두부는 깨끗이 씻어 물을 담은 그릇에 담가 냉장보관하는데, 물은 매일 바꿔준다. 살짝 데쳐서 보관하면 더 오래 보관할 수 있다. 사용하고 남은 햄과 소시지는 잘라낸 자리에 식용유를 묻히고 랩으로 싸두면 오래 보관할 수 있다.

먹다 남긴 밥은 냉동시킨다. 남은 밥을 1회분씩 나눠 랩이나 비닐 팩에 담아 밀폐한 뒤 냉동시키면 밥맛이 변하지 않는다. 빵을 보관할 때도 얇게 잘라서 냉동보관하면 장기간 보관할 수 있으며, 해동 시 맛이 변하지 않는다.

3. 냉장고 사용법

냉장고는 칸마다 특징이 있으므로 특징을 살려서 재료를 보관해야 한다. 또한 냉장실과 냉동실에서도 식품 속 세균은 살아있으므로, 미생물의 생육을 억제해 식품의 저장수명을 연장할 뿐 안전하지 않다. 냉장고의 냉장상태를 너무 믿지 말고 장기간 보관하지 않는다. 냉장고에 너무 많은 음식을 넣어두면 공기의 흐름을 방해 받아 냉장 효과가 떨어지므로 70% 정도만 채우도록 한다. 식품과 식품 사이에도 적당한 간격을 두어 찬 공기의 순환이 순조롭게 되도록 한다. 문 가까이보다 안쪽이나 냉기가 나오는 곳이 온도가 낮다. 서리가 6mm 이상 생기지 않도록 서리가 생기는 경우에는 녹여주며, 정기적으로 냉장고의 온도를 확인한다. 냉장고 문은 자주 열지 않도록 하고, 식품은 먹을 만큼씩 분할포장하여 2~3일 안에 먹을 음식은 냉장고에 보관하며, 더 오래 보관할 경우에는 냉동보관 한다.

1) 식품의 저장온도

식품은 신선도를 유지하기에 가장 적합한 저장온도가 있는데, 다음과 같다.

표 3-1 식품의 저장온도

식품명	저장온도(℃)	식품명	저장온도(℃)
과일	7~10	육류	1~3
채소, 달걀	4~7	어패류	0~3
우유, 유제품	3~4	냉동식품	-25~-15

2) 냉장고 각 칸의 이용 방법

신선실 : -1~1℃로 냉장실 중 온도가 가장 낮은 곳이므로 2~3일 안에 먹을 육류, 생선을 보관하거나 변질되기 쉬운 치즈, 버터, 어묵, 햄, 소시지 보관에 이용한다.

채소실 : 수분이 많은 채소는 얼 수 있는 위험이 있으므로 채소칸에 보관하되 눌려 짓무르거나 수분이 날아가 시들지 않도록 하는 것이 중요하다. 잘라낸 페트병, 비닐 랩, 젖은 키친 타월 등을 이용한다.

냉장실 : 요즘에는 대부분 칸칸마다 냉기가 나오므로 온도차보다 용도에 신경을 써 윗칸에는 매일 먹는 반찬류, 음식 재료 등을 넣고, 냉장실 아래 칸에는 수박 등 큰 과일, 김치, 장류식으로 위에서부터 정리하는 것이 좋다.

냉장실 도어 포켓 : 냉장실에서 온도가 가장 높으므로 변질 위험이 적거나 온도가 너무 낮을 때 손상이 가능한 물병, 음료수, 달걀, 잼, 케첩, 마요네즈, 장아찌류의 보관에 적당하다. 감기약, 해열제 등의 아이들 약을 보관하기에도 좋다.

냉동실 : 냉동식품은 즉시 냉동실에 보관한다. 마늘, 생강, 파, 고추, 고기 등을 잘게 썰거나 다진 것을 비닐랩 등에 넣고 초콜릿처럼 칼집을 내어 냉동시키거나 얼음칸에 얼렸다가 쓸 만큼 부러뜨려 사용하면 편리하다. 밥은 한 끼 분량씩 냉동 보관했다가 전자렌지에 데워 사용하며, 식빵도 얇게 잘라 얼렸다 구워 먹는다. 생크림 케이크도 얼렸다가 상온에서 자연 해동시키면 맛에 변함이 없다. 머리와 내장을 분리한 생선은 소금물에 씻어 물기를 뺀 후 1회 분량씩 지퍼백에 넣어 냉동보관한다. 이때, 구입날짜를 표시하면 좋다.

냉동실 도어 포켓 : 우유팩을 이용해 곰국, 멸치국물을 얼려 두었다 사용하거나 팥, 콩, 깨 등의 잡곡류를 보관하기에 적절하다. 냉장고 냄새를 제거하기 위해

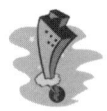
서 일반 탈취제나 원두커피 찌꺼기, 녹차 잎 등이 이용되며, 플라노보이드나 탄 닌 등의 성분이 함유된 떡갈나무 잎도 탈취 효과가 높다.

3) 냉동식품의 위생적인 해동방법

냉동식품을 조리대에서 그대로 실온 해동하는 것은 식품의 부패를 촉진하므로, 저온에서 해동하는 것이 좋다. 육류 등의 냉동식품은 그릇에 담아 다른 음식물에 국물이 떨어지는 것을 방지하면서 냉장실에서 12~15시간 정도 자연해동하거나 흐르는 찬물에 2시간 정도 비닐포장한 상태로 담가 녹여 영양분의 손실을 막는다. 해동된 식품은 바로 조리하여 먹도록 하며, 다시 냉동시키지 말아야 한다.

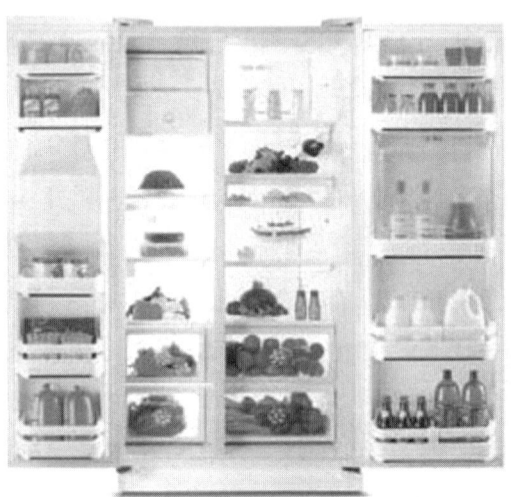

그림 3-1 냉장고 각 칸의 이용방법

제 4 장

식품위생

1. 식품으로 인해 일어날 수 있는 질병들

1) 식중독의 정의

유해한 세균이나 유해한 화학 물질이 포함된 식품의 섭취로 인해 일어나는 건강장애를 총칭한 것으로, 대부분의 경우 급성위장장애(구토, 복통, 설사 등)를 주된 증상으로 하는 급성건강장애를 말한다.

2) 가정에서 쉽게 발생하는 식중독

살모넬라 식중독은 고기, 달걀과 그 가공품, 우유, 가금류 등에 의해 감염되고 복통, 설사, 발열, 구역질, 구토 등을 수반한다. 애완동물에도 살모넬라가 있으므로 동물을 만진 다음에는 꼭 손을 씻어야 하고, 먹이통을 주방에 두면 안 된다. 달걀을 깬 손으로 다른 음식을 만지면 살모넬라에 감염될 수 있으므로 주의한다. 기온이 30℃가 넘는 7~9월에 집중적으로 발생하며 겨울철에는 드물다. 열에 약하여 60℃에서 5분, 55℃에서 10분 가열로 사멸되므로 가열조리하면 안전하다.

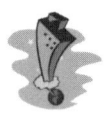

포도상구균 식중독은 김밥, 도시락, 떡, 빵, 과자류 등 곡류와 그 가공품, 육류, 달걀, 닭고기 샐러드, 참치 샐러드, 감자 샐러드, 크림빵, 우유, 유제품 등에 의해 발생한다. 주 증상은 급성 위장염으로 구토, 타액분비, 구역질, 복통, 설사이며, 구토는 반드시 일어나고 발열은 거의 없다. 화농성 질환이나 인후염에 걸린 사람이 식품취급을 하지 않도록 하고 손 청결이 중요하다.

O 157:H 7 식중독은 병원성 대장균 중 출혈성 대장균으로 출혈을 동반한 설사와 복통이 특징이며, 적은 양으로 감염된다. 약 일주일 뒤에는 자연 치유되나 면역이 약한 어린이나 노약자는 장내출혈과 신장, 뇌기능 파괴를 거쳐 생명에 위협이 되는 중대한 장애를 줄 수 있다. 여름철에 주로 많이 발생하며, 베로톡신 (verotoxin)이라는 독소를 생산한다. O와 H는 대장균을 분류하는 기호로서 O는 균체 표면에 있는 단백질 항원을 나타내고 H는 편모의 단백질 항원을 나타내며, 숫자는 대장균이 발견된 순서를 말한다. 원인식품으로는 햄, 치즈, 분유, 소의 간 등이 알려져 있다. 이 균은 열에 약하여 75℃ 이상 1분간 가열하면 사멸되므로 식중독을 예방하려면 고기와 내장 등의 음식과 물을 반드시 가열하여 먹도록 한다. 또한 생고기를 집은 젓가락으로 익은 고기를 먹지 않도록 하며, 생고기가 접촉한 도마와 행주, 칼은 열탕소독하고 손은 비누로 깨끗이 씻는다.

보툴리누스 식중독은 부패한 통조림을 먹었을 때 발생하는 독소형 식중독이다. 보툴리누스균은 사람에게 치명적인 독을 생성해 사망하기도 한다. 포자의 생성으로 인해 가스가 생겨 깡통이 볼록해진 것은 사용해서는 안 된다.

 독버섯의 감별은 어떻게 할까요?

1. 색깔이 선명하고 악취가 난다.
2. 줄기가 세로로 쪼개지지 않는다.
3. 버섯 끓는 물에 은수저를 넣으면 검게 변한다.
4. 외대, 화경, 미치광이, 광대, 무당, 노란다발, 굴털이, 땀버섯 등이 있다.

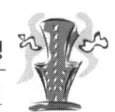

테트로도톡신 식중독은 복어의 독을 먹었을 때 발생하는 식중독으로 심한 경우 10분 이내에도 사망하는데, 복어는 테트로도톡신이라는 독소가 있기 때문에 함부로 다뤄서는 안 된다.

무스카린 식중독은 독버섯에 있는 독소로 인해 발생하는 식중독이다.

세균성 이질은 식중독은 아니지만 물로 옮겨지는 수인성 전염병이다. 물은 끓여 먹고, 손을 자주 씻는다.

장염비브리오 식중독은 '여름철 식중독의 왕자'라 불리는 식중독으로 주로 6~10월 중 발생하며, 생선회, 초밥 등 어패류가 대표적인 원인식품이다. 도마, 칼, 행주, 조리자의 손을 통해 감염될 수 있으며, 여기에 오염된 채소를 소금물에 절일 경우 교차오염이 발생하기 쉽다.

감자를 햇볕이 잘 드는 곳에 보관하면 솔라닌이라는 독소가 들어있는 푸른 싹이 생겨 식중독을 발생하므로, 감자는 어둡고 서늘한 곳에 보관하는 것이 좋다. 그러나 이 독소는 열에 약하므로, 가열조리하여 먹는 경우보다는 생즙 등으로 감자를 먹는 경우 위험하다.

그 밖에 독미나리, 조개 등을 먹었을 때에도 식중독이 발생할 수 있으니 각별히 유의해야 한다.

 환경호르몬이란 무엇일까요?

환경호르몬은 생체의 항상성, 생식 등에 관여하는 여러 가지 생체 내 호르몬의 합성, 저장, 분비, 체내수송, 결합 등의 과정을 저해하는 외래성 물질이라고 정의한다. 즉, 정상적인 호르몬의 작용을 저해하는 물질로 인체에 치명적인 영향을 주는 물질이다. 특히 독성이 강한 물질로 다이옥신(dioxin) 등이 있으며, 이는 소각로, 포장재 등을 통해서도 발생할 수 있다.

2. 위생적인 조리방법

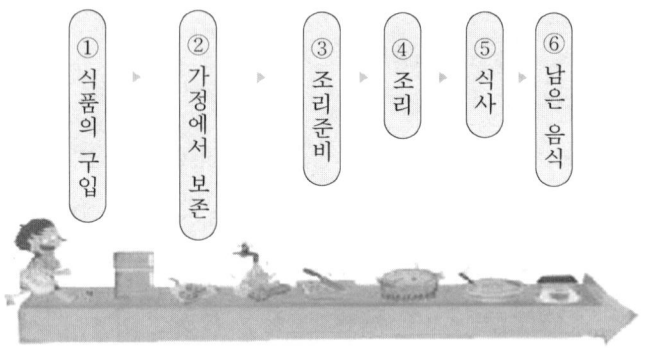

1) 식품의 구입

식품점은 마지막에 들러 식품을 구입하며, 특히 냉장, 냉동보관할 것은 맨 마지막에 구입하되 구입 시 유통기한과 온도를 확인한다. 식육, 어패류 등의 신선식품은 감별법을 확인하여 구입하고, 육즙이 새지 않도록 비닐봉지에 개별포장하도록 한다. 채소와 과일은 제철식품을 구입하는 것이 신선하고, 영양가도 풍부하며, 값도 싸다. 포장지 주변에 얼음이 많고 식품이 서로 붙어있는 것은 여러 번 냉동과 해동을 반복한 식품으로 바람직하지 않다. 통조림은 움푹 들어간 자리가 있거나 새는 곳이 있는 것, 녹슨 것, 위나 아랫부분이 부풀어 오른 것은 손으로 눌러 들어가는 경우라도 반품한다.

2) 식품의 조리

너무 오래되었거나 식품의 외관, 냄새 등 신선도가 의심가는 것은 먹지 않는다. 식기류, 도마, 칼, 행주는 소독하여 건조시켜서 사용한다. 조리 시 사용하던 수저로 맛을 보지 않고, 조리한 음식은 가급적 짧은 시간에 먹는다. 물과 음식은 반드시 끓여서 먹고, 식사 전후와 음식 조리 시 손씻기 등 개인위생을 청결히 한다. 남은 음식을 데울 때는 75℃ 이상에서 충분히 가열해서 먹어야 하며, 익힌 음식을 식힐 때는 빨리 식도록 얕은 용기에 나눠 식혀 보관한다. 조리한 음식은

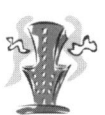
2시간 이상 실온에 놓아두지 않고, 가급적이면 음식을 1인분씩 덜어 먹되 공동으로 떠 먹다 남은 찌개 등은 반드시 다시 팔팔 끓여 보관한다. 다시 데운 음식이 남았을 경우에는 버린다.

조리되지 않은 식품은 조리된 음식과 분리 보관한다. 또한 교차오염의 방지를 위해 칼, 도마 등은 용도별로 구분하고, 사용 직전, 직후에 반드시 세척하며, 끓는 물로 소독한다.

달걀은 한 번에 사용할 수 있는 만큼만 깨서 사용하고, 새로 요리한 달걀과 미리 만들어 놓은 달걀 요리는 서로 섞지 않도록 한다. 달걀을 깰 때는 달걀껍질이 달걀속과 접촉되지 않도록 하고, 달걀이 담겨 있던 그릇은 중복 사용하지 않는다.

손이나 피부에 상처가 있으면 음식물을 취급하지 않는다. 불가피한 경우 고무장갑, 1회용장갑을 착용하여 음식물에 상처 부위가 직접 닿지 않도록 한다.

 조리기구 · 용기 사용, 이것만은 고치자!

1. 열에 약한 플라스틱바가지나 국자로 뜨거운 국물을 푸지 말자.
2. 조리기구나 용기는 반드시 세제로 철저히 씻어 사용한다.
3. 여름철에는 식기용 소독살균제를 이용해 식기를 씻자.
4. 기념품으로 나오는 장식용 머그잔을 식기로 사용하지 말자.
5. 전자레인지에는 전자레인지용 그릇만 사용하자.
6. 전자레인지를 사용할 때는 랩이 식품에 닿지 않도록 한다. 특히 지방이 많은 음식은 화학성분이 나올 가능성이 있으므로 주의한다.
7. 종이, 플라스틱, 대나무 밥통 등 모든 1회용품은 찌꺼기가 끼어 있을 가능성이 있으므로 재사용하면 안 된다.
8. 조리전 코팅 프라이팬을 필요 이상으로 가열하면 안 된다.
9. 식기는 사용 후 물로 한 차례, 세제로 한 차례 씻은 뒤 다시 헹궈내고 살균소독제로 다시 세척한다.

자료 : 식품의약품안전청

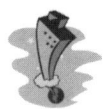

WTO(국제보건기구)의 '안전한 식품 조리를 위한 황금법칙' 10가지

◦ 안전하게 가공된 식품을 선택하라.

◦ 가열 조리를 완전하게 하라.

◦ 조리된 식품은 되도록 빨리 먹어라.

◦ 조리된 식품의 저장 보관에 각별히 유의하라.

◦ 데울 때는 완전하게 하라.

◦ 조리된 식품과 조리되지 않은 식품끼리 접촉을 피하라.

◦ 손을 여러 차례 씻어라.

◦ 부엌 싱크대 위 선반을 아주 깨끗이 하라.

◦ 벌레, 쥐, 애완동물 등으로부터 음식을 보호하라.

◦ 깨끗한 물을 사용하라.

3. 식중독지수

기상청은 식품의약품안전청과 공동으로 〈표 4-1〉과 같이 식중독지수(food poisoning index : FPI) 서비스를 제공하고 있다. 단, 여기서 계산되는 식중독지수는 식물 부패 관련 미생물의 증식에 영향을 미치는 온도 조건만을 기준으로 부패가능성을 백분율로 표시한 것이다.

표 4-1 식중독지수에 따른 주의사항

지수범위	주의사항
86 이상	기온 35℃ 이상인 경우. 3~4시간 내 부패. 음식물취급 극히 주의, 식중독 경고
50~85	기온 30~35℃인 경우. 4~6시간 내 부패. 조리시설 취급 주의, 식중독 위험
35~50	기온 25~30℃인 경우. 6~11시간 내 식중독 발생 우려. 식중독 주의
10~35	식중독 발생 우려, 음식물 취급 주의

* 실내 주방이나 음식물 취급장소의 온도는 기온과 다를 수 있음.

자료 : 식품의약품안전청

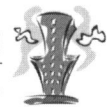

　겨울철(12～2월)에는 지역별 식중독예보 서비스가 제공되지 않으며, 4월 1일부터 9월 30일까지 제공되는데, 살모넬라균, 황색포도상구균, 장염비브리오균 등의 식중독 발생을 경고한다.

4. HACCP

　HACCP(hazard analysis critical control point)은 우리 말로 '식품위해요소 중점관리 기준'이라고 하며, '해썹'으로 발음한다.

　이는 HA(hazard analysis : 위해분석)와 CCP(critical control point : 중요관리점)의 두 가지로 분류된다. HA는 어떤 위해를 미리 예측하여 그 위해 요인을 특별히 정해두는 것이며, CCP는 반드시 필수적으로 억제 또는 제어 관리할 중점 항목이다. HACCP는 1960년 NASA(미 항공우주국)에서 아폴로 우주선의 식품안전성 확보 차원에서 개발되기 시작한 위생관리 방법이다. 현재 식품을 수출할 때에는 그 나라의 HACCP 기본 정책을 수용해야 수출이 가능하며, 미국과 EU 각국의 수산물 수출에는 HACCP을 의무적으로 적용하고 있다.

　HACCP은 식품의 안전성 확보를 위해 식품의 생산에서부터 소비에 이르는 모든 단계에서 위생상의 위해 요인을 미리 예측하여 예방 관리하는 시스템이다.

제 6 부 건강을 위한 조리방법

제 **1** 장

올바른 식생활

과학적인 조리

1. 조리원리의 중요성

식품은 당질, 지질, 단백질, 무기질, 비타민 등 여러 가지 영양소를 함유하고 있어 음식을 먹음으로써 건강을 유지할 수 있다. 그뿐 아니라 식품에는 색, 향기, 맛 그리고 텍스처 특성을 주는 비영양성분과 생리활성을 조절하는 물질들도 함유되어 있다. 이러한 모든 성분, 조직, 물성 등은 식품을 조리하는 방법에 따라 영향을 받게 된다. 그러나 우리는 항상 음식을 접하면서도 조리과정 중에 일어나는 현상에 대하여는 거의 이해하지 못한다.

조리원리를 이해하기 위하여는 식품의 물리화학적 특성과 조리하는 동안의 환경상태(온도, 습도, 빛, 공기 등)로 인하여 일어나는 반응 그리고 조리과정 중 첨가되는 물질이 식품에 미치는 영향들에 대한 지식을 가져야 하며, 이러한 지식은 더 나은 조리방법을 제공해 줄 수 있다.

조리의 단계에서 일어나는 변화에 관한 연구는 많이 이루어져 왔지만 식품과 식품 혼합물의 구조는 아주 복잡해서 아직도 많은 분야는 밝혀지지 않고 있다. 그러므로 조리과학자들은 이 반응이 왜 일어나는가에 대한 연구를 끊임없이 하고 있다. 이러한 연구로 인하여 보다 더 좋은 조리방법을 찾아낼 수 있다. 또한 예로부터 전해오는 조리방법이나 향토적인 음식 중에는 비법이 많다. 이러한 비법을 과학적으로 규명하여 발전시켜 나가는 것도 중요한 의미가 있다.

그러므로 조리를 할 때 습관적인 태도로부터 '왜?', '무엇이?', '어떻게?'라는 과학적인 검토를 하는 적극적인 태도가 중요하다. 식품을 조리할 때 식품의 변화에 대하여 이해하는 것이 필수적이지만 실제적인 조리기술 또한 이와 동등하게 중요하므로 조리기술의 습득을 위해서는 경험과 숙련이 필요하다.

2. 조리의 목적

조리는 넓은 의미로는 식사계획에서부터 식품의 선택, 조리조작, 식탁차림 등 준비에서 마칠 때까지의 전 과정을 말하나, 좁은 의미로는 식품을 조작하여 먹을 수 있는 음식으로 만드는 것이다. 이 과정 중 조작방법에 따라 식품성분에 변화가 있게 된다.

그러므로 조리의 중요한 목적은 식품이 함유하고 있는 영양가를 최대로 보유하게 하는 것, 향미를 더 좋게 향상시키는 것, 음식의 색이나 텍스쳐를 더 좋게 하여 맛을 증진시키는 것, 소화가 잘 되도록 하는 것 그리고 유해한 미생물을 파괴시키는 것이다.

3. 조리와 영양

조리의 목적은 식품이 가지고 있는 영양소를 최대로 보유하게 하는 것이지만, 조리하는 과정 중에 식품이 가지고 있는 영양소는 파괴되기도 하고, 조리과정에 의해 흡수율이 높아지기도 한다. 따라서 이러한 변화를 알아보고, 조리 시 영양소의 파괴를 최소로 하는 방법을 생각하면서 조리하는 것도 바람직한 방법이다.

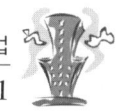
비타민 A, D, E, K와 같은 지용성 비타민은 기름과 같이 조리하거나 섭취할 때 체내 흡수와 이용률이 높아진다. 그러므로 비타민 A가 많은 당근은 기름에 볶아 먹는 것이 영양적으로 가장 좋은 방법이다.

돼지고기는 특히 피로회복과 신경안정에 도움이 되는 비타민 B_1(티아민)이 풍부한데, 마늘과 함께 먹으면 마늘의 매운 맛 성분인 알리신이 돼지고기의 티아민과 결합하여 알리티아민으로 되어 체내에 흡수되기 쉬운 상태로 된다. 따라서 돼지고기를 마늘과 함께 먹는 것은 좋은 음식궁합의 예라고 볼 수 있다. 육류는 단백질, 비타민 A의 좋은 급원이면서 철분, 아연, 인 등 무기질의 좋은 급원인데, 육류를 조리할 때 물에 용해되는 무기질은 국물을 먹음으로써 섭취될 수 있다. 육류의 조리방법은 비타민 B_1, B_2, 나이아신의 보유에 영향을 미친다. 물에 끓이면 비타민 손실이 가장 커지는데, 조리시간이 길어질수록 손실이 더 커진다.

조리하는 동안 식품에서 일어나는 가장 중요한 변화는 수용성 영양소의 변화인데, 조리할 때 사용하는 물의 양, 조리시간 그리고 가열 정도에 의해 영향을 받는다. 비타민 C, 비타민 B_1, 엽산 등이 열에 가장 영향을 많이 받는다. 무기질은 일반적으로 안정하나 물이나 기름에 용해되어 손실되고, 단백질은 너무 높은 온도에서 가열 시 딱딱하게 응고되어 소화성이 나빠지며 필수아미노산의 효능이 상실되기도 한다. 튀김 시에도 기름의 온도를 너무 높게 하면 기름이 산화분해되어 인체에 해로운 성분을 만들 수 있다.

채소의 경우 작게 자르면 수용성 영양분이 용출되어 손실이 일어나므로, 필요 이상으로 자르면 안 되고 가능한 한 빨리 조리하는 것이 영양소를 많이 보유할 수 있는 방법이다. 물이 없는 방법으로 또는 뚜껑 있는 용기에서 최소한의 조리수로 조리하면 채소의 영양분 용해손실을 최소로 줄일 수 있다. 따라서 아주 작게 자른 채소를 많은 양의 물에서 조리하는 것은 적절한 방법이 아니다.

쌀은 물에 씻는 횟수에 따라 영양분의 손실량이 달라진다. 그러므로 지나치게 으깨어 씻거나 여러 번 헹구는 것은 영양소, 특히 비타민 B_1의 손실을 가져올 수 있다.

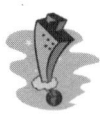

 나박김치에 당근을 넣으면 무의 비타민 C가 파괴될까요?

당근, 호박, 오이 등은 비타민 C 분해효소인 아스코르비나아제(ascorbinase)를 함유하고 있으므로 비타민 C가 많이 들어있는 채소와 함께 생조리하면 비타민 C를 파괴한다. 그 예로, 나박김치에 당근을 넣어주면 무의 비타민 C를 파괴한다. 그러나 가열하면 효소의 활성이 파괴되므로 부득이 당근을 같이 사용하고자 할 때는 당근을 익혀서 먹거나 미리 식초를 넣어 먹는다. 무에 토마토와 당근 등을 함께 넣어 갈면 비타민 C의 손실이 증가하지만 레몬즙을 몇 방울 떨어뜨리면 산성에서 아스코르비나아제가 불활성화되어 잔존율을 2배로 늘릴 수 있다.

양배추는 큰 잎째로 씻은 후 썰어서 사용해야 영양소의 손실을 막을 수 있으며, 잘게 채썬 양배추를 찬물에 담가 두거나 냉장고에 넣어 두었다가 먹기 직전에 꺼내어 물기를 제거한 후 샐러드를 만들면 채소의 팽압이 증가해 아삭아삭해진다. 그러나 지나치게 오래 담가 둘 경우 수용성 비타민의 용출을 막을 수는 없으므로 주의한다.

토마토에는 다른 과일에 비해 유기산이 풍부하고 당분이 적어 많은 사람들이 설탕을 뿌려 먹는다. 설탕이 인체 내에서 분해·흡수되려면 비타민 B_1의 도움을 받아야 하는데, 토마토가 가지고 있는 비타민 B_1이 설탕의 대사에 쓰이다보니 결국 비타민 B_1을 섭취하지 못하게 된다.

4. 조리방법의 종류

조리방법에는 여러 가지 종류가 있는데, 조리방법에 따라 특징이 있으므로 식품의 종류와 조리의 목적에 따라 선택하여 이용해야 한다.

식품을 조리하는 데 있어서 썰기 과정은 식품조리의 기초 과정이라고 할 수 있는데, 식품의 맛을 살리면서 조리를 용이하게 하고, 적당한 크기로 썰어서 먹기 쉽고 소화하기 쉽게 하는 것이다. 그러나 오늘날에는 다양한 크기나 모양으로 예쁘게 썰어서 음식의 시각적인 아름다움을 표현하고 있다. 칼날의 여러 부위를 적절하게 이용하여 일정한 두께로, 일정한 폭으로 가지런히 자를 수 있도록 〈그림 1-1〉과 같은 기본썰기 방법을 익혀두면 유용하다.

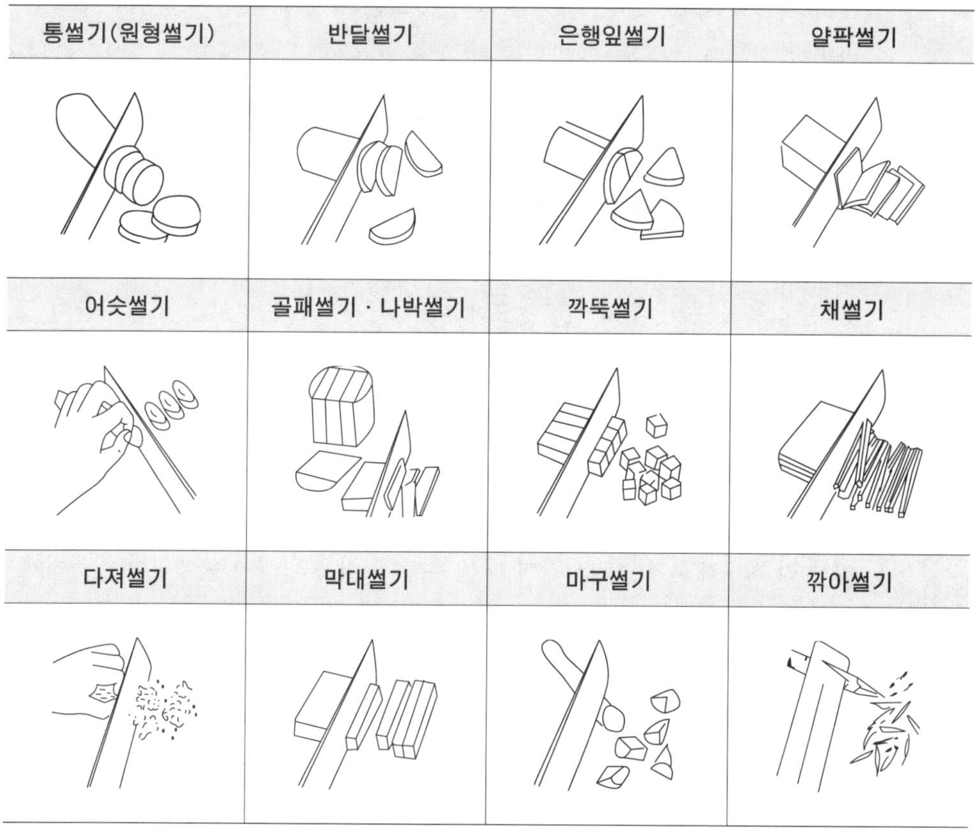

통썰기(원형썰기)	반달썰기	은행잎썰기	얄팍썰기
어슷썰기	골패썰기 · 나박썰기	깍뚝썰기	채썰기
다져썰기	막대썰기	마구썰기	깎아썰기

그림 1-1 식품의 여러 가지 기본썰기 방법

삶기와 끓이기는 끓는 물에서 식품을 가열하는 방법으로 주로 물의 대류에 의하여 끓는 물의 열이 식품의 외부로부터 내부로 전달된다. 식품의 중심부까지 서서히 가열되므로 단단하고 질긴 식품이 연하게 된다. 데치기는 다량의 끓는 물에서 식품을 익히는 방법으로 끓이기보다 시간을 짧게 처리하는 것이다. 조직을 연하게 하고 효소작용을 억제시키며 색을 더 좋게 해 준다. 찜은 수증기

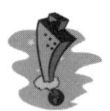
가 물로 변할 때 방출되는 잠열을 이용하여 식품을 가열하는 방법으로 식품의 모양이 그대로 유지되며 수용성 물질의 용출이 끓이는 것보다 적다. 구이는 다른 조리방법보다 높은 온도에서 가열하는 방법이다. 석쇠를 사용하는 불 위에서 직접 굽는 직접구이방법과 열원 위에 철판이나 프라이팬을 올려놓고 그 위에서 식품을 굽는 간접구이방법 그리고 오븐 안에 식품을 넣고 굽는 오븐구이 방법이 있는데, 다른 조리방법에 비해 맛과 향이 잘 조화된다. 볶음은 기름을 사용하여 100℃ 이상의 고온에서 단시간 조리하기 때문에 색이 그대로 유지되고 좋은 향미를 내게 되며 수용성 성분의 용출을 적게 한다. 튀김은 고온으로 가열하여 대류작용으로 기름의 온도가 상승되고 열이 식품에 전도되어 익히는 방법이다. 기름의 온도는 150~200℃로서 가열되는 속도가 매우 빠른 장점이 있다. 식품의 크기나 익히는 정도에 따라 튀김온도가 다르며 가열시간이 짧으므로 영양소의 손실이 가장 적은 조리방법이다. 전은 프라이팬에 기름을 조금 두르고 지져서 식품을 익히는 방법이다. 팬에 접하는 부분은 익으나 위쪽은 열전달이 늦으므로 재료를 얇게 썰어주는 것이 좋다.

전자레인지를 이용한 조리방법은 다른 조리방법에 비하여 극초단파를 이용하여 조리하기 때문에 조리시간이 매우 빠르다. 식품의 양에 관계없이 일정하게 전자파를 발생하므로 식품의 양이 많으면 원하는 조리상태로 되도록 하기 위하여 조리시간을 연장하면 된다. 오븐의 내부 벽과 주위의 공기는 뜨겁게 하지 않고 식품만이 뜨거워진다. 그러나 육류나 빵을 구울 때에는 껍질의 모양이 변하거나 갈변이 일어나지 않으며, 낮은 온도에서 연하게 하거나 또는 수화시켜야 하는 것처럼 긴 조리시간을 필요로 하는 식품들은 만족스런 결과를 얻지 못한다. 왜냐하면 짧은 시간에 가열되므로 연화나 향미가 잘 형성될 기회를 갖지 못하기 때문이다. 전자레인지에 사용할 수 있는 용기는 열에 강한 유리제품, 도자기, 도기 등과 '전자오븐에 사용가능'이라고 표시한 용기들인데, 알루미늄 호일이나 금속제품의 용기는 전자파를 반사하여 마그네트론에 해를 입히므로 사용할 수 없다. 그 밖에도 전자레인지는 음식을 데우는 것뿐만 아니라 소량의 수분만 있으면 채소 데치기, 삶기, 굽기, 행주 살균 등 다양한 기능을 발휘할 수 있다.

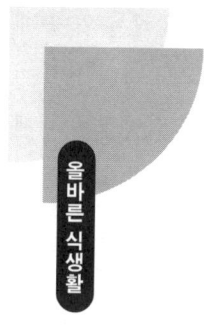

제 **2** 장

기호도를 높이는 조리방법

1. 양 념

1) 양념의 종류

양념은 음식의 맛을 결정하며 향을 돋우거나 잡맛을 제거하여 좋은 음식을 만드는 데 쓰여진다. 같은 양념이라도 넣는 순서나 시간에 따라서 음식의 맛이 달라지는데 주로 사용되는 양념으로는 다음과 같은 것들이 있다.

소금 : 그 제조방법에 따라 호염, 재제염, 식탁염 등으로 구분할 수 있으며, 사용 용도가 각기 다르다. 호염은 염전에서 긁어모은 일차제품으로 흔히 천일염 또는 굵은 소금이라고 하는데, 색깔이 검고 티와 잡물이 많이 섞여 있으며, 칼슘과 마그네슘 등 식품의 조직을 단단하게 해 주는 무기질을 함유하고 있어 주로

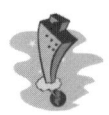
장 담글 때와 오이지 담글 때, 김장배추 절일 때 등에 쓰인다. 재제염은 일차 제품을 재제한 염도 88% 정도의 고운 소금으로 일명 꽃소금이라고도 하며 색깔이 희고 불순물도 없어 음식할 때 일반적으로 가장 많이 사용한다. 식탁염은 재제염을 염도 99% 정도로 더욱 정제한 것으로 일명 정제염, 한주소금 등으로 불리는데, 결정이 고와 빨리 녹고 깨끗하여 식탁에서 간을 조절하는 데 사용된다.

간장 : 음식의 간을 맞추는 기본 양념으로 장맛이 좋아야 맛있는 음식을 만들 수 있다. 간장의 주원료는 콩과 밀이며 메주를 띄워 만드는데 주성분은 아미노산과 염분 그리고 당분으로서 아미노산의 함량이 많을수록 품질이 좋다. 간장은 식품의 재료와 목적에 따라 종류를 구별해 써야 한다. 시판되는 간장 중에는 크게 국간장과 진간장이 있는데, 국간장은 조선간장, 청장(淸醬), 햇간장 등으로도 불리는 것으로 색이 옅고, 당분보다 염분이 많아 맛이 짜며, 진간장은 왜간장, 양조간장 등으로 불리는 것으로 색이 진하고 단맛과 구수한 맛이 많은 것이 특징이다. 국, 찌개, 나물, 특히 고사리, 취나물 등 짙은 색 나물이나 말린 호박 등 마른 나물을 무치거나 볶을 때는 소금보다는 색이 옅은 국간장으로 간을 하고, 갖은 양념을 넣고 양념간장을 만들거나 조림, 포, 초, 육류의 양념 등에는 진간장을 사용한다. 전유어나 적 종류의 음식에는 양념간장이나 식초를 넣은 초간장을 만들어 낸다.

된장 : 간장을 걸러내고 남은 건더기로 만들어 단백질이 풍부한 식품이며 국이나 찌개, 무침, 쌈장 등에 이용된다. 개량식 된장은 일본에서 양조법이 개발되었는데 대두만을 원료로 한 콩된장과 보리나 쌀로 고오지를 만들고 여기에 찐콩을 넣어 만든 쌀·보리된장이 있다. 국이나 찌개를 끓일 때 재래된장은 오래 끓일수록 감칠맛이 나고 일본식 개량된장은 살짝 끓여 먹어야 맛이 있다. 간장을 걸러내지 않은 장을 막장이라고 하는데, 맛이 된장보다 진하고 구수하며 영양가도 높다. 청국장은 콩을 쑤어 볏짚과 함께 40℃에서 2~3일 띄워 고춧가루, 마늘, 생강, 소금으로 간을 한 것이고, 담북장은 청국장 가공품으로 메주에 고춧가루, 마늘, 소금을 넣어 익힌 것을 말한다.

고추장 : 찹쌀, 멥쌀, 밀, 보리 등을 원료로 메줏가루, 고춧가루, 엿기름, 소금 등을 섞어 만들지만 솜씨에 따라 맛과 빛깔이 달라진다. 찹쌀이나 곡류가 메줏가루보다 더 많이 들어가면 감칠맛이 좋고, 메줏가루가 찹쌀이나 곡류보다 더

많이 들어가면 구수한 맛이 강하여 고추장 자체가 반찬이 되기도 한다.

기름 : 참기름, 들기름, 콩기름, 옥수수기름, 면실유 등이 있는데 각기 특유한 맛과 향기가 있어 용도에 따라 사용한다. 참기름은 참깨를 볶아서 짜낸 기름으로 향기가 독특하고 강하여 국이나 나물 무칠 때 사용된다.

 올리브유의 종류와 용도는 무엇일까요?

올리브유는 올리브 열매에서 추출한 기름으로 시중에는 엑스트라 버진(extra virgin)과 퓨어(pure)의 두 가지 종류가 판매되고 있다. 엑스트라 버진은 말 그대로 처음 짠 기름으로 열을 사용하지 않고 압착법을 이용해 추출하기 때문에 순도가 높고 뛰어난 맛과 향, 색채를 유지하며, 빵과 함께 그냥 먹거나 샐러드 드레싱 소스, 무침, 볶음 등에 다양하게 쓸 수 있다. 그러나 값이 비싸고, 튀김 같은 고온요리에는 적합하지 않다. 퓨어는 올리브유를 한 번 더 정제해서 맛과 향이 걸러진 것인데, 값이 싸고 튀김, 볶음이나 구이 등 열을 가해 요리할 때 다양하게 쓸 수 있으나, 그냥 먹기에는 부적합하다.

 올리브유의 라벨은 어떻게 읽을까요?

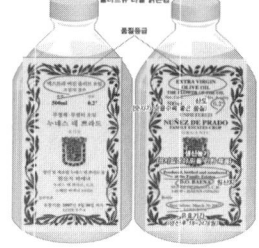

품질등급은 보통 라벨의 가장 위에 표시돼 있다.
좋은 것부터 '프리미엄 엑스트라 버진(premium extra virgain)-엑스트라 버진(extra virgin)-파인 버진(fine virgin)-버진(virgin)-오디너리 버진(ordinary virgin)-리파인드(refined)'순이다.
엑스트라 버진부터 버진까지가 주로 팔린다. 퓨어(pure) 등급은 이 서열에 속하지 않는 '혼합 올리브유'이다. 버진 올리브와 한 번 짜고 나서 정제한 올리브를 섞었기 때문에 품질이 약간 떨어진다.
품질등급은 좋지 않은 유리지방산이 몇% 포함됐느냐에 따라 나뉜다. 설명서에 쓰인 산도(acidity)가 그 함유율(%)인데, 엑스트라 버진부터 순서대로 '0.2도-1도-1.5도-2도-3.3도-3.3도 이상'으로 숫자가 작을수록 좋다. 라벨 아래쪽에는 원산지와 유효기간이 적혀 있다.

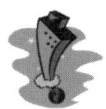

들기름은 들깨를 볶아서 짜낸 기름으로 필수지방산이 풍부하고 나물 무칠 때 주로 사용하는데, 보관기간이 짧아 오래 두면 산패되기 쉬우므로 짜서 즉시 먹는 것이 좋으며, 오래 보관할 경우 냉장보관하는 것이 좋다.

그 밖에 샐러드유는 동유처리를 거쳤기 때문에 샐러드 드레싱을 만들 때 사용하면 차게 먹는 샐러드와 섞어도 기름이 굳거나 덩어리지지 않는다.

조청 : 곡류를 엿기름으로 당화시켜 오래 고아서 걸쭉하게 만든 묽은 물엿으로 요즈음에는 한과류와 밑반찬용으로 많이 쓰인다. 또한 조청은 설탕에 비하여 당도가 1/3배로 낮고 점성이 강하므로 음식의 광택을 낼 때에도 사용할 수 있다. 시중에 요리 시 사용하는 조청의 대용품으로 요리엿이 유통되고 있는데, 이는 설탕의 원료인 원당을 가수분해하여 전화당으로 변화시킨 후 덱스트린과 혼합하여 요리 시 사용이 편리하도록 점도를 조정한 제품으로 당도가 설탕과 동일하면서도 조청과 같은 액상 감미료로 다용한 용도로 쓰이고 있다. 꿀은 인류가 이용한 가장 오래된 천연감미료로서 우리나라에서도 오래전부터 감미료로 귀하게 쓰여 왔는데, 꽃의 종류에 따라 그 색과 향이 다르다.

 건강에 좋은 천연 양념은 무엇일까요?

> 최근 웰빙 열풍과 함께 화학조미료 대신 건강에 좋은 천연 양념의 사용이 권장되고 있는데, 멸치, 다시마, 새우, 홍합, 표고버섯, 가다랭이, 북어머리, 콩가루, 들깨가루 등을 활용하여 국물 맛이나 음식 맛을 풍성하게 할 수 있다.

2) 양념순서

양념을 넣을 때도 순서가 있다. 같은 재료라 할지라도 양념을 넣는 순서에 따라 음식의 맛이 크게 달라지게 된다. 음식맛을 가장 잘 살리는 방법 중의 하나가 바로 양념을 넣는 순서이기 때문이다. 일반적으로 설탕-소금-식초-간장-된장의 순서로 넣어야 음식 맛을 살릴 수 있으며, 참기름은 모든 요리의 마지막에 넣어야 고소한 맛과 향을 살릴 수 있다.

음식의 맛을 내는 데 기본이 되는 소금은 분자량(58.5)이 작기 때문에 식재료

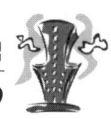
에 침투하기 쉽고, 조직을 단단하게 하여 다른 양념이 침투하기 어렵게 하며, 마지막에 넣으면 간이 잘 배지 않아 짜기만 하다. 그러므로 설탕을 넣은 후 재료가 물러지기 시작할 때 소금을 넣는 것이 좋다. 반면에 설탕은 분자량(342)이 크기 때문에 식재료에 첨가할 때 침투하기 어려우므로 양념 중에서 가장 먼저 넣어 조직을 부드럽게 하고, 보수성, 단맛, 방부성을 부여한다. 요리함에 있어서 양념을 넣는 순서와 식재료의 특성 등은 질감에 많은 영향을 주기 때문에 이를 잘 고려한 다음에 조리를 하면 좀 더 맛있는 음식을 먹을 수 있다.

간장은 짠맛을 내는 양념으로 고유의 맛과 향이 중요한데, 설탕을 넣어 재료에 맛이 잘 침투할 수 있게 만든 후에 넣어주는 것이 좋다. 또한 나물을 무칠 때 식초는 맨 마지막에 넣어야 음식에서 물이 빠져나오거나 푸른 색 채소가 누렇게 변하는 것을 막을 수 있다. 그리고 불고기 양념을 할 때에는 설탕, 간장, 참기름의 순으로 양념을 하는 것이 좋다. 설탕이 침투력이 가장 약하므로 맨 먼저 넣어 고기를 연화시킬 수 있도록 하며, 참기름은 처음부터 넣으면 피막을 형성해 다른 양념의 침투를 방해해 양념이 겉돌게 되므로 맨 끝에 넣어야 한다.

장조림을 할 때는 간장 속의 염분이 고기의 수분을 밖으로 배출시키고 단백질을 단단하게 하는 효과가 있으므로, 처음부터 간장 국물에 고기를 넣어 익히는 대신 소량의 물에 고기를 어느 정도 익히다가 간장을 넣어주는 것이 더 연한 장조림을 먹을 수 있는 방법이다.

3) 향신료

향신료는 방향이 강한 열대식물의 꽃, 잎, 줄기, 뿌리, 껍질 등을 건조하여 말린 것을 통째로 또는 가루로 사용하며 그 종류가 100여 종에 달한다. 향신료는 음식재료의 나쁜 맛이나 냄새를 제거하여 음식의 다양한 맛을 즐길 수 있게 할 뿐만 아니라 음식부패방지, 식욕촉진, 살균작용의 기능도 가지고 있다.

향신료는 스파이스(spice)와 허브(herb)로 크게 분류할 수 있는데, 스파이스는 식물의 줄기, 열매, 껍질, 뿌리 등에서 얻는 방향성 물질 및 통째로 또는 가루로 해서 사용하는 것을 말하는 것으로 강하고 독특한 향을 내며, 허브는 식물의 잎만을 사용할 때 부르는 이름으로 신선한 상태로 사용하거나 말려서 사용하는데 가볍고 상쾌한 향을 가진다.

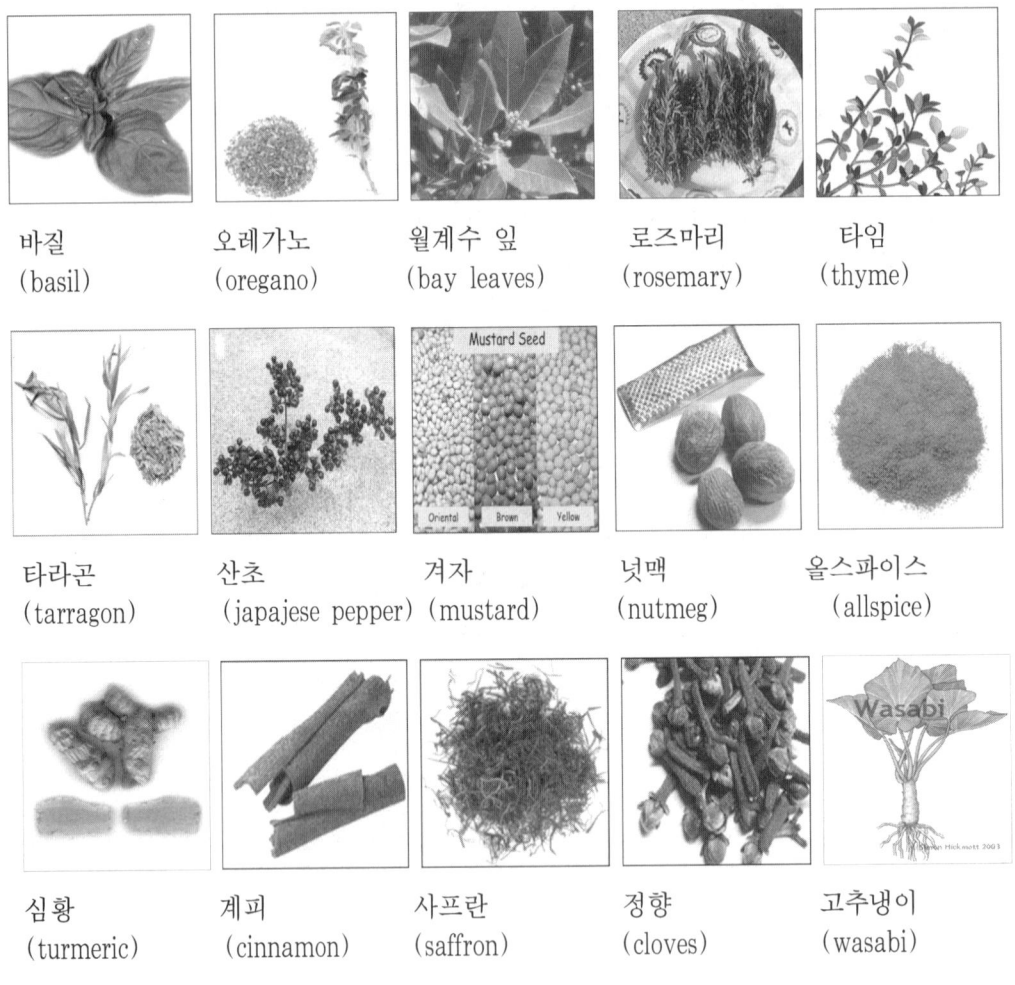

바질
(basil)

오레가노
(oregano)

월계수 잎
(bay leaves)

로즈마리
(rosemary)

타임
(thyme)

타라곤
(tarragon)

산초
(japajese pepper)

겨자
(mustard)

넛맥
(nutmeg)

올스파이스
(allspice)

심황
(turmeric)

계피
(cinnamon)

사프란
(saffron)

정향
(cloves)

고추냉이
(wasabi)

그림 2-1 일반적으로 많이 사용하는 향신료의 종류

향신료를 사용하면 수조육류와 생선류 특유의 불쾌한 냄새를 없앨 수 있으며
향신료의 방향성분이 내는 달고 시고 매운 맛과 향이 식품과 잘 조화되어 음식
의 향미를 좋게 해 준다. 일반적으로 향신료는 소스, 수프, 채소요리, 샐러드 드
레싱, 마요네즈, 카레, 피클, 제과, 제빵류, 피자, 파스타 등에 널리 사용된다.
〈그림 2-1〉은 일반적으로 많이 사용하는 향신료의 종류이다. 향신료는 2가지
이상을 섞어서 사용하면 좋고, 조리시간이 긴 음식인 경우에는 통째로 사용하며,
조리시간이 짧은 경우에는 가루로 만들어진 것을 많이 사용한다. 또한 향신료는

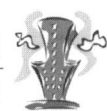

크기가 작다고 무조건 많은 양을 넣어 사용하면 음식 고유의 맛을 해치며, 너무 맵고 강한 향과 맛 때문에 음식을 먹을 수 없게 된다. 특히 건조하여 말린 것은 대부분 향이 무척 강하므로 너무 많은 양을 사용하지 않는 것이 좋다.

그 밖에 향신료의 용도 이외에 색을 내기 위한 재료로 치자, 오미자, 쑥, 시금치가루, 사프란 등을 사용할 수 있다.

2. 온 도

식품의 맛을 좋게 하기 위해서는 음식별 가장 맛있는 적정온도를 유지하는 것이 중요하다. 차게 식은 찌개나 미지근한 아이스크림은 더 이상 입맛을 돋우기 어려우며, 맛끼리의 혼합 시 어떤 변화가 일어나 실제 우리가 느끼는 맛에는 어떠한 차이가 있는지 아는 것도 음식 맛을 좋게 하는 데 도움이 된다. 실제로 식품군별로 더 맛있게 조리하기 위한 조리방법을 알아보고 실생활에 활용해 보자.

음식의 맛을 가장 잘 느끼게 해 주는 것은 무엇보다 음식의 온도이다. 아무리 맛있는 음식이라도 먹는 온도가 맞지 않으면 맛은 반감된다. 미각이 맛을 가장 잘 느끼는 온도는 20~30℃인데, 음식에 따라 이 온도보다 높거나 낮을 때 더 맛있게 느껴지는 것이 있다. 여름철에 많이 마시는 청량음료는 차게 마시면 더 맛이 좋은데, 찬 청량음료는 단맛이 지나치게 강하게 느껴지지 않고 많은 양의 탄산이 녹아 우리의 입안을 자극해 기분좋게 느껴지기 때문이다.

이와 같이 음식은 각 음식마다 조화된 맛을 느낄 수 있는 온도에서 먹어야 맛있게 먹을 수 있다. 따라서 식품에 따라 적당한 온도를 유지해야 하는데, 고기요리는 높은 온도, 찌개류는 끓는 온도를 유지시키고, 샐러드 종류는 차갑고 싱싱하게, 콜라와 같은 청량음료는 차갑게 유지해야 그 맛을 느낄 수 있으며, 재료의 씹는 느낌도 아삭아삭하거나 쫄깃쫄깃하게 되는 등 고유질감을 살려야 맛을 최대한 증진시킬 수 있다.

가장 좋은 맛을 내는 각 음식의 적정온도는 찌개 95℃, 맥주 6~8℃, 아이스크림 -12℃, 커피·홍차 65℃, 청주 50℃, 숭늉 70℃, 레드와인 15~18℃, 화이트와인 6~10℃ 등이다.

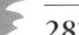

나이가 들수록 음식을 더 짜게 먹는 이유는 무엇일까요?

사람에게는 약 10만 개의 맛을 느끼는 기관인 미뢰가 있는데, 나이가 들수록 그 수가 줄어 맛을 잘 느끼지 못하게 된다. 따라서 나이가 들수록 커피는 달게 마시며, 음식은 짜게 먹게 되는 것이다.

3. 맛의 혼합

두 가지 맛 성분이 혼합되면 특정한 맛이 강해지거나 약해진다. 이러한 경우를 주변에서 살펴보자. 예를 들어, 다시마 끓인 물과 멸치 끓인 물을 혼합하면 각각의 맛보다 강하고 구수한 국물 맛을 낼 수 있다. 이처럼 같은 맛을 가진 두 개의 맛성분이 혼합되면 맛이 강해진다. 단팥죽을 쑬 때 설탕과 소량의 소금을 함께 넣어주면 설탕의 단맛이 훨씬 강하게 느껴지며, 흰설탕보다는 불순물이 섞여있는 흑설탕이 더 달게 느껴지고, 소금물에 식초를 한 방울 넣어주면 더 짜게 느껴지듯이 서로 다른 맛성분이 섞이면 주된 맛성분의 맛이 강해지기도 한다. 반면에 커피에 설탕을 섞으면 쓴맛이 단맛에 의해 억제되어 쓴맛이 덜 느껴지게 되며, 신맛이 강한 과일에 설탕을 뿌려주면 신맛이 억제되어 주된 맛이 더 약해지기도 한다.

김치도 익어감에 따라 짠맛이 약해지는데, 이는 김치가 익어감에 따라 생성된 젖산의 신맛 때문에 짠맛이 약하게 느껴지기 때문으로 김치를 담글 때 약간 짜게 담그는 것은 이런 이유 때문이다.

4. 색

식품이 가지고 있는 색은 우리의 기호에 많은 영향을 미치며, 식품선택에 중요한 작용을 하게 된다. 조리과정을 통해 식품의 색은 변색되는 경우가 많은데, 색을 좋게 하기 위해 푸른색 채소를 데치는 법과 과일과 채소의 변색을 방지하

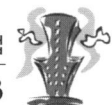

는 법을 알아보기로 한다.

1) 녹색을 유지하는 나물 데치는 법

다른 색을 지닌 채소에 비해 녹색 채소는 변색되기 쉬운데, 가열하기 시작해서 5~7분 사이에 변색이 일어나기 시작하므로 5분 이상 조리하지 않고 가능한 익을 정도까지만 가열하는 것이 색을 유지할 수 있는 방법이다. 시금치나 근대 등의 녹색 채소를 장시간 가열하면 누렇게 변하는데, 녹색을 선명하게 유지하기 위해서는 채소 중량의 5배의 물을 넣고, 물이 팔팔 끓을 때 소금을 약간 넣어 뿌리 쪽부터 데쳐야 잎부분이 지나치게 물러지지 않으며, 뚜껑을 열고 단시간 내에 데치고, 데친 후 찬물에 헹구어 주면 녹색을 유지할 수 있다.

녹색 채소를 데칠 때 알칼리성인 식소다(중조)를 넣으면 색이 더욱 선명해 지는 것을 볼 수 있는데, 이때는 녹색이 자연스럽지 않고 인공적으로 보이는 녹색이 나게 되며, 알칼리는 채소의 섬유소와 비타민 B_1, C를 파괴하여 채소가 물컹거리게 되면서 영양손실까지 가져오는 결과를 낳게 된다.

2) 변색을 방지하는 법

감자, 밤 등의 껍질을 벗기거나 썰면 절단면이 갈색으로 변하는데 이것은 산화효소인 티로시나아제가 감자 중의 티로신에 작용하여 멜라닌 색소를 형성하기 때문이다. 그러므로 껍질 벗긴 감자를 물속에 담가 산소와의 접촉을 방지하거나 감자를 가열하면 효소가 불활성화되어 갈변을 방지할 수 있다. 그러나 익힌 후에도 서서히 검게 변색하는 것은 티로신을 다량 함유하고 있는 감자이다.

사과, 배, 바나나 등의 과일 역시 깎아서 공기 중에 두면 과육이 갈색으로 변한다. 이것은 공기 중의 산소가 과일 속에 있는 페놀화합물을 산화하기 때문이다. 레몬이나 포도와 같이 신맛이 강한 과일은 갈변이 일어나지 않는다. 따라서 과일을 깎은 다음 신맛이 있는 레몬주스나 오렌지주스, 파인애플주스 등에 담가 두면 갈변을 지연시킬 수 있다. 또한 산소의 접촉을 막기 위해 물에 담가 두는 것도 좋은 방법인데, 그냥 물보다 설탕물이나 소금물에 담그는 것이 더 효과적이다. 설탕은 과일 표면으로 공기 중의 산소가 침입하는 것을 막고, 소금의 염소이온은 갈변효소의 활성을 억제하므로 갈변을 막을 수 있다.

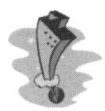

5. 조리요령

1) 곡류

맛있는 밥 짓는 법 : 맛있는 밥을 지으려면 물의 양을 잘 조절해야 한다. 보통 쌀 무게의 1.5배, 부피의 1.2배, 햅쌀의 경우 부피의 1.0배 정도면 적당하다. 밥 짓기에 앞서 쌀을 물에 불리면 쌀알이 잘 퍼져 훨씬 맛있는 밥이 되는데, 여름에는 30분, 겨울에는 90분 정도 불리는 것이 좋다. 밥짓는 물에 소금을 약간 (0.03%) 넣으면 밥맛이 더 좋아지는데, 밥짓는 물이 중성이나 약알칼리성일 때 밥의 외관이나 맛이 더 좋아지기 때문이다.

국수 삶는 법 : 국수를 삶을 때에는 국수의 6~7배로 넉넉하게 물을 넣고 물이 끓을 때 소금을 약간 넣은 후 국수를 넣어 삶는다. 중간에 삶는 물이 끓어 넘칠 때 찬물을 끼얹어 가라앉히며, 삶은 후 국수를 찬물에 비벼 씻어 헹구면 쫄깃한 국수를 먹을 수 있다. 삶을 때 참기름이나 식용유를 한 방울 넣어주면 국수가닥이 달라붙는 것을 방지하고 쉽게 붇지 않는다.

묵은 쌀로 밥 짓는 방법 : 묵은 쌀에서 나는 냄새 제거에는 식초가 효과적이다. 식초 한 방울을 떨어뜨린 물에 묵은 쌀을 담갔다가 씻어서 물기를 빼 놓고, 다음날 밥을 지을 때 한 번 더 미지근한 물로 헹구고 난 뒤 밥을 지으면 냄새가 나지 않는다. 또한 약간의 소금과 식용유를 넣고 밥을 지으면 부드럽고 윤기있는 밥이 된다.

2) 육류

질긴 고기 연하게 하는 법 : 질긴 고기를 연하게 해서 먹는 방법으로 열대 과일을 이용하면 좋다. 파파야에는 papain, 파인애플에는 bromelin, 무화과에는 ficin, 키위에는 actinidin이 들어있어 질긴 고기를 연하게 하는 효과가 있다. 고기 한 근에 키위를 8분의 1쪽 정도만 넣어서 재워 두었다가 조리하면 고기가 아주 연해진다. 키위의 양이 많을수록 고기는 더욱 연하게 되므로 취향에 맞게 양을 조절하는데, 너무 많이 넣으면 고기가 물러져서 못 먹게 된다.

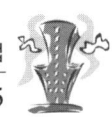

맛있는 육수와 편육 만드는 법 : 육수를 만들 때에는 찬물에 고기를 넣어 끓여야 고기에서 맛성분이 충분히 용출되어 국물 맛이 좋아지며, 편육을 맛있게 하기 위해서는 물이 끓을 때 고기를 넣어야 단백질 표면이 응고되어 맛성분이 밖으로 용출되지 않아 맛이 좋아진다.

햄의 첨가물 제거하는 법 : 햄은 합성보존료와 발색제를 많이 쓰는 식품이므로 요리할 때 섭씨 80℃의 물에 1분간 담가두면 첨가물의 80%가 녹아 나온다. 기름에 볶을 때도 기름과 함께 첨가물이 빠져 나오므로 기름기를 제거한 뒤 먹어야 안전하다.

소, 돼지고기의 누린내 제거하는 법 : 쇠고기나 돼지고기에 생강즙을 묻혀두면 생강의 독특한 향이 고기의 나쁜 냄새를 제거함과 동시에 생강에 단백질 분해성분이 포함되어 있어 육질도 부드럽게 된다.

닭고기, 생선의 냄새 제거하는 법 : 닭고기 특유의 냄새를 없애는 데는 술이 가장 좋다. 닭고기를 그릇에 담아 술을 뿌린 다음 15분 정도 둔다. 그래도 냄새가 가시지 않을 때는 술에 무즙을 섞어서 뿌리면 된다. 생선 비린내도 마찬가지로 술을 뿌리면 알코올이 휘발될 때 비린내도 함께 날아가기 때문이다.

육류, 생선, 조개류, 채소류의 해동법 : 육류는 냉장실에 넣어 서서히 해동시키며, 생선이나 조개류는 찬물에 담가서 물을 갈아주며 해동하고, 채소는 녹이지 않고 바로 끓는 물에서 조리하는 것이 좋다.

3) 어류

생선류의 비린내 제거방법 : 생선의 비린내 성분인 트리메틸아민은 주로 생선의 표면 점액물질에 존재하는 수용성이므로, 물에 여러 번 씻어주면 쉽게 제거된다. 생선을 조리하기 전 우유에 담그거나 식초나 레몬즙을 뿌려주어도 비린내를 제거할 수 있다. 조리 시에는 간장, 된장, 고추장과 같은 장류, 술 또는 미림을 넣어주면 비린내를 제거할 수 있으며, 후추, 생강, 산초, 고추, 겨자, 파, 마늘, 양파 등의 향신료도 효과적이다. 또한 쑥갓, 미나리, 깻잎 등의 방향채소는 먹기 직전에 넣어주면 효과가 있으며, 생선을 조릴 때 무를 넣거나 회의 양념장에 무즙을 갈아넣어도 무의 매운 맛이 비린내를 약화시켜 준다.

생선 비늘 제거방법 : 생선을 요리할 때 비늘을 칼로 긁어내면 비늘이 튀어

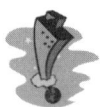
조리대가 지저분해 지는데, 칼 대신 스푼이나 쓰다 남은 무로 비늘을 긁어내면 깨끗하게 벗겨진다.

꽁치는 통째로 구워야 제 맛 : 꽁치는 한 마리 통째로 구워먹어야 맛이 좋은데, 이는 꽁치의 내장에 맛성분이 많이 들어있어 향미를 좋게 하기 때문이다.

마른 멸치로 국물 낼 때 비린내 없애는 방법 : 찌개나 국을 끓일 때 마른 멸치를 그냥 쓰면 비린내가 많이 난다. 그러나 프라이팬이나 냄비에 넣고 살짝 마른 상태로 한 번 볶아낸 다음 음식을 조리하면 특유의 냄새가 없어진다.

4) 난류

달걀 잘 삶는 법 : 달걀을 잘 삶으려면 우선 품질이 좋은 신선한 달걀을 이용하여야 한다. 찬물에 달걀을 넣어 뚜껑을 덮은 후 물을 끓여 끓기 시작하면 소금을 넣는다. 12~13분이면 완숙란이 되며 15분이 지나면 노른자 주변이 검게 변하는데, 다 익으면 빨리 찬물에 넣어 식혀야 황화철의 형성을 방지하여 색이 예쁘고, 껍질이 쉽게 벗겨진다.

삶은 달걀 껍질 잘 벗기는 법 : 달걀을 삶고 나서 곧바로 찬물에 넣으면 껍질이 잘 벗겨진다. 달걀이 식지 않은 상태에서 따뜻하게 먹고 싶으면 삶은 달걀을 소금에 잠시 묻어 두었다가 꺼내 먹으면 껍질이 잘 벗겨진다.

5) 채소, 과일류

콩나물 잘 삶는 법 : 콩나물에는 비타민 C가 풍부하므로 가열할 때는 비타민 C의 파괴를 방지하기 위해 약간의 소금을 넣는 것이 좋다. 콩나물은 찬물에 넣어 삶기 시작하는데, 소량의 물에 삶아야 영양소의 파괴를 줄일 수 있으며, 초기에 뚜껑을 열면 콩나물에 함유된 lipoxygenase의 작용으로 콩비린내가 난다. 이럴 땐 마늘과 소금을 약간 넣고 삶으면 뚜껑을 열어 김을 빼도 비린내가 덜 날뿐 아니라 맛과 냄새도 좋아진다. 콩나물은 뿌리에 영양성분이 더 많으므로 영양을 위해서라면 뿌리를 떼어내지 않는 것이 좋다. 또한 삶은 콩나물을 소쿠리에 식힌 다음 나물을 무쳐야 머리가 많이 떨어지지 않아 보기에 좋다.

뻣뻣한 건포도 연하게 하는 방법 : 건포도를 오래 놓아두면 뻣뻣해져 맛이 덜하다. 이럴 때는 건포도에 포도주나 물을 뿌려 랩을 씌운 다음 전자레인지에 넣어 약 30초 정도 가열하면 연하고 부드러워진다.

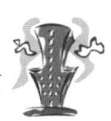

감자 손질하는 법 : 감자에는 솔라닌이라는 유독 물질이 포함되어 있다. 특히 싹이 돋아나는 3, 4월에는 솔라닌 성분이 급증한다. 싹과 껍질부분에 많이 포함되어 있기 때문에 봄철에 감자를 먹을 때는 껍질을 두껍게 깎아내고, 싹도 깊이 파낸 다음 먹는 것이 좋다.

떡 썰 때 칼에 달라붙지 않게 하는 방법 : 떡을 썰 때는 토막 낸 무에 칼을 문질러가며 썰어 보자. 그러면 무의 당질 분해효소인 diastase의 효능으로 인해 갓 뽑아낸 떡이라 해도 칼에 전혀 달라붙지 않는다.

말린 미역과 표고버섯 빨리 불리는 방법 : 말린 표고버섯이나 미역을 불려서 이용할 때 시간적인 여유가 없을 때는 미지근한 물에 설탕을 약간 넣어서 담가두면 더 빨리 불릴 수 있다.

색깔별 채소 데치는 방법 : 색이 푸른 채소는 잠길 정도의 물에 소금을 조금 넣고 뚜껑 없이 빨리 데치는 것이 좋다. 이렇게 하면 푸른 색을 유지하고 윤기가 난다. 그러나 하얀 채소의 경우엔 냄비에 물을 조금만 넣고 뚜껑을 덮은 채 데치는 것이 좋다. 그런 다음 데친 채소를 소쿠리에 담아 실온에서 식히면 맛이 달아나지 않는다.

채소 볶는 방법 : 채소를 볶을 때는 고온에서 재빨리 볶아야 물이 나오지 않으며, 채소의 색도 누렇게 변하지 않는다.

눅눅해진 김 맛있게 굽는 방법 : 김이 눅눅해지면 향기도 없어지고, 붉은 빛을 띠며, 제 맛을 잃게 된다. 이런 김을 구울 때는 한쪽 면에 참기름을 살짝 바르고, 소금을 뿌린 다음 중간 불에 구우면 제 맛을 되찾는다.

6) 김치류

덜 익은 김치로 김치찌개 끓이는 법 : 김치찌개를 끓일 때 김치가 덜 익었을 경우에는 김치찌개가 거의 다 끓었을 때 식초를 반 큰술 넣어준다. 식초의 신맛이 신김치의 맛을 내줘 맛있는 찌개를 끓일 수 있다.

담백한 오이소박이 담그는 법 : 오이소박이를 담글 때 오이 속에 들어가는 소는 소금보다는 새우젓으로 간을 맞추는 것이 맛이 담백하다.

열무김치 풋내 줄이는 방법 : 열무김치를 담글 때 너무 주물럭거리면 잎과 줄기가 상해 풋내가 난다. 열무는 절일 때도 소금으로 직접 절이지 말고 소금물

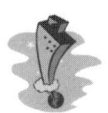

에 담가 절이고, 양념을 바를 때에도 손으로 버무리지 않고 밀가루 풀을 물에 타서 양념을 섞은 다음, 열무 한 켜마다 양념국물을 한번씩 뿌리는 식으로 항아리에 층층이 담는 것이 좋다.

색이 안 좋은 고춧가루의 사용법 : 김치는 고춧가루 색깔이 빨갛고 고울수록 먹음직스럽게 보인다. 만일 고춧가루 색깔이 좋지 못할 경우엔 김치 담그기 하루 전쯤에 고춧가루를 따뜻한 물에 개어 두었다가 사용하면 빛깔이 고와진다.

김장할 때 파, 마늘, 생강 양의 조절 : 김장을 할 때 마늘을 많이 넣으면 군내가 나고, 파를 많이 넣으면 빨리 시게 되고, 생강을 많이 넣으면 맛이 쓰다.

7) 유지류

맛있는 튀김법 : 맛있는 튀김을 하려면 튀김옷을 잘 만들어야 한다. 밀가루는 박력분을 쓰고, 달걀, 식소다, 설탕을 약간 넣으면 튀김옷이 연하고 바삭하게 된다. 그러나 지나치게 많이 넣으면 오히려 좋지 않다. 튀김옷에 사용하는 물은 얼음물이나 냉장고에서 차게 한 물을 쓰고, 반죽을 지나치게 섞지 않아야 바삭한 튀김을 만들 수 있다. 또한 튀기는 온도가 낮으면 흡유량이 많아져 눅눅해지므로 한꺼번에 많은 양을 넣어 튀기지 않도록 하고, 튀긴 다음 건져 바로 겹쳐 놓지 않아야 한다. 그리고 일반적인 튀김의 경우 170~180℃에서 한 번, 190℃에서 또 한 번, 이렇게 두 번 튀기면 남은 수분이 빠져나가 더욱 바삭한 튀김이 된다.

온도계 없이 튀김온도 아는 방법 : 끓는 기름에 튀김옷을 조금 넣어 떠오르는 상태로 온도를 판단할 수 있다. 튀김옷이 팬 밑바닥에 닿은 후 떠오르면 150~160℃, 튀김옷이 일단 기름의 1/3 정도의 깊이에 가라앉았다가 올라오면 170~180℃이다. 이것이 보통 튀김을 하는 온도이다. 튀김옷이 기름 표면에 그대로 분산되면 190℃ 정도로 크로켓과 같이 속은 이미 익고 표면만을 익힐 때 적당하다.

전 예쁘게 부치는 방법 : 전을 부칠 때는 먼저 충분히 달궈진 프라이팬에 기름을 넉넉히 두르고 부쳐낸다. 너무 센 불에서 지져내면 속까지 골고루 익지 않고 겉만 타게 되므로 낮은 온도에서 천천히 지져내며, 프라이팬 바닥을 깨끗이 닦아가며 부쳐야 전이 타거나 지저분하게 되지 않는다. 다 부친 후 뜨거울 때 서로 겹쳐놓으면 눅눅해지고 껍질이 벗겨지므로 식은 후 겹쳐놓는다.

제7부 식생활 문화

제 1 장

올바른 식생활

우리나라 음식의 특징과 문화사

1. 우리나라 음식의 특징

각 민족의 식생활 양식은 그 민족이 처한 지리적, 사회적, 문화적 환경에 따라 형성되고 발전된다.

우리나라는 사계절이 뚜렷하며 농업의 발달로 쌀과 잡곡의 생산이 다양하게 이루어져 이들을 이용한 조리법이 개발되었다. 또한 삼면이 바다로 둘러싸여 수산물이 풍부하며, 조육류와 채소류를 이용한 조리법도 발달되었고, 장류, 김치류, 젓갈류 등의 발효식품의 개발과 기타 식품저장 기술도 일찍부터 이루어져 왔다. 이와 같이 우리나라 음식은 계절과 지역에 따른 특성을 잘 살렸으며, 조화된 맛을 중히 여겼고, 식품배합이 합리적으로 잘 이루어져 있음을 알 수 있다. 특히 우리나라 음식은 정성과 노력이 많이 드는 음식이므로 음식 만들 때의 마음가짐과 바른 태도가 중요하며 또한 만들어진 음식의 영양, 색, 맛, 온도, 그릇과 음식과의 조화가 중요하다고 할 수 있다.

한국음식의 조리법상의 특징을 요약하면 다음과 같다. 첫째, 궁중음식, 반가음식 그리고 서민음식을 비롯하여 각 지역에 따른 향토음식이 발달되었다. 둘째, 상차림에 따른 음식의 종류가 다양하게 개발되었다. 셋째, 주식과 부식이 뚜렷이 구별되어 있다. 넷째, 잘게 썰거나 다지는 방법이 많이 쓰인다. 다섯째, 조미료와 향신료의 이용이 섬세하나 음식마다 대부분 비슷하게 사용된다. 여섯째, 조리법이 복잡하며 대부분 미리 썰어서 조리한다.

우리나라의 식사형태는 곡류를 주식으로 하는 채식 위주의 고섬유소, 저지방식이 섭취형태로 고혈압, 당뇨병 등의 성인병 예방을 위해 서구에서 권장하는 식사형태이며, 김치, 장류 등 우리나라 고유의 전통발효음식과 그 재료들이 성인병 예방, 노화억제, 항산화, 항암효과가 있어 건강에 좋은 역할을 한다고 알려지면서 세계적으로 많은 관심을 받고 있다. 따라서 우리나라 식문화의 영양학적 우수성을 규명하고, 우리나라 전통음식에 대한 자부심을 가지고 널리 알려야겠다.

2. 우리나라 음식의 문화사

기원전 6000년경부터 만주 남부에서 한반도에 걸치는 지역에 빗살무늬토기를 가지는 신석기인들이 살고 있었는데 초기시대에는 고기잡이나 사냥 등을 주로 하다가 신석기시대 후반부터 원시적인 농경생활을 하게 되었다. 그 후 북방 유목민들이 청동기를 가지고 들어와 이곳의 원주민들과 서로 어울려 우리민족의 원형인 맥족(貊族)을 형성하게 되었고 단군 고조선(B.C. 2333년)이 세워졌다.

그 뒤에 철기문화가 들어오고 부족국가시대에 접어들어 벼, 기장, 조, 보리, 콩, 팥, 수수 등을 생산하게 되었으며 유목계의 영향을 받아 가축이 크게 발달하였다. 그 이후 농경이 더욱 발달하게 되어 풍요로운 생산을 기원하고 생산물에 대한 감사의 뜻에서 하늘에 제사를 지내는 각종 의식들이 생기게 되었다. 이 무렵에는 떡과 술이 있었으며 여러 가지 과일들이 특산물로 생산되었다.

또한 고구려인들은 콩을 개발하여 어두운 곳에서 발효시켜 소금을 섞은 메주의 일종인 시(豉)라는 발효식품을 만들었는데 B.C. 1000년대 초의 유물로 함북

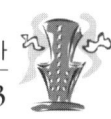

회령군 오동 유적에서 콩이 발견된 것으로 보아 이 무렵 우리 조상들이 콩으로 장을 만든 것을 알 수 있다. 그 후 삼국시대에 접어들어 한국 식생활의 구조와 체계가 성립되었다. 철기문화가 발달하면서 농경의 기술이 발달하여 쌀, 보리, 밀, 콩, 팥, 녹두 등을 주요곡물로 재배하였고, 무쇠솥이 기본 용구로 일반화되어 밥짓기가 일반화된 시기이며 발효기술이 발달하여 술, 장(醬), 청국장류의 시(豉), 어패류 절임, 수조육류의 절임, 채소 절임류인 혜(醯)가 발달하였다. 또한 곡류 중심의 주식과 채소, 육류, 어패류 위주의 부식이 일상식으로 정착되었다.

삼국시대에 불교가 들어오게 되어 신라나 백제에서는 살생 금지령이 내렸고, 음다(飮茶)의 습관이 생겼으며 신라에서는 구안에 차를 달이는 일을 담당하는 '다방'이라는 직제가 있었다. 이 시대에는 불교가 식생활에 미치는 영향이 매우 컸다.

고려시대에는 우리음식의 조리법이 완성된 단계로 불교가 더욱 융성해지고, 이에 따라 육식이 쇠퇴하여 자연히 식물성 식품의 음식이 연구되었으며, 향신료와 기름을 이용한 음식과 사찰음식이 크게 발달하게 되었다.

한편 차 문화가 크게 성행하여 고유의 차 마시는 예절이 정해졌으며 차 마시는 그릇으로 고려청자가 생겨났다. 그러다가 고려 후기에 몽고의 지배를 받게 되면서 육식의 풍습이 다시 살아나 양고기, 돼지고기, 닭고기, 개고기를 먹게 되었으며 소금, 엿, 식초, 설탕, 후추 등의 양념을 사용하게 되었다. 곡류음식도 조리법이 다양해졌으며, 두부와 콩나물을 만들고, 간장, 된장, 술, 화채, 차의 모든 조리법이 완성단계에 이르렀다.

그 후 조선시대로 들어서면서 조선왕조는 유교를 숭상하여 식생활도 숭유주의의 영향을 크게 받게 되었으며, 이로 인해 차 문화가 점차 쇠퇴하게 되었다. 농경을 중시하여 곡식과 채소의 생산이 늘어나게 되었으며, 차차 식생활 문화가 발달하면서 음식 만드는 조리서가 나오고 상차림의 구성법이 정착되었다. 특히 조선조에는 개고기 조리법이 기록된 조리서가 많이 나왔는데, 개고기의 삶는 법, 찌는 법, 굽는 법 등이 자세히 기록되어 고대는 물론 삼국시대, 고려시대에도 신분의 고하를 가리지 않고 구장(拘醬, 개장, 보신탕)을 즐겨 먹었음을 알 수 있다.

조선시대에는 반상(班常)을 엄격히 구분하는 계급의식과 장유(長幼)와 남녀 차별 의식이 강해 식생활도 신분에 따라 심한 차별제도가 생기게 되었고, 이로

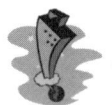
인해 독상(獨床)이라는 식생활 관습이 생겨났다. 상차림도 주식과 부식을 분리하여 3첩에서 12첩에 이르는 상차림이 있고 서민의 상차림은 3첩 또는 5첩인 데 비하여 반가(班家)에서는 7첩과 9첩, 왕의 수라상은 12첩이었다.

따라서 음식도 궁중음식, 반가음식, 서민음식으로 나뉘었고, 지역의 특성에 따른 향토음식도 생겨나게 되었다. 점차 상차림이 생활화됨에 따라 의례음식과 명절음식이 정립되었으며, 사계절에 따른 시식·절식음식도 다양하게 되었다.

우리의 식생활에 또 하나의 전기를 이룬 것이 고추의 전래다. 「지봉유설(1613)」에서 '고추는 일본에서 건너온 것이니 왜개자(倭芥子)라고 하는데 요즘 이것을 간혹 재배하고 있다.'라고 하였는데 고추, 호박, 고구마, 감자 같은 식품들이 일본으로부터 들어온 것으로 보인다. 여기에 채소와 젓갈을 결합시켜 김치를 만들었으니 우리 조상이 개발한 콩장의 맛과 더불어 김치는 우리의 대표적인 음식이 되었고 「동국세시기(1849)」에서 '장 담그기와 김장은 우리네 가정의 연중 2대 행사'라고 지적하였다. 이렇게 볼 때 우리의 음식문화란 유구한 역사와 함께 이루어진 자랑스러운 우리의 민족 문화사라고 할 수 있다.

제 2 장

우리나라의 통과의례와 절기음식

올바른 식생활

1. 통과의례

모든 사람은 일생에 한 번 태어나서 죽음에 이르기까지 반드시 통과하여야 하는 '통과의례(通過儀禮)' 과정을 거치게 된다. 통과의례란 임신, 출생, 삼칠일, 백일, 돌, 관례, 혼례, 회갑, 고희, 회혼례, 상례, 제례 등 일생을 통하여 그때 그때 적절한 시기에 당사자를 위한 의례를 행하는 것을 뜻하며, 일생의례(一生儀禮)라고도 한다. 특별히 우리나라의 통과의례에는 각기 규범화된 의식이 있고, 그 의미를 상징하는 특별한 음식과 고유한 예법이 예로부터 전해지고 있다. 음식을 차려내는 의례상차림에는 간절한 소망과 복을 비는 마음, 또 희로애락을 함께 공유하는 상징적인 의미가 담겨 있다. 그 가운데 현재까지 우리 식생활에서 이어져 오는 것으로 돌, 혼례, 회갑, 제례 등의 상차림이 있다.

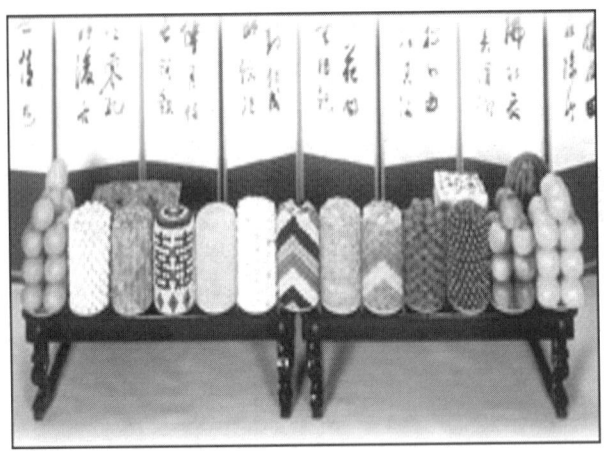

그림 2-1 큰상차림

1) 돌

아기가 태어나서 만으로 한 해가 되는 첫 생일을 돌이라 한다. 백일잔치는 못하더라도 돌잔치만은 빈부를 막론하고 차려준다. 옛날에는 질병이 많고 유아의 사망률도 높았기 때문에 아기가 돌을 맞는다는 것은 성장의 초기과정에서 한 고비를 넘겼다는 의미를 지니며, 이를 축하하는 것이 관습으로 이어져 왔다. 아기 첫돌의 의미는 아기의 첫 생일임과 동시에 산모의 몸이 완전히 회복되었음을 알리는 것이었다.

돌상에 차리는 음식과 물건은 모두 아기의 수명장수(壽命長壽), 자손의 번성과 다재다복(多才多福)을 바라는 의미가 담겨있다. 돌상에는 아기를 위해 마련한 밥그릇과 국그릇에 흰밥과 미역국을 담아 놓고, 푸른 나물, 백설기, 오색송편, 인절미, 수수팥경단, 생과일, 쌀, 국수, 대추, 흰 타래실, 청홍 비단실, 붓, 먹, 벼루, 천자문, 활, 화살, 돈 등을 올렸으며, 여아에게는 천자문 대신 국문을 놓고 활과 화살 대신 색지, 실패, 자 등을 놓았다. 백설기는 아기의 신성함과 정결하기를 기원하는 뜻에서뿐만 아니라 장수한다는 뜻을 지니고 있으며, 수수팥경단은 덕을 쌓으라는 뜻이 있다고도 하나 이런 뜻보다는 액(厄)을 물리치며 건강하게 자란다는 토속적인 믿음에서 비롯한 풍습으로, 특히 10살 이전 생일까지는 수수팥경단을 빠뜨리지 않는다. 무명실과 국수는 장수를 위해서, 쌀은 먹을 복, 대추는

자손 번영, 붓(연필)과 책은 학문이 탁월하기를 바라는 뜻에서, 돈은 부귀영화를 기원하는 뜻에서 상에 놓는다. 또 남아의 돌상에는 활을 놓아 용감하고 무술이 능하기를 기원하고 여아는 돌상에는 자와 청홍색 비단실을 놓아 바느질에 능하기를 기원하였다. 요즈음은 남녀평등사상으로 인해 남녀에 따라 돌상에 놓는 물건들에 차이가 없다.

돌잡이 할 때에는 돌상 앞에 무명필을 놓고 그것을 방석 삼아 아기를 앉혀 놓은 후 아기로 하여금 마음대로 집도록 하는 의식이 행해진다. 이를 '돌잡힌다'고 하는데, 이것으로 아기의 장래를 점치고 복을 기원한다.

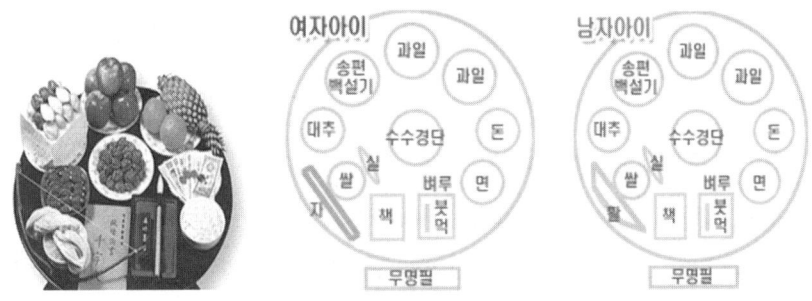

그림 2-2　남아 돌상차림과 여아 돌상차림

2) 혼 례

오늘날 대부분의 사람들은 서양식으로 혼례를 치르고 우리나라 전통의식 중에서 일부만 따르고 있다. 혼례음식의 상차림에는 여러 가지가 있으나, 의식이 많이 간소화되어 납폐의식 때의 봉채떡(봉치떡)과 폐백을 드릴 때 준비하는 폐백음식 그리고 이바지음식만이 지금까지 이어져 오고 있다.

봉채(치)떡

혼례와 관련된 떡으로 우선 납폐의식에서 혼서지와 예단이 담긴 함을 받기 위하여 신부집에서 만드는 봉채떡이 있다. 이 떡은 흔히 '봉치떡'이라고도 하는데, 찹쌀 3되와 붉은팥 1되로 시루에 2켜만 안쳐 윗 켜 중앙에 대추 7개를 둥글게 모아 놓고 함이 들어올 시간에 맞추어 찐 찹쌀 시루떡이다. 이때 주재료를 찹쌀로 하는 것은 부부의 금슬이 찰떡처럼 잘 화합하라는 뜻이고 붉은팥 고물은 화를 피하라는 뜻이 담겨 있다. 또한 7개의 대추는 아들 7형제를 상징하며, 떡을 2켜로 하는 것은 부부 한 쌍을 뜻한다.

함이 들어올 시간이 가까워지면 신부집에서는 대청에 북향으로 자리를 편 다음 상을 놓고 상 위에 붉은 색의 보를 덮은 뒤 그 위에 떡을 시루째 놓고 기다린다. 함이 도착하면 함을 시루 위에 올려 놓고 함을 연다.

폐백상차림

혼례 때 신부가 신랑의 부모님과 시댁 어른들께 첫 인사를 드리는 예의를 폐백이라고 한다. 폐백음식은 가풍이나 지방에 따라 차이가 있으나 일반적으로 대추와 쇠고기 편포로 한다. 서울지방에서는 시부모님께 편포나 육포, 밤, 대추, 엿, 술을, 시조부모님께 닭, 대추, 밤을 준비한다. 전라도에서는 대추와 꿩 폐백을, 경상도에서는 대추와 닭 폐백을 올린다. 요즘에는 구절판에 안주가 되는 음식을 따로 담아 곁들이기도 한다. 폐백음식은 청·홍색 겹보자기로 그릇째 싸는데, 포는 청이 겉으로, 대추는 홍이 겉으로 나오게 싸며, 네 귀를 묶지 않고, 4~5cm 너비로 오려 둥글게 만든 근봉(謹封)이라 쓴 띠로 굵은 고리를 만들어 청, 홍 보자기의 네 귀를 모아 끼운다. 이는 네 귀가 모아진 채로 늘어져 보기에도 좋고 결혼생활 내내 서로 이해하며 잘 살라는 뜻이다.

이바지음식

이바지음식은 혼례를 치른 후 시댁으로 갈 때 친정어머니가 시댁에 보내는 음식을 말한다. 살림이 서툰 신부가 시댁에서의 첫날 아침식사를 준비하는 데 도움을 주고 신부집안의 음식 솜씨와 가풍이 드러나는 것으로, 집안에 따라 음식의 가짓수와 조리법은 다르지만, 보통 12가지 양념과 육류, 산적, 과일, 한과, 떡, 엿 등의 음식들을 준비한다. 요즘은 친정에서 음식을 보내면 시댁에서도 보답으로 음식을 마련해 보내기도 하며, 양가 사돈댁에 대한 배려와 마음을 전하는 절차로 사돈간의 정을 주고 받는다. 담는 용기는 뚜껑이 있는 바구니나 함을 이용하며, 이 중에서 고기는 보통 생 것으로 보내지 않고 익혀서 보내는 것이 예의지만, 요즘에는 양념만 해서 보내기도 한다.

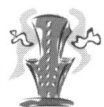
3) 회 갑

　회갑(回甲)은 자기가 태어난 해로 돌아왔다는 뜻으로 '환갑(還甲)'이라고도
한다. 부모가 만 59세가 되면 육순(六旬)이라고 하여 예를 차리고 만 60세가 되
면 회갑이라 하여 성대한 연회를 차려 드린다. 혼례처럼 고배상(高排床)을 차리
고 자손들은 헌주(獻酒)하며, 손님들께 국수장국을 대접한다. 회갑연을 위해 마
련되는 상차림은 큰상이라고 하여 여러 가지 음식을 높이 고여서 담아 놓으며,
한국의 상차림 중에서 가장 화려하고 성대하다.

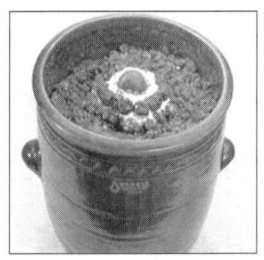
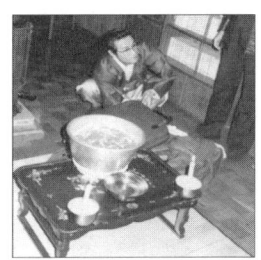

봉채떡　　　　　　　　　함 받는 모습

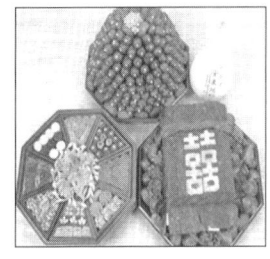
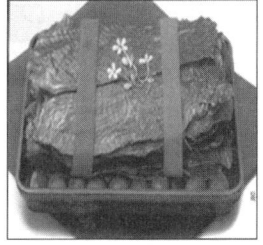
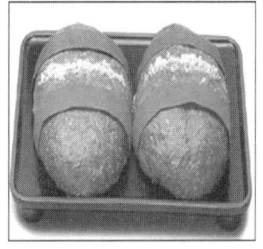

대추, 마른 안주　　　　　　육포　　　　　　　편포

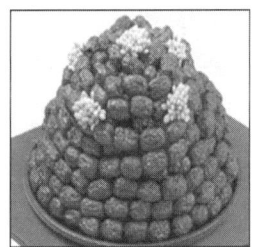
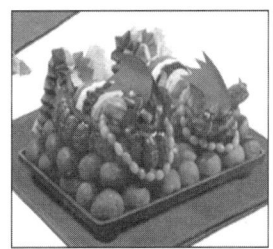

대추　　　　　　　밤, 닭

그림 2-3　봉채떡과 폐백음식
자료 : 한국식생활학회지, 12(4), 1997

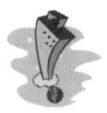

표 2-1 연령별 명칭과 의미

명칭	연령	의 미
지학(志學)	15세	학문에 뜻을 두는 나이
약관(弱冠)	20세	남자 나이 스무살을 뜻함
이립(而立)	30세	모든 기초를 세우는 나이
불혹(不惑)	40세	사물의 이치를 터득하고 세상일에 흔들리지 않을 나이
상수(桑壽)	48세	상(桑)자를 십(十)이 네 개와 팔(八)이 하나인 글자로 파자(破字)하여 48세
지명(知命)	50세	명(天命)을 아는 나이. 지천명(知天命)이라고도 함
이순(耳順)	60세	인생에 경륜이 쌓이고 사려와 판단이 성숙하여 남의 말을 받아들이는 나이
환갑(還甲)	61세	일(一) 갑자(甲子)가 돌아왔다고 해서 환갑 또는 회갑이라 하고 경축하여 華甲(화갑)이라고도 한다.
진갑(進甲)	62세	환갑을 지난 다음 해를 뜻함
종심(從心)	70세	뜻대로 행하여도 도리에 어긋나지 않는 나이. 고희(古稀)라고도 한다.
희수(喜壽)	77세	희(喜)자를 칠(七)이 세 번 겹쳤다고 해석
산수(傘壽)	80세	산(傘)자를 팔과 십의 파자(破字)로 해석
미수(米壽)	88세	미(米)자를 팔과 십과 팔의 파자(破字)로 해석
졸수(卒壽)	90세	졸(卒)자를 구와 십의 파자(破字)로 해석
망백(望百)	91세	91세가 되면 100살까지 살 것을 바라본다 하여 망백
백수(白壽)	99세	일백 백자(百)에서 한일자를 빼면 흰 백자(白)가 된다 하여 99세로 봄
상수(上壽)	100세	최상의 수명이란 뜻. 左傳에는 120세를 상수로 봄
천수(天壽)		하늘이 주신 수명을 다했다는 뜻

　　회갑은 만 60세를 넘기고 다시 한 살을 맞이했다는 것으로 옛날에는 명이 짧아 60세를 넘기기가 힘들었다. 이때 부모님은 큰상에 앞서 간단히 차려 대접하는 음식상인 입맷상을 따로 받고, 고배상을 차려 놓은 앞에서 절을 받게 된다. 음식은 음복한다 하여 헐어서 모두에게 나누어 싸준다.

　　큰상차림은 지방이나 가문 또는 계절에 따라 약간 차이가 있기는 하지만, 대개

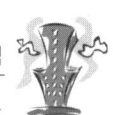

유밀과, 강정, 다식, 사탕류, 생실과, 건과, 전과, 떡, 편육, 전유어, 적 등을 30~
70cm 높이의 원통형으로 괴어 색상을 맞추어 배열한다. 이들 여러 음식 중에서
도 떡은 특히 중요시되어 흔히 갖은 편이라 일컫는 백편·꿀편·승검초편과 인절
미, 색떡 등을 만든다. 만든 편은 직사각형으로 크게 썰어 직사각형의 편틀에다
차곡차곡 높이 괸 다음 예쁘게 만든 화전이나 잘게 빚어 지진 주악, 각종 고물을
묻힌 단자 웃기로 얹는다.

4) 제례

제사상은 제사를 모실 때 차리는 상을 말하는데, 그 형식은 제사의 종류에 따
라서, 또한 가문의 전통과 가세 등에 따라서 달라진다. "남의 제사에 감 놓아라,
배 놓아라 한다"는 속담이 있는 것도 이런 이유이다. 돌아가신 조상을 기리며 지
내는 의식절차를 제례라고 하며, 매년 돌아가신 분의 기일 전날에 지내는 기제
(忌祭) 때 차리는 상을 제상, 설날이나 추석과 같은 명절과 조상의 생신날 지내
는 차례 때 차리는 상을 차례상이라 한다.

제상차림은 상고시대로부터 이어져 오는 토속적인 제사음식이 있으나, 조선시
대에 '주자가례'의 내용을 수용하여 규범화하였다. 제례는 고인의 기일 전날 지내
는데, 의식이 번거롭고 진설(陳設)도 생전에 놓는 법과 반대이다. 제기와 제상은
우리가 보통 쓰는 것과는 달리 잘 간수했다가 쓴다. 제기는 보통 나무, 유기, 사
기로 되어 있으며 높이 숭상한다는 뜻으로 굽이 달려 있다. 음식 재료는 작게 썰
지 않고 통으로 하는데, 양념도 고춧가루, 파, 마늘 등은 쓰지 않으며, 제상에 올
리기 전에 자손들이 먼저 맛을 보아서는 안 된다. 제례에 마련하는 음식을 제수
라 하는데, 제상과 차례상의 제수에는 큰 차이가 없으나 주식인 밥 대신 설날에
는 떡국, 추석에는 송편과 함께 토란탕을 차린다. 이러한 제수를 조리할 때에는
복숭아와 같이 털이 난 과실, 비늘 없는 생선과 꽁치, 참치, 갈치 등 치자로 끝나
는 것은 사용하지 않는다. 일반적인 제수의 종류는 〈표 2-2〉, 제수진설법은 〈표
2-3〉과 같은 방법으로 진설하는데, 신위를 모신 곳이 북쪽이며, 제주가 제상을
바라보아 오른쪽을 동쪽, 왼쪽을 서쪽으로 본다.

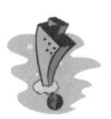
표 2-2 제수의 종류

분류		음식의 종류와 내용
메		밥
갱		쇠고기와 무를 네모 반듯하게 썰어 끓인 국
면		국수를 삶아 건진 것
편		대개 백편, 녹두편 등을 편틀에 괴어 올리고 주악을 웃기로 올림
삼탕		육탕, 어탕, 소탕의 세 가지가 기본
전		육전, 어전 소전
삼적		육전, 어전 소전(봉적)의 세 가지를 올릴 때마다 바꿈
포		육포, 어포
해		생선젓갈(대개는 조기젓)을 말하며, 차례에는 해 대신 식혜를 씀
숙채		도라지, 고사리, 배추나물 등의 삼색나물
침채		물김치로 대개는 희게 담는 나박김치
초첩		식초
편청		떡을 찍어 먹기 위한 조청
장		청장, 초장(전을 찍어 먹기 위함)
적염		적을 찍어 먹기 위한 소금
실과		각종 생실과(복숭아는 제외)와 밤, 대추, 곶감
조 과	정과	도라지·연근·생강 정과 등
	유과	산자, 강정, 중배기 등
	다식	녹말·송화·콩·흑임자 다식 등
	당속	옥춘당, 오화당, 매화당 등의 사탕
제주		대개는 약주를 씀
숙수		찬물에 밥알을 약간 풀어 만든 일종의 숭늉

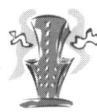

표 2-3 일반적 제수 진설법

열	음식과 그릇	진설법	내　　　용
1	잔반, 시접, 초첩	잔서초동 (盞西醋東)	가운데 놓은 시접(수저를 놓는 그릇)을 중심으로 잔반 (술잔과 잔받침)은 서쪽, 초첩은 동쪽에 놓음
	메(밥), 갱(국)	반서갱동 (飯西羹東)	메는 서쪽, 갱은 동쪽에 놓음
2	적, 적염	두동미서 (頭東尾西)	초헌 때 육적과 적염, 아헌 때 어적, 종헌 때 소적을 각 각 가운데 올리는데, 어적을 놓을 때에 머리가 동쪽, 꼬 리가 서쪽으로 가도록 놓음
	전, 초장	어동육서 (漁東肉西)	가운데 놓은 적을 중심으로 어전은 동쪽, 육전은 서쪽에 놓음
	면, 편(떡), 편청	면서병동 (麵西餅東)	면은 서쪽, 편은 동쪽에 놓음
3	탕	어동육서 (漁東肉西)	가운데 놓은 소탕을 중심으로 어탕은 동쪽, 육탕은 서쪽 에 놓음
4	포, 숙채, 청장, 침채, 해	생동숙서 (生東熟西)	가운데 놓은 청장을 중심으로 침채(김치)는 동쪽, 숙채 는 서쪽에 놓음
		좌포우해 (左脯右醢)	침채와 숙채를 놓은 후, 좌측(서쪽)에 포, 우측(동쪽)에 해(차례 때는 식혜)를 놓음
		건좌습우 (乾左濕右)	마른 것은 좌측, 젖은 것은 우측에 놓음
5	조과, 실과	홍동백서 (紅東白西)	가운데 놓은 조과를 중심으로 붉은색 과일(사과, 감)은 동쪽, 흰색 과일(밤, 배)은 서쪽에 놓음
		조율이시 (棗栗梨柿)	왼쪽부터 대추, 밤, 배, 감의 순으로 놓기도 함
		조율시이 (棗栗柿梨)	왼쪽부터 대추, 밤, 감, 배의 순으로 놓기도 함
기타	숙수(숭늉)	-	합문과 계문의 절차가 끝난 뒤 탕과 메를 내리고 그 자 리에 놓음
	부부 두 분을 모실 때	남좌여우 (男左女右)	남자 조상의 것은 좌측, 여자 조상의 것은 우측에 놓음

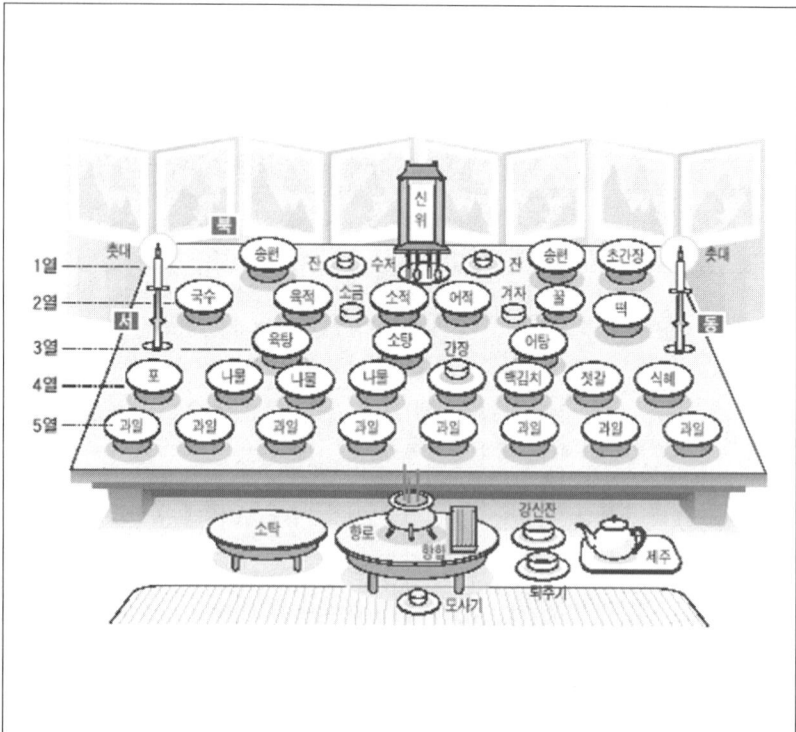

* 제사는 메(밥)를 서쪽, 갱(국)을 동쪽에 놓는다. 추석에는 송편, 설에는 떡국을 쓰며 명절 때 조상 여러분을 동시에 제사 드릴 때는 시저를 신위 수대로 올린다.

그림 2-4 추석과 설 차례상

 제상 진설의 원칙은 무엇일까요?

1. 좌포우혜(左脯右醯) : 좌측에 포를, 우측에 식혜를 놓는다.
2. 어동육서(漁東肉西) : 동쪽에 어류, 서쪽에 육류를 놓는다.
3. 두동미서(頭東尾西) : 생선의 머리는 동쪽, 꼬리는 서쪽방향
   으로 놓는다. 생선의 배는 신위쪽을 향하게 놓는다.
4. 홍동백서(紅東白西) : 붉은색은 동쪽, 흰색은 서쪽에 놓는다.
5. 조율이시(棗栗梨柿) : 대추, 밤, 배, 감의 순서로 진설한다. 지
   방에 따라서 배와 감을 바꾸어 진설하기도 한다.

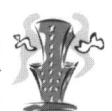
2. 절기음식

절기음식이란 다달이 있는 명절에 차려먹는 음식을 말하는데, 기후와 계절과 밀접한 관계가 있는 농경 위주의 생활을 해 온 우리나라는 예로부터 세시풍속이 발달되었다. 이는 농경과 깊이 관련되었으며, 종교적으로도 불교, 유교의 영향을 받아 조상들에게 예를 올리게 되었다. 세시가 뚜렷한 우리나라에는 절기에 따라서 많은 명절이 있어, 이러한 날에는 조상숭배, 농사의례, 정서순화 등의 의미를 갖는 행사나 놀이를 하였으며, 액을 면하는 풍속이 있어 계절에 어울리는 특별한 음식을 만들어 먹었다. 절기음식은 사계절 자연의 영향을 받고 역사의 변천에 따라 자연스럽게 형성되어 온 전통적인 식생활 문화의 한 단면이다. 평상시의 음식에 계절이나 지방의 독특한 색채가 덧붙여진다. 자연의 찬미가였던 우리 조상들은 아름다움을 한층 더하여 멋으로까지 발전시켰다. 이토록 자연과 함께 음식을 즐기던 풍속을 절기음식에서도 엿볼 수 있다.

우리나라에는 새해를 맞이하여 즐기는 설날을 비롯하여 섣달 그믐까지 예로부터 전해 내려오는 명절이 많다. 주요 명절로 설날, 입춘, 정월대보름, 삼월 삼짇날, 사월 초파일, 오월 단오, 유월 유두, 삼복, 칠월 칠석, 백중, 팔월 한가위(추석), 구월 중양절, 시월 상달, 십일월 동지 등 절후에 따라 정해진 명절이 있다. 이 날에는 특별한 음식을 차리고 때에 맞추어 갖가지 놀이를 즐기는 풍속이 있었으며 그 중 설날, 정월대보름, 삼복, 추석, 동지 등 일부의 풍속은 나름대로 오늘까지 이어져 오고 있다.

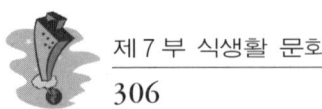
표 2-4 우리나라의 절기음식

종 류	특 징	음 식
설날 (음력 1. 1)	◦새해 첫날 ◦설빔, 차례, 세배, 덕담, 세주	떡국, 만두, 약식, 떡, 식혜, 수정과, 다식, 과일 등(개성 : 조랭이떡국, 북쪽 : 만둣국)
입춘 (양력 2. 4일경)	◦봄이 시작되는 시기 ◦입춘오신반 ◦입춘대길(立春大吉)	입춘오신반(움파, 산갓, 당귀싹, 미나리싹, 무 등 새로 움터 나온 매운 햇나물을 겨자즙에 무쳐 먹는 것)
정월대보름 (상원절식) (음력 1. 15)	◦1년 중 달이 가장 밝은 날을 기념. ◦1년간 재앙과 액운을 막는 제일(祭日)	오곡밥, 약식, 아홉 가지 묵은 나물, 귀밝이술(이명주), 부럼(견과류), 복쌈(김, 취나물), 팥죽 등
삼월삼짇날 (중삼절) (음력 3. 3)	◦강남 갔던 제비가 돌아오는 날	두견화전, 애향단(쑥경단), 진달래 화채, 쑥떡, 탕평채 등
사월초파일 (연등절) (음력 4. 8)	◦석가탄신일 ◦불교에서 연등을 달고 자녀들의 앞날을 빈다.	유엽병(느티떡), 증편, 쑥편, 검은 콩볶음, 미나리강회 등
오월단오 (음력 5. 5)	◦농경의 풍작을 기원하는 날 ◦창포물에 머리감기	수리취떡(차륜병), 쑥떡, 제호탕 등
유월유두 (유두절) (음력 6. 15)	◦궂은 일을 떠내려 버리기 위해 동쪽으로 흐르는 물에 머리를 감고 음식을 차려 물놀이 하던 날	떡수단, 보리수단, 증편, 상치쌈, 깻국, 어선, 연병(밀쌈) 등
삼복(초, 중, 말복: 음력 7. 1일 전후 10일 간격)	◦여름 중 가장 더운 한 달간. 중복과 말복 사이가 20일인 경우 월복이라 함	삼계탕, 육개장, 개장국, 수박 등
칠월칠석 (음력 7. 7)	◦전설상 견우별과 직녀별이 오작교에서 만난다는 날	밀전병, 증편, 밀국수, 갖은 나물, 포, 과일 등
추석 (한가위, 중추절) (음력 8. 15)	◦풍요로운 추수에 대해 하늘에 감사드리고 조상님들게 성묘하는 날	햅쌀밥, 오려송편, 토란탕, 화양적, 햇과일 등
중양절 (음력 9. 9)	◦삼월삼짇날 돌아왔던 제비가 다시 강남으로 떠나는 날	국화전, 국화주, 국화화채 등
동지 (양력 12. 22일경)	◦작은 설	팥죽(새알심), 경단, 수정과 등(음력 11월 초순에 든 '애동지'에는 팥죽대신 팥시루떡을 먹음)

제 3 장

식사예절

누구나 하루에도 몇 차례씩 식사를 하게 된다. 집에서 대하는 일상적인 식탁에서부터 화려하고 우아한 고급 레스토랑에 이르기까지 다양한 분위기에서 다양한 음식을 접하게 된다.

함께 식사할 때의 테이블 매너를 보면 그 사람의 성장과정을 어느 정도 알 수 있다고 한다. 사실 소개팅에 나가서 상대방에게 좋은 이미지를 가졌다가도 테이블 매너가 엉망이라면 어느 누구라도 계속적으로 호감을 갖기는 어려울 것이다.

훌륭한 테이블 매너는 어렵고 까다롭게 격식을 차리는 것이 아니라 여러 사람이 모인 식사 자리에서 모두 즐거운 식사시간이 될 수 있도록 꼭 지켜야 하는 식사예절인 것이다. 하루 아침에 능숙하게 테이블 매너를 지키기는 어려우므로 몸에 배도록 일상생활 중에도 테이블 매너를 지키도록 노력하는 것이 좋겠다. 꼭 지킬 것만 지키고 자연스러운 태도가 가장 좋은 매너이다.

1. 기본적인 테이블 매너

1) 복장

고급 식당에서는 반드시 정장을 하여야 한다. 고급 식당의 경우 운동복이나 노타이 또는 슬리퍼 차림일 경우 입장을 거부하는 곳이 많다. 남성의 복장은 정장인 연미복과 약장인 턱시도가 있는데, 보통 입는 양복이면 무난하다. 다만 지나치게 화려한 색상은 피하는 것이 좋다. 여성의 복장은 정장으로 이브닝드레스가 있으나, 보통 투피스나 원피스를 정장으로 착용하면 무난하다. 단, 스웨터 차림이나 블라우스만 입어서는 안 된다. 날씨가 춥더라도 테이블에서는 코트를 벗는 것이 예의이다. 체크룸이 있는 레스토랑에서는 문 앞에서 코트를 벗어 들고 들어가 안내인에게 건네 체크룸에 보관하도록 한다. 큰 가방이나 모자, 외투, 부피가 큰 휴대품 등은 식당 안으로 가지고 들어가지 말고 clock room에 맡긴다. 일반적으로 남성과 달리 여성의 모자는 복장의 일부로 인정되므로 실내에서 벗지 않아도 된다.

2) 좌석배치

상석 : 상석을 정하는 에티켓은 연령 우선, 직위 우선(나이는 많은데 직위가 낮으면 직위가 나이를 우선), 여성 우선, 기혼자 우선 원칙이 있다.

상석이 되는 장소는 벽을 바라보는 자리보다 등진 자리, 입구에서 먼 자리가 상석이며, 입구에서 가까운 자리가 말석이다. 경치가 바라보이는 자리가 상석이고, 최상석에 앉은 사람과 가까운 자리일수록 순차적으로 상석이 되며, 멀리 앉은 자리가 말석이다. 주빈이 없는 남자만의 모임에는 초청자 옆이 제일 상석이다. 우리나라에서도 안쪽 자리를 상석으로 여기며, 문쪽 자리는 가장 어린 사람이 앉아서 서빙하는 사람에게 추가 주문하는 등의 역할을 쉽게 하도록 한다.

좌석배치 : 남녀가 나란히 앉고 동성끼리, 부부끼리는 나란히 앉지 않는다. 테이블이 나뉠 때에는 부부가 같은 테이블에 앉지 않는다. 부부는 서로 마주보고 앉는 것이 원칙이다. 격식있는 디너 파티 등 식사에 초대받았을 때는 가장 중요한 여자 주빈은 주인(host)의 우측에 앉는다. 그 다음 중요한 여자 손님은

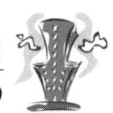

host의 좌측에 앉고, 가장 중요한 남자 주빈은 여주인(hostess)의 우측에, 다음 남자 주빈은 여 주인의 좌측에 앉는다. 주빈이 있는 남자만의 모임 시 주빈은 초청자의 맞은편에 앉는다. 주빈이 있는 부부모임 시 원탁에 앉을 경우 초청자는 오른쪽에 주빈의 부인을 앉히고 맞은 편 자기 부인의 오른쪽에 주빈을 앉힌다.

3) 착 석

웨이터의 안내를 받으며, 몸과 식탁과의 거리는 주먹 한두 개 정도(6～10cm)의 간격을 유지하고 허리를 꼿꼿이 하여 착석한다. 다리를 꼬거나, 의자에 앉아서 팔짱을 끼거나, 머리카락을 만지거나, 손톱을 깨물거나, 기지개를 켜거나, 팔꿈치를 테이블에 올려놓고 이야기 하거나 턱을 쑥 내미는 자세, 허리를 잔뜩 웅크리고 식사하는 태도, 구두를 반쯤 벗고 있는 태도 등은 삼간다. 손은 무릎 위에 놓으면 되는데, 식사가 시작되면 끝날 때까지 양손은 언제나 큰 접시를 사이에 두고 식탁 위에 가볍게 얹어 놓는 것이 좋다. 밥상에서 식사를 할 때는 상 앞에서 등을 꼿꼿이 펴고 바로 앉아야 하며, 한 팔로 방바닥을 짚는 등 흐트러진 자세는 좋지 않다.

의자에 앉을 때에는 보통 왼쪽으로 들어가 앉으며, 웨이터가 의자를 빼 줄 때에는 앉음과 동시에 적당하게 밀어 넣어 주므로 편안하게 앉으면 된다. 웃어른이나 주빈 여성이 계시면 먼저 앉혀 드리고, 그 다음 남자 손님이 앉는다.

핸드백이나 기타 장갑, 부채와 같은 휴대품을 식탁 위에 올려놓는 것은 금물이다. 핸드백은 의자의 등받이와 자신의 등 사이에 놓는 것이 원칙이다. 귀중품이 없는 비교적 큰 종류의 백은 의자 등받이가 뚫려 있는 경우에 의자의 오른쪽 다리에 붙여 바닥에 놓는다. 식사 중에는 되도록 자리를 뜨지 않도록 하는 것이 좋다. 그러나 부득이 자리를 잠시 비워야 할 때에는 옆 사람에게 잠깐 실례한다고 인사를 하고 자리를 뜬다. 정좌한 후 주변을 두리번거리지 않는다.

4) 냅킨 사용법

냅킨을 펴는 것은 식사의 시작을 나타내는 일종의 신호이다. 냅킨은 요리가 나오기 시작할 때 펴는 것이 좋으며, 혼자서 먼저 펴지 않고, 윗사람 또는 주빈이 먼저 펴면 뒤따라 펴는 것이 자연스럽다. 냅킨의 1/3이나 절반 부분을 접어서 접은 면이 몸쪽으로 오도록 자연스럽게 펴 놓는다. 그러면 접은 부분을 벌려서

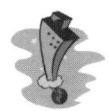
안 쪽에 입을 톡톡 닦고 다시 냅킨을 접어 둘 수 있어서 립스틱자국이나 음식자국이 겉으로 보이지 않아서 깨끗하다. 단, 흔들리는 열차 식당이나 비행기에서 식사할 때, 또는 어린 아이나 몸이 부자연스러운 사람의 경우 목에 걸어 턱받이로 사용하는 것이 허용되나, 보통 식당에서는 목에 걸지 않는다. 냅킨의 용도는 식사도중에 입 주위를 살짝 닦는 데 사용하되, 립스틱이나 땀 등을 닦을 때는 냅킨대신 티슈를 사용하는 것이 좋다.

식사를 마친 후에는 구겨진 채로 아무렇게나 놓지 말고, 자연스럽게 몇 번 접어 테이블 왼쪽 위에 올려놓는다. 인사할 때는 왼손에 냅킨을 쥔 채 자리에서 일어서서 한다. 단, 식사 중 자리를 뜨는 것은 예의에 어긋나지만, 부득이하게 잠깐 자리를 뜰 때는 테이블 위에 식사 중인 음식들이 있으므로 냅킨을 의자에 놓거나 테이블에 살짝 걸쳐 접시로 눌러 놓는 것이 허용된다.

5) 나이프와 포크 사용법

왼손으로는 포크, 오른손으로는 나이프를 잡는 것이 원칙이다. 단, 서양의 악마가 오른손에 끝이 3개인 포크를 들고 있다고 해서 대부분 포크의 끝도 4개이며, 오른손으로는 포크를 쥐지 않는다. 특히 유럽에서는 포크를 왼손에서 오른손으로 바꾸어 쥐는 것을 매너에 어긋나는 행동으로 생각한다. 왼손잡이가 많은 서양에서도 나이프는 꼭 오른손에 잡도록 엄격하게 습관을 들이도록 하고 있다. 그러나 육류의 경우 한 입에 넣을 수 있는 크기로 썰어 놓은 다음 나이프는 접시 위로 얹어 놓고 포크를 오른손에 옮겨 잡아 찍어먹기도 하는데, 이는 미국식이다.

식탁에 놓여있는 나이프와 포크는 바깥쪽에서 안쪽으로 놓인 순서대로 사용한다. 나이프와 포크가 놓이는 위치는 왼손잡이나 오른손잡이를 불문하고 요리 접시를 중앙에 두고 우측에 나이프, 좌측에는 포크로 정해져 있다. 사용하는 순서에 맞추어 바깥쪽에서 안쪽으로 차례로 놓여져 있다. 풀코스의 경우 나이프와 포크는 반드시 같은 수가 양쪽에 놓여진다. 버터 나이프는 좌측에 있는 빵 접시 위에 놓여진다.

식사 중에는 접시에 '八'자 모양으로 4시와 8시 방향으로 사용하던 상태 그대로 내려 놓으면 된다. 음식이 아주 조금 남아 있어도 이런 모양으로 해 두면 접시를 치우지 않는다. 나이프는 칼날이 자기 몸 쪽으로 향하게 하고, 포크는 뒤집어둔다.

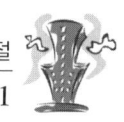
식사를 마쳤을 때는 접시에 4시 방향으로 가지런히 두는데, 식사를 마쳤다는 신호로 여기고 그릇을 치워준다. 요리를 다 먹은 후 나이프는 바깥쪽, 포크는 안쪽으로, 나이프의 날은 안쪽(자신)으로 향하게 하고, 포크는 등을 밑으로 한다. 바닥에 떨어진 나이프나 포크는 줍지 않고, 웨이터나 웨이트리스에게 다시 가져다 달라고 부탁한다.

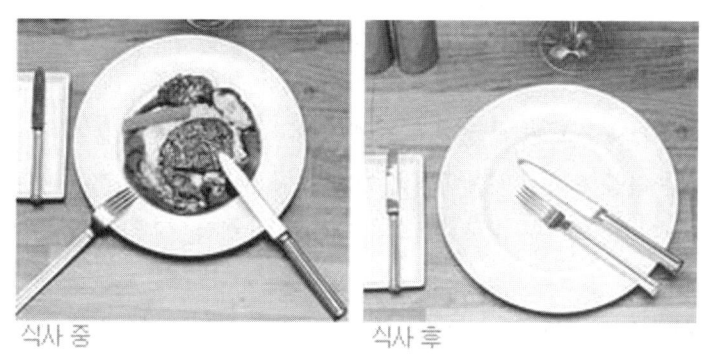

식사 중   식사 후

그림 3-1 식사 중과 식사 후의 나이프와 포크 위치

6) 식사태도

조금씩 덜어 먹는다 : 덜어 먹는 음식이 있을 때는 자기 앞에 놓인 앞접시에 적당히 덜어서 먹어야 한다. 지나치게 많은 분량을 덜어놓거나 여러 가지를 한꺼번에 덜어서 자기 접시를 가득 채우면 보기 흉하다.

먹으면서 소리를 내지 말자 : 여러 가지 소리가 있다. 음식을 씹는 소리, 수저나 포크 등이 그릇과 부딪히는 소리, 국물 마시는 후루룩 소리, 물이나 국물로 양치질 하듯이 하는 소리, 수저가 이에 부딪히는 소리, 식사할 때마다 젓가락을 식탁에 탁탁 치면서 젓가락의 길이를 맞추는 소리 등 시끄러운 소리를 내지 않는 것도 지켜야 할 기본 매너이다.

입에 들어갔다가 나온 것은 남의 눈에 띄지 않게 : 먹다가 이물질이 나올 때는 다른 사람이 눈치채지 않게 이물질만 골라내어 식탁 한 쪽, 휴지통이나 재떨이 등 남의 눈에 띄지 않는 곳에 살짝 버린다.

음식을 입안 가득 넣고 이야기 하지 않는다 : 입안의 음식물이 보이지 않게

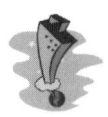
하는 것은 테이블 매너의 첫 걸음이다. 음식은 반드시 한 입에 들어갈 정도, 입에 넣고 이야기를 할 수 있는 정도의 적은 양만 집어서 먹도록 한다. 혹시 이야기를 해야 하는 경우에는 양해를 구하고 입을 가린 뒤 이야기한다.

대화의 주제는 즐거운 것으로 : 소리를 내서 식사를 하는 것이 매너에 어긋난다고 알고는 있지만 자연히 나오는 소리까지 억지로 삼킬 필요는 없다. 또한 무엇보다도 즐거운 대화가 있는 식탁이어야 한다. 서양에서는 종교, 정치, 나이, 머리카락 등에 관한 이야기는 식사 중에 하면 안 되는 것으로 여긴다. 식사는 즐겁고 유쾌하고 느긋하게 즐기는 마음으로 하며, 화제는 의견대립이 될 수 없는 가벼운 이야기가 적당한데 하나의 화제만을 고집하는 것은 좋지 않다.

재채기나 하품 : 큰소리를 내거나 크게 웃지 않는다. 실수로 재채기나 하품을 했을 때에는 "excuse me(미안합니다)" 하고 사과한다. 식탁에서의 트림은 금기이다.

이쑤시개 사용과 화장 : 식후에 화장실에서 마음놓고 천천히 하는 것이 좋다.

식사 중에 담배를 피워서는 안 된다 : 다른 사람들은 채 식사가 끝나지 않았는데도 나만 식사를 마쳤다고 담배를 피워서는 안 된다. 금연석이 아닌 끽연석으로 예약하여 식사를 할 때라도 최소한 식사가 끝나고 커피가 나오기 전까지는 담배를 피우고 싶어도 참는다.

컵의 물을 쏟거나 기물을 바닥에 떨어뜨렸을 때 : 웨이터를 불러 새 것으로 가져다 달라고 요구한다.

무작정 조미료를 치는 것은 매너가 아니다 : 식탁에 놓여져 있는 조미료는 대체로 소금, 후추, 겨자, tabasco 등이 있다. 세계적인 미식가들의 모임에서는 어떤 조미료도 제공하지 않는 것이 일반적이다.

2. 우리나라의 테이블 매너

상을 차릴 때는 음식을 먹을 사람의 맨 앞에 밥은 왼쪽, 국은 오른쪽에 놓는다. 수저는 상의 3분의 1 위치에 숟가락이 앞쪽으로 젓가락이 뒤쪽으로 가게 한 뒤 수저 길이의 3분의 1 정도가 상 밖으로 나오게 놓는다. 밥그릇을 들고 먹거나 국에 밥을 모두 말아 먹는 것은 피한다.

먼저 숟가락으로 국물이 있는 음식을 떠 먹은 다음 다른 음식을 먹는 것이 순서이다. 국이 있으면 국을, 국이 없으면 물김치를 떠 먹은 뒤 밥을 먹는다. 밥과 국물이 있는 음식은 숟가락으로 먹으며, 반찬은 젓가락으로 먹는다. 수저는 식사 중에 동시에 한 손에 쥐고 먹지 않으며, 국물을 떠 먹을 때는 수저의 기름기가 뜨지 않도록 주의하고, 그릇채 들어서 마시는 일이 없도록 한다.

상에 앉는 자세는 모서리를 피해서 앉으며, 척추를 바로 세워 반듯한 자세로 앉는다. 팔로 방바닥을 짚거나 신문을 보면서 식사를 하는 것은 옳지 못하다.

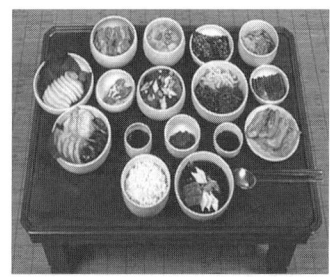 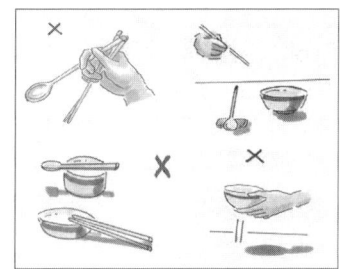

그림 3-2 한국음식의 상차림과 수저의 사용법

어른을 모시고 식사를 할 경우 어른이 먼저 수저를 드신 다음 아랫사람이 식사를 시작하며, 식사의 속도는 여러 사람과 보조를 맞추는 것이 좋다. 어른보다 먼저 식사가 끝났을 때에는 수저를 국 대접에 걸쳐놓았다가 식사가 끝나면 수저를 내려놓는다. 상이나 식탁에 앉을 때에도 어른이 먼저 앉은 다음에 앉고, 어른이 일어난 후에 일어나는 것이 좋다. 음식그릇에 뚜껑이 있을 때에 아랫사람이 벗기는 것이 예의이다. 이가 좋지 않은 노인을 모시고 식사를 할 때에 깍두기나 김치 등 씹는 소리가 요란하게 나는 것은 조심스럽게 먹는다. 어른에게 술을 따를 때에는 두 손으로 따른다. 어른에게 먼저 권하고 어른이 마신 다음 아랫사람이 마신다.

3. 서양의 테이블 매너

때로는 기념일이나 생일 등 축하할 일이 있을 때 격식있는 레스토랑을 찾기도 한다. 자리접시와 여러 개의 포크, 나이프, 스푼 등이 차려져 있는 서양식 식당. 누구나 이런 자리에 앉으면 실수하지 않을까 걱정이 앞서서 물 마시는 소리도 유난히 크게 들리는 것 같아 어렵고, 하나씩 나오는 음식마다 도대체 어떻게 주문해야 하며, 어떻게 먹어야 할 지 막막해진다. 꼭 필요한 테이블 매너들을 차근차근 알아보도록 하자.

식탁에 차례로 하나씩 하나씩 나오는 요리를 각각 코스라고 부르는데 정식 만찬으로서 모든 요리가 다 포함된 것을 'full course'라고 한다. 순서는 '식사 전 주류 → 백포도주류 → 오르되브르(전채요리) → 수프 → 생선 → 적포도주류 → 고기(스테이크, 치킨 등) → 디저트 → 커피 → 식사 후의 술'의 순인데, 술이나 코스 중 일부는 생략하기도 하며, 음식별 먹는 방법은 다음과 같다.

1) 수프

수프를 떠먹는 방법에는 유럽식과 미국식이 있다. 수프를 먹을 때 앞쪽에서 먼 쪽으로 향해 스푼을 밀어가면서 떠먹는 방법은 미국식이고 뒤쪽에서 앞쪽으로 떠먹는 방법은 유럽식이다. 어떤 방식도 좋다. 수프를 먹은 다음 스푼은 수프 접시 안에 넣어두지 말고 접시 위에 놓아둔다. 수프는 절대 소리 내며 마시지 않는다. 수프는 먹는 것이지 마시는 것이 아니라고 생각하면 틀림없다. 손잡이가 달린 수프 컵은 들고 마셔도 된다.

2) 빵

빵은 너무 많이 먹지 않는다. 빵은 수프를 다 먹은 뒤에 시작하여 후식이 나올 때까지 먹는다. 빵을 먹을 때에는 입으로 베어 먹거나 칼로 썰지 말고, 꼭 손으로 한 입 크기로 떼어서 잼, 버터, 꿀 등을 버터나이프로 발라서 먹는다. 바구니에 담겨진 빵 하나를 자기 빵 접시로 가져와서 한 입 크기로 뗀 후에는 바구니에 다시 담지 말고, 자기 빵 접시에 두고 먹는 것이 자연스럽다.

방향감각을 키워봅시다.

어느 쪽의 것이 내 것일까? 빵 접시는 왼쪽, 물 컵은 오른쪽, 포크는 왼쪽, 나이프와 스푼은 오른쪽의 것이 내 것이다. 단, 왼쪽에 놓인 스푼은 스파게티용 스푼이고, 커피 잔은 앞쪽 오른쪽의 것이 내 것이다.

음식을 먹는 방향은 스테이크는 왼쪽에서 오른쪽으로 썰어 먹고, 케이크는 뾰족한 쪽부터, 아이스크림은 자기 앞쪽부터 떠 먹는 것이 보기 좋다. 서빙은 음료는 오른쪽, 음식은 왼쪽으로 주로 하므로, 서빙될 때 몸을 서빙하려는 방향과 반대로 살짝 기울게 움직여 주면 편하다. 그릇은 전부 오른쪽으로 치운다. 대화는 양 옆 또는 앞사람과 자연스럽게 대화하는 것이 보기 좋다.

3) 스파게티

한 입에 넣기 적당한 양을 포크에 끼워 들어올려 시계방향으로 돌돌 말아서 왼손으로는 스푼을 받쳐 깔끔하게 먹는다.

4) 생 선

생선은 머리쪽부터 꼬리쪽으로 먹는데, 위쪽의 살을 다 먹은 다음에는 생선을 뒤집지 말고 그 상태에서 다시 나이프를 뼈와 아래쪽의 살 부분 사이에 넣어 뼈를 발라내서 접시 위쪽의 머리, 꼬리 등과 함께 놓아둔다. 남은 생선의 살을 동일한 방법으로 조금씩 잘라가며 먹는다. 레몬이 곁들여 나왔을 경우 얇은 조각이면 생선 위에 얹은 뒤 포크로 눌러 즙을 짜고, 큰 조각이면 손으로 즙이 튀지 않게 짠다. 가시를 모르고 먹은 경우에는 입 속에서 발라내 왼손으로 입을 가린 후 오른손으로 살짝 빼내어 접시 가장자리에 올려놓는다.

5) 갑각류

만약 새우가 껍질째로 요리되어 나올 경우엔 포크를 사용해서 머리 부분을 누르고 다리를 떼어낸 후 나이프를 껍질과 살 사이에 넣어 움직이면서 꼬리까지 가르면 살이 껍질에서 떨어지게 된다. 껍질은 접시 끝에 놓고 살은 앞으로 가지고 와서 왼쪽부터 잘라서 먹는다.

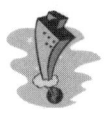

6) 스테이크

한꺼번에 모두 다 썰어두지 말고 왼쪽에서 오른쪽으로 썰어 가면서 먹는다. 왼쪽 끝부터 포크로 누르고, 나이프로 잘라서 잘린 한 점씩을 먹는 것이 보기에도 편안하다. 만일 왼손으로 포크를 쥐는 것이 힘들다면 썬 다음에 손을 바꾸어 오른손으로 포크를 쥐고 먹으면 된다. 고기를 미리 다 잘라놓게 되면 고기가 빨리 식고 육즙이 접시에 흘러내려 그만큼 맛이 줄어들게 되므로 스테이크는 나이프로 한 조각씩 잘라서 서서히 먹는다. 스테이크를 주문 할 때는 굽는 정도를 주문한다.

 스테이크 굽는 정도의 단계는 무엇일까요?

1. Rare : 표면은 갈색, 속은 붉게 조금 구운 것
2. Medium Rare : 중심부가 핑크색과 붉은색으로 조금 더 구운 것
3. Medium : 겉은 완전히 구워지고 중심부는 핑크색으로 중간 정도 구운 것
4. Medi-well : Medium과 well-done의 중간 정도 구운 것
5. Well-done : 표면과 중심부 모두 갈색으로 완전히 구운 것

7) 디저트

아이스크림은 형태를 망가뜨리지 않으며 앞쪽 옆 부분부터 먹는다. 아이스크림에 과자가 나오면 아이스크림과 번갈아 먹는 것이 매너이다. 껍질째 나온 과일은 껍질을 벗긴 다음 나이프와 포크를 사용하여 썰어 먹으며, 껍질이 벗겨져 나온 과일은 포크로 또는 손으로 집어 먹는다. 자몽처럼 수분이 많은 과일은 스푼으로 먹는다. 사과, 감, 배와 같은 비교적 수분이 적은 과일은 나이프와 포크를 사용한다. 멜론은 수분은 많으나 흐를 정도는 아니므로 나이프와 포크를 사용한다. 바나나는 껍질이 벗겨진 상태로 나오거나 껍질의 일부분이 벗겨져 나오므로 좌측에서부터 한 입에 넣을 수 있는 크기로 잘라서 먹는다. 포도는 손으로 먹는다. 한 알씩 따서 먹으며 껍질과 씨는 접시에 직접 뱉어내지 말고 왼손에 들고 있다가 접시 위에 놓는다. 모서리가 있는 케이크는 모서리 부분부터 잘라 먹는다.

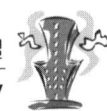
8) 커피와 차

커피를 마실 때 컵의 손잡이 구멍에 손가락을 끼우지 않고 손잡이를 잡는다. 엄지와 검지로 손잡이를 가볍게 잡아 마시는 것이 일반적인 방법이다. 스푼은 사용 후 반드시 접시 위에 놓는다. 식탁에서 커피를 마실 때 접시를 들어서 받치는 것은 좋지 않다. 그러나 티 파티를 할 때나 테이블 없이 커피를 마실 때 또는 소파에 앉아 있어 테이블과의 거리가 많이 떨어져 있으면 접시를 들고 마실 수 있다.

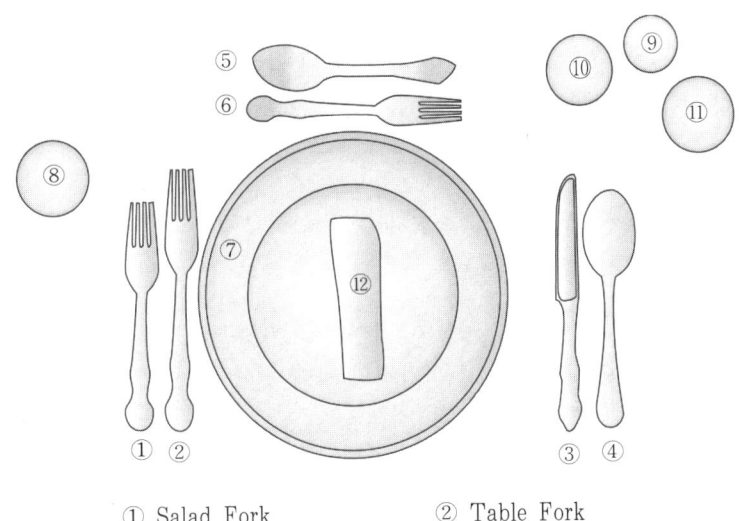

① Salad Fork   ② Table Fork
③ Table Knife   ④ Soup Spoon
⑤ Dessert Spoon   ⑥ Dessert Fork
⑦ Plate for place   ⑧ Bread Plate
⑨ White Wine Glass   ⑩ Red Wine Glass
⑪ Water Glass   ⑫ Napkin

그림 3-3 양식 상차림의 예

9) 핑거볼

해물요리를 먹거나 디저트로 과일이 나올 때 레몬이나 꽃잎을 띄운 물그릇이 함께 나오는 경우가 있다. 바로 이것이 핑거볼이다. 사용방법은 한 손씩 교대로 손가락 끝만 넣어 비비듯 살짝 씻어주면 되는데, 절대 두 손을 동시에 넣어 씻지 않는다. 해물의 비린내 등을 깨끗이 없애줄 수 있다.

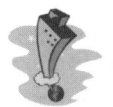
10) 뷔 페

뷔페(buffet)의 기본은 찬 음식은 찬 음식끼리, 더운 음식은 더운 음식끼리 한 접시에 담아 먹는 것이다. 순서는 찬 음식-더운 음식-후식의 순이며, 찬 음식은 찬 접시에, 더운 음식은 더운 접시에 담는다. 그리고 접시에 담아 가져온 음식은 남기지 않고 다 먹는다. 한꺼번에 많은 음식을 가져오지 말고 자주 여러 번 담아 오는 것이 좋다.

11) 술

술을 거절하고 싶을 때 : 잔에 술이나 주스 등을 서브할 때 원치 않으면 손을 잔위에 살짝 대어 거절하면 된다. 잔을 엎어 놓거나 손바닥 전체를 유리잔에 대어 먹는 것은 예의에 어긋난다.

물이나 와인을 더 원할 때 : 우선 눈짓으로 서브해 주는 사람을 불러서 유리잔을 가리키면 된다. 만일 눈짓만으로 의사소통이 잘 안 되면 손을 눈 높이까지 올려서 사람을 부른 후 작은 소리로 얘기하면 된다.

와인을 마시는 에티켓 : 와인은 가격의 차이가 매우 심하므로 요리의 가격에 맞추어 와인을 선택하는 것이 좋다. 가벼운 식사를 하면서 매우 비싼 와인을 마시거나, 매우 고급의 요리를 먹으면서 저급의 와인을 마시는 것은 좋은 방법이 아니다. 와인은 요리를 더 맛있게 먹기 위해서 마시는 것이므로 너무 마셔 취하지 않도록 조심한다. 취하면 요리의 맛을 제대로 느낄 수 없게 된다. 와인 한 병에 6잔이 기준이므로 인원수를 고려하여 와인을 주문한다. 처음부터 한 가지의 와인만 마시는 경우에는 메인 코스 위주로 와인을 선택한다. 웨이터가 와인을 따를 때는 잔을 잡지 말고 테이블에 놓은 채로 기다린다. 와인 잔을 잡을 때는 잔의 목부분이나 다리부분을 잡는다. 볼부분을 잡으면 체온에 의해 와인의 온도가 올라가 맛이 떨어지게 된다. 와인을 마실 때는 잔을 서서히 기울이면서 마시고, 절대 목을 뒤로 젖히면서 마시지 않는다.

생선요리에는 white wine, 육류요리에는 red wine이 잘 어울리는데, 한 잔만 마시고 싶어 주문할 때는 house wine을 주문하면 된다. White wine은 차게 마시므로 작은 잔에 조금씩 따라 마신다. Red wine은 상온에서 마시므로 큰 잔으로 따라 천천히 마신다.

나라별 건배 표현은 어떻게 할까요?

우리나라는 '건배', '위하여' 등의 표현이 있는데, 영국은 'cheers', 'prosit', 미국은 'cheers', 'good health', 'toast', 이탈리아는 'salute', 'cin cin', 프랑스는 'a votre sante', 'bravo', 중국은 '칸베이', 일본은 '감빠이'라고 한다.

우리나라의 '원샷'과 비슷한 표현으로 'bottom's up'이 있다.

 Salad dressing은 어떻게 주문할까요?

샐러드에 사용되는 소스를 특별히 드레싱(dressing)이라고 하는데 드레싱은 크게 이탈리안 드레싱(italian dressing)과 같은 후렌치 드레싱류와 싸우전아일랜드 드레싱(thousand islands dressing)과 같은 마요네즈 소스계로 구분된다. 후렌치 드레싱은 식초와 기름을 이용해 만든 소스로 생채소, 생선, 과일, 치즈 등 산뜻한 샐러드에 잘 어울리며, 마요네즈 소스계는 진한 맛을 낼 때 사용된다.

4. 일본의 테이블 매너

좌석의 상석은 문의 반대쪽 안쪽이며, 방석을 깔고 꿇어앉는 것이 원칙이다. 한 접시에 한 가지 요리만을 담으며 반드시 개인접시를 사용하여 자기가 먹을 양 만큼만 덜어 먹는다. 일본요리를 먹을 때는 젓가락만 사용한다. 젓가락은 오른손으로 위에서 집어 왼손에 받친 다음 다시 오른손에 쓰기 좋게 쥔다. 식사 도중에는 오른쪽에 걸쳐 놓으며 식사가 끝나고 나서 원래 자리에 놓도록 한다.

뚜껑을 열 때는 밥그릇, 국그릇, 보시기 등의 순서대로 연다. 왼쪽의 뚜껑은 오른손으로 뚜껑을 받치면서 왼손으로 열어 왼쪽에 크기대로 포개어 두고, 오른쪽의 뚜껑은 왼손으로 가볍게 뚜껑을 받치면서 오른손으로 연 뒤 상의 오른쪽에 소리나지 않게 포개어 둔다. 국을 먹을 때는 먼저 국그릇을 두 손으로 들고 젓가락을 대고 국물을 한 모금 마신 다음 건더기를 한 젓가락 건져 먹고 다시 상에 놓는다. 밥을 먹을 때도 밥그릇을 왼손에 받쳐들고 오른손의 젓가락으로 먹는다. 차를 마실 때는 찻잔을 두 손으로 들어 왼손바닥에 받치고 오른손으로 찻잔을 감싸쥐고 소리가 나지 않도록 마신 뒤 찻잔의 뚜껑을 덮는다. 먹는 소리나 그릇 소리가 나지 않게 먹는 것이 기본 예의지만 메밀국수를 먹을 때는 괜찮다.

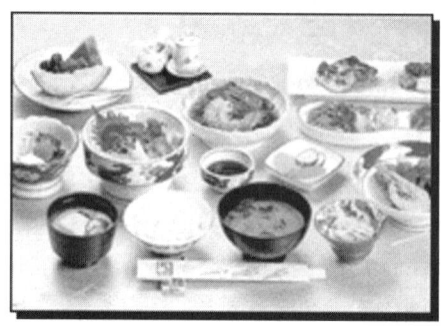

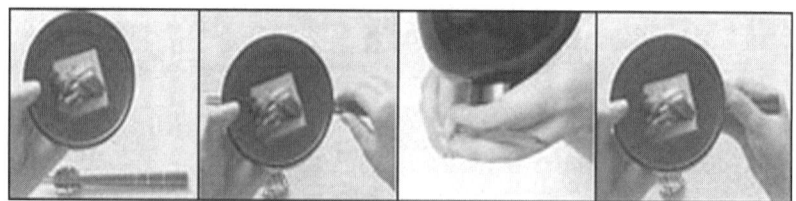

그림 3-4 일본음식 상차림과 젓가락 사용법

우리나라에서는 보통 윗사람에게 술을 권할 때 두 손으로 따르지만 일본에서는 경우에 따라 한 손으로 따르거나 한 손으로 받아도 결례가 되지 않는다. 우리나라에서는 첨잔은 결례가 되지만, 일본에서는 상대방의 술잔이 조금이라도 비게 되면 더 권하는 의미에서 첨잔을 하는 것이 예의이다. 한국에서는 잔을 돌려가면서 술을 권하고 마시지만, 일본에서는 아무리 친한 사이라도 자신의 잔을 남에게 권하는 일은 없다.

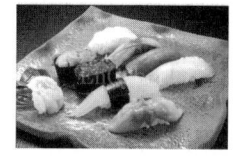

 일식당에서 초밥먹는 방법은 무엇일까요?

생선초밥의 경우 생선이 입에 먼저 닿게 넣으며, 간장도 생선에 묻힌다. 밥에 간장을 묻히면 너무 빨리 흡수해 맛을 해친다. 일반적으로 생선초밥에는 간장에 와사비를 섞어 찍어 먹는데, 전어와 같이 지방이 많은 생선은 된장을, 조개류, 연체류와 같은 것은 초고추장을 함께 먹는 것이 더 어울린다. 복어와 같이 육질이 단단한 어종은 살을 얇게 뜨며, 연한 어종은 두껍게 뜬다.

먹는 순서는 흰살생선(광어, 도미 등)→오징어, 새우, 조개류 등 알초밥→붉은 살 생선(참치)→등푸른 생선(고등어, 전어 등)→데마끼 순이 좋다.

5. 중국의 테이블 매너

원형 식탁을 사용하며 중심은 한층 높은 부분이고 회전식으로 되어 있어서 요리와 양념을 놓아 각자가 먹을 만큼 덜어 먹는다. 음식의 가짓수는 짝수로 하며, 진한 맛에서 담백한 맛을 내는 음식으로 이어진다. 초대받을 경우 선물도 짝수로 준비하며, 괘종시계나 탁상시계는 죽음을 상징하므로 삼가는 것이 좋다.

좌석은 입구에서 먼 쪽이 상석이고 주빈석(主賓席)이 된다. 주인은 입구에 가까운 쪽에서 주빈을 마주 보고 앉는다. 식탁에는 한 사람씩의 식기가 놓여지며 젓가락은 접시의 우측 옆에 세로로 받침 위에 놓는 것이 정식이다. 요리는 중앙에 놓고, 젓가락, 사기 숟가락, 개인 접시, 뼈 담을 접시, 국공기, 술잔, 찻잔, 냅킨 등을 각각 준비해 놓는다. 숟가락은 탕을 먹을 때만 쓰고, 다른 음식을 먹을 때는 젓가락을 쓴다. 한 접시에 두서너 가지 요리를 담아 먹어도 되며, 음식을 덜 때에는 소량씩 덜어 나중에 나오는 요리도 맛있게 먹을 수 있도록 양을 조절한다. 요리는 먼저 주빈이 자기 접시에 조금 덜고 옆 사람에게 권하는데, 시계방향으로 원탁을 회전하여 음식을 덜어 먹는다. 자기의 앞쪽부터 조금씩 덜어 먹으며 한 바퀴 다 돌고 난 뒤에는 몇 번이고 덜어 먹어도 된다. 단, 자기가 사용한 젓가락으로 음식을 덜지 않도록 조심해야 하며, 덜어놓은 음식은 깨끗이 다 먹는다. 사용하고 난 수저를 남에게 보이는 것은 실례이므로, 먹고 난 후 숟가락은 뒤집어 놓아 지저분한 면이 보이지 않도록 한다.

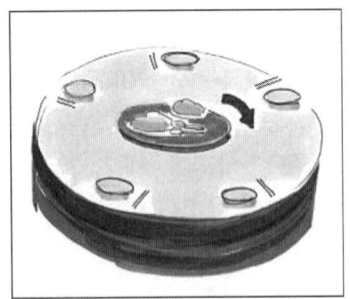 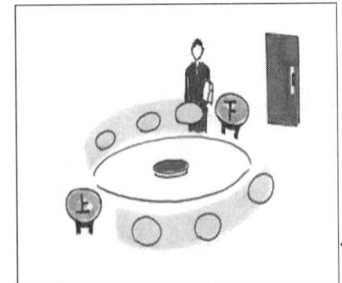

그림 3-5 중국 회전식탁 이용법과 상석의 위치

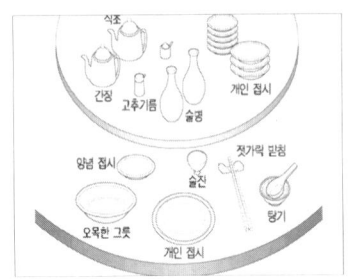 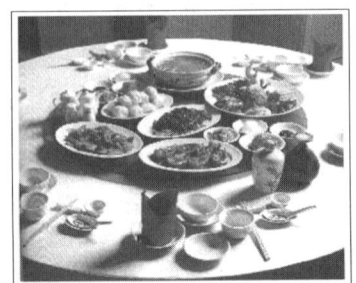

그림 3-6 중국 회전식탁 상차림과 정식 상차림

식사가 시작될 무렵 주인이 주빈의 술잔에 먼저 술을 따른 뒤 다른 손님에게 차례로 부어준다. 주인이 일어서서 감사의 인사를 하고 술을 권할 경우 술을 못 마시는 사람도 입가에 대었다가 내려놓는 것이 예의다. 중국인들에게 축배는 단숨에 마시고 술잔을 비우는 것으로 되어 있다.

참 고 문 헌

곽성호 외 공저. 실무식품구매론, 형설출판사, 2001.

구난숙 외 3인. 세계속의 음식문화, 교문사, 2004.

김광호 외 5인. 식생활과 문화, 광문각, 2000.

김기숙 외 4인. 식품과 음식문화, 교문사, 2000.

김명희 외 3인. 영양과 건강, 청구문화사, 1999.

김숙희 외 2인. 식생활과 건강, 신광출판사, 1997.

김숙희 외 공저. 식생활과 건강, 신광출판사, 1997.

김을상 외 공저. 최신영양학, 형설출판사, 1999.

김재욱 외 4인. 식품화학, 문운당, 2001.

대한영양사회. 급식관리 지도서, 1996.

대한영양사회. 임상영양관리, 1994.

맹영선 외 공저. 식품과 건강, 유한문화사, 1999.

맹원재 외 공저. 현대인의 식생활과 건강, 2000.

모수미 외 공저. 식사요법, 교문사, 2002.

박완희 외 공저. 영양지도를 위한 치과영양학, 청구문화사, 1999.

박원기. 기본식품화학, 신광출판사, 2001.

박태선 외 공저. 현대인의 생활영양, 교문사, 2000.

박현서 외 공저. 식생활과 건강, 도서출판 효일, 1997.

변광의 외 6인. 식품, 음식, 그리고 식생활, 교문사, 2003.

보건복지부. 국민영양 조사결과 보고서, 1995.

서정숙 외 공저. 기초영양학, 지구문화사, 2003.

송병춘 외 1인. 현대인의 식생활과 건강, 건국대학교출판부, 1996.

심창환 외 6인. 최신 식품학, 도서출판 효일, 2003.

안명수. 식품과 조리원리, 신광출판사, 1999.

안승요. 식품화학, 교문사, 2002.

오명숙 외 공저, 바른 식생활을 위한 영양과 식품, 도서출판 효일, 1999.

유태종. 음식궁합, 아카데미북, 1998.

이규하. 쪼개본 건강상식, 대원미디어, 1996.

이기열. 식이요법, 수학사, 1999.

이미숙 외 공저. 리빙토픽 영양과 식생활. 교문사. 2003.

이양자 외 공저. 고급영양학. 신광출판사. 2002.

이영순 외 공저. 인체고급영양학. 광문각. 2003.

이일하 외 공저. 인체 영양과 건강. 중앙대학교 출판부. 1997.

이장순 외 2인. 식품학. 도서출판 효일. 2004.

이정실 외 공저. 사람을 위한 생활과 영양관리. 유림문화사. 2001.

이혜성 외 공저. 최신영양학. 도서출판 효일. 2004.

이혜수 외 공저. 고급영양학. 교문사. 1997.

임병철. 구강보건학. 청구문화사. 1999.

장명숙 외 1인. 한국음식. 도서출판 효일. 2004.

장명숙 2인. 서양요리. 신광출판사. 2005.

장명숙. 식품과 조리원리. 도서출판 효일. 2004.

장유경 외 공저. 임상영양관리. 도서출판 효일. 1999.

전희정 외 공저. 식품과 현대인의 건강. 지구문화사. 1995.

정영태. 인체생리학. 청구문화사. 1996.

조신호 외 4인. 한국음식. 교문사. 2003.

조재선. 식품재료학. 문운당. 1993.

최혜미 외 공저. 21C 영양학원리. 교문사. 2000.

한국영양학회. 한국인 영양섭취기준. 2005

현영희 외 공저. 식품재료학. 형설출판사. 2002.

홍순명 외 3인. 건강과 영양. 울산대학교 출판부. 1995.

http://myhome.naver.com/tamLako/gh-1.htm

http://paik.ac.kr

http://www.apgs.co.kr

http://www.dietitian.or.kr

http://www.kfda.go.kr

http://www.naqs.go.kr

http://www.nhri.go.kr

http://www.nso.go.kr

찾아보기

숫자, 영문

1인 1회 분량　　200

1차 기능　　22

2차 기능　　22

3차 기능　　22

HACCP　　265

Kaup지수　　113

O 157：H 7　　260

ㄱ

가족력　　91

간장　　276

간질액　　64

감별법　　233

감수성　　179, 85

감염률　　180

감자류　　210

강력분　　227

강조표시　　239

건강　　15

건강 나이　　17

건강기능식품　　248

건배 표현　　319

검화　　45

결손율　　169

경구 혈당 강하제　　87

경화　　90

계량법　　206

계절식품　　225, 226

고지방 어류　　214

고추장　　276

고혈당　　79

고희　　300

곡 류　　209

골격형성　　147

골밀도　　148

골질량　　144, 147

과산화물　　94

과음자　162

과일류　212

과잉　77

관상심장질환　91

괄약근　125

괴저　82

교감신경계　100

교체　62

구입　219

국산　233

굽는 정도　316

글루텐　227

금단증상　171

기본썰기 방법　273

기초식품군　193, 194

기호성　22

김치　294

ㄴ

나이프　310

난류　216

내성　80

냅킨　309

냉장고　256

노인　187

누린내　285

눈대중량　204

ㄷ

다이옥신　261

단당류　38

단백뇨　101

단일값　67

닭고기　223

담즙산　43

당뇨 혼수　81

당신생합성　139

대만　125

대분할　231, 232, 233

대사수분　64

독버섯　260

돌　296

돌잡이　297

동물성 식품　213

동초　228

돼지고기　222

된장　276

두류　210

등급　220

등급표시　222, 223, 224, 225

ㄹ

락타아제　215

랩　235

레토르트　　236

리코펜　　28

림프　　56

ㅁ

말초조직　　155

맛의 혼합　　282

망구조 형성　　143

망상구조　　143

매개체　　66

메커니즘　　176

면역능력　　84

모체 조직　　106

목측량　　204, 205

무가당　　238

무농약농산물　　250

무산증　　127

무스카린　　261

무중력상태　　146

묵은 쌀　　284

미주신경　　126

ㅂ

박력분　　227

반추동물　　39

발생빈도　　77

발아　　38

발효식품　　292

방어인자간　　132

방향감각　　315

버섯류　　217

변색　　283

변형　　136

병력　　80

보강　　52

보관방법　　253

보수성　　38

보툴리누스　　260

복장　　308

복합 당　　174

봉채떡　　297

봉치떡　　297

부신종양　　98

부위명　　231, 232, 233

부위별 명칭　　230

부하과정　　178

분질감자　　230

분포치　　67

분해　　40

불검화물　　47

불연소율　　106

불완전연소　　40

불용성 염　　147

뷔페　　318

브로컬리　　118

비린내　　285, 286

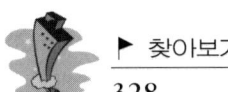
비오틴　216

비타민 U　228

빈 열량　156

빵　314

ㅅ

사망순위　30

사후경직　225

산독증　40

산란기　214

살모넬라　259

살모넬라균　265

상한섭취량　69

색　26

색깔음식　29

생리불순　162

생리적　52

생리주기　157

생체조절기능　22

생활습관　16

서양　314

서혜부　127

선입선출　253

성인　186

성인병　29

세포내액　64

세포외액　64

소금　190, 275

소만　125

소분할　231, 232, 233

소비기한　244

소수기　46

솔라닌　261

쇠고기　220

수입산　233

수입식품　244, 246

수축기　97

수프　314

수화　37

스파이스　279

식 행동　117

식문화　292

식물성 식품　209

식사계획　181

식사구성　193

식사예절　307

식사지침　190

식생활　183

식생활 지침　184

식습관　185

식원병　29

식이　29

식중독　259

식중독지수　264

식품　21

식품감별법　219

식품교환표　197

식품구성탑		195

식품성분		21

식품성분표		22

식품영양표시		240

식품위생		259

식품재료		207

식품표시제도		236

실어증		160

심박출량		178

쌀		209

◯

아비딘		216

아세트알데히드		156

아스코르비나아제		272

안토시아닌		28

알루미늄		234

알코올 증후군		162

양념		204, 275

양념순서		278

양식 상차림		317

어동육서		304

어린이		188

어패류		214

에너지 대사		105

엑스트라 버진		277

열공 탈장		127

열공 헤르니아		116

열량소		24

염화비닐계		235

영·유아		187

영양		23

영양강조 표시		237

영양기능		22

영양소		23

영양표시 241, 242

영양표시제도		236

오이		229

온도		281

요요현상		122

우리나라		291

우유류		215

위저		125

위저선		131

위체		125

유기농산물		249

유당불내증		215

유동성		92

유산소		85

유산소 운동		115

유전자재조합식품		251, 252

유지류		218

유통기한		236, 244, 246

유해영향		68

육류		213

응집		82

이뇨		163

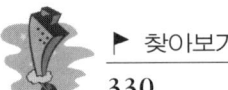
이바지음식   298

이중결합   47

이환율   99

일반성분   22

일본   319

임신, 수유부   189

ㅈ

자궁내막   116

자동화 체계   145

자율신경계   167

장간회로   48

장염비브리오   261

장염비브리오균   265

저농약농산물   250

저단백혈증   159

저염식   99

저장온도   256

저지방 어류   214

저혈당   81

저활동 계수   69

적정비율   69

적정온도   281

전구체   96

전자레인지   274

전해질   177

전환기 유기농산물   249

절기음식   305, 306

절약작용   49

점질감자   230

정제된 당질   95

제니스틴   27

제례   301

제산제   132

제수   302

제수 진설법   303

제조일   244

제철식품   226

조골세포   148

조리   270

조리방법   262, 267

조리요령   284

조리용도   227, 230, 231, 232, 233

조리원리   269

조산율   170

조절작용   53

조직콩단백   211

조청   278

좌석배치   308

중국   321

중력분   227

중지방 어류   214

중화작용   133

증후성 비만   110

질긴 고기   284

질병   29

질소노폐물   175

질소평형　　54

ㅊ

채소류　　211

천연 양념　　278

천연유화제　　46

청소년　　188

체류시간　　42

체액량　　100, 102

체지방　　115

체표면적　　107

초밥　　321

촉매적　　60

촉진　　80

축합　　39

치아마모율　　169

치주염　　169

친수기　　46

친환경농산물　　249

침착　　82

ㅋ

칼슘용출　　145

콩　　210

콩나물　　286

클로로필　　28

ㅌ

탈수　　176

탈수작용　　163

탈수현상　　163, 175

테이블 매너　　307

테트로도톡신　　261

통과의례　　295

퇴화　　160

튀김온도　　288

특이동적작용　　108

티아미나아제　　215

ㅍ

파이로리 제균요법　　128

펌프작용　　178

평활근의 작용　　100

폐경기　　162

폐백상　　298

포도당 내성 검사　　78

포도상구균　　260

포만감　　118

포장　　234

포장방법　　234

포크　　310

포화지방산　　169

폴리에틸렌계　　235

표준체중   109, 190

품질유지기한   244

품질인증   251

퓨어   277

피부각질화   61

피토케미컬   26

피하지방   116

필수아미노산   51

핑거볼   317

ㅎ

한국음식   292

항각기성   57

항동맥경화 인자   94

항진   107

항진상태   130

항트립신인자   211

해동방법   258

해동법   285

해썹   265

해조류   217

행동수정   122

향신료   279, 280

허브   279

허용량   86

헤스페리딘   28

혈관순환계질환   49

혈당   38

혈당조절   159

혈당지수   83

혈액의 산성화   118

혈전   90, 95

혈전증   92

혐기성   173

협심증   90

호기성 경로   173

호박   228

호흡상   175

혼 례   297

확장기   97

환각상태   63

환갑   300

환경호르몬   261

활동량 감소   144

황색포도상구균   265

회 갑   299

회분   59

회전식탁   322

효소   37

<저자소개>

이학박사 **장 명 숙**

단국대학교 자연과학부 식품영양학전공 교수

이학박사 **김미정**

안양대학교 식품영양학과 교수

이학박사 **김나영**

중부대학교 식품영양학과 교수

올바른 식생활

2006년 2월 10일   초판 인쇄
2006년 2월 20일   초판 발행

저   자 ◦ 장명숙 · 김미정 · 김나영
발 행 인 ◦ 김홍용
펴 낸 곳 ◦ **도서출판 효 일**
주   소 ◦ 서울시 동대문구 용두2동 102-201
전   화 ◦ 02) 928-6644~5
팩   스 ◦ 02) 927-7703
홈페이지 ◦ www.hyoilbooks.com
등   록 ◦ 1987년 11월 18일 제 6-0045호

정가 16,000원

ISBN : 89-8489-178-9